李济仁教授简介

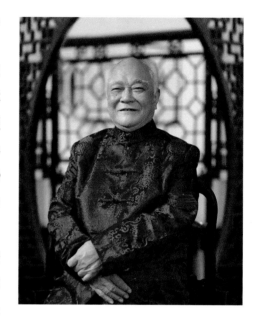

　　李济仁，1930年12月出生于安徽省歙县。皖南医学院终身教授，弋矶山医院主任医师，国家级非物质文化遗产"张一帖内科"第十四代传承人，首批全国500名老中医药专家学术经验继承工作指导老师，首批"百年百名中医临床家"，首批《内经》专业硕士研究生指导老师，首批国务院政府特殊津贴获得者。2009年被人力资源和社会保障部、卫生部和国家中医药管理局评为首届"国医大师"。

　　业医60余载，精研《黄帝内经》与新安医学，是新安医学研究的开拓者与临床实践的创新者。在融合新安医家汪机固本培元与"张一帖"健脾和营学说基础上，创立"平衡寒热、扶元培土"学说。擅治中医内科、妇科疾病，对痹证、痿病、肿瘤、脾胃病、心肾病、肝胆病，屡起重症沉疴。其医术受到中国工程院院士董建华教授高度评价："医术高超，尤精内科，疑难重患，随证化裁，效如桴鼓"。

　　在痹证与痿病的医治上创立"痹痿统一论"，研发治疗痹证的"清络饮"验方，获中国发明专利1项，美国发明专利1项，发表国际SCI论文2篇。2006年英国剑桥大学学者在国际药理学顶级刊物 *Trends in Pharmacological Sciences* 上，将"清络饮"列为抗风湿病血管新生唯一的代表性中药复方并专门评述。目前"清络饮"研究获863计划、国家自然科学基金等5项国家课题资助。

　　主持的 "新安医家治疗急危难重病症经验的研究"、"新安名医考证研究"等多项课题获省科学技术奖3项、省高校与卫生厅科学技术奖5项。独著、主编《济仁医录》、《痹证通论》、《痿病通论》、《新安名医考》、《大医精要》等学术著作14部，发表论文百余篇。

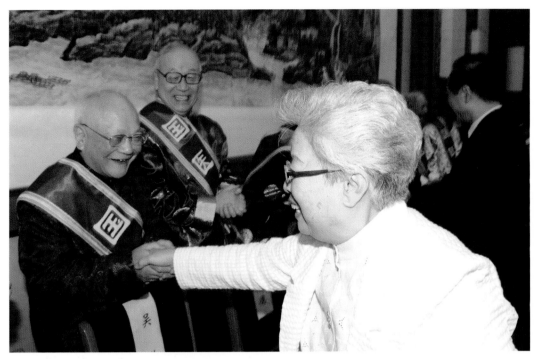

吴仪同志与李老亲切交谈，左二为国医大师唐由之教授

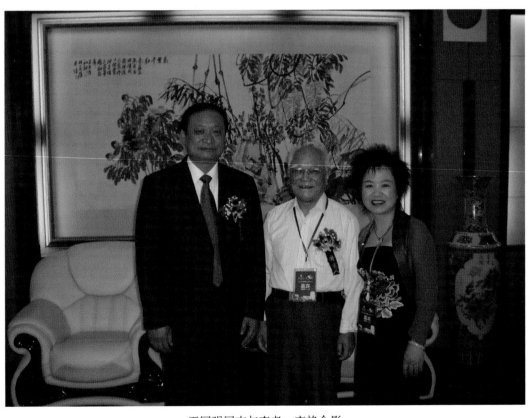

王国强同志与李老、李艳合影

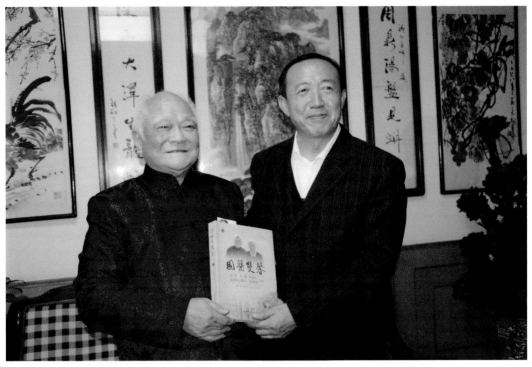

2011 年安徽省委副书记、省政协主席王明方到家中看望李老

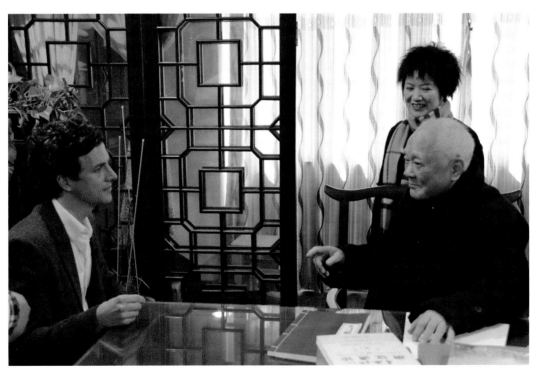

2013 年接受美国彩虹电视台采访

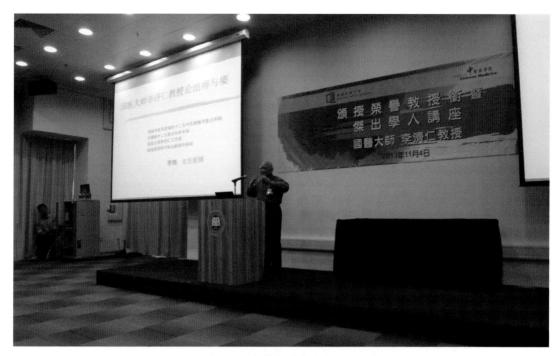

2013 年 11 月应邀在香港浸会大学讲学

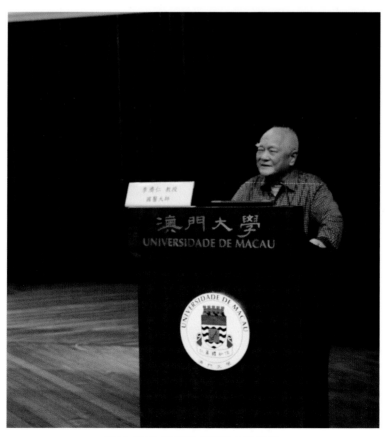

2013 年 11 月应邀在澳门大学讲学

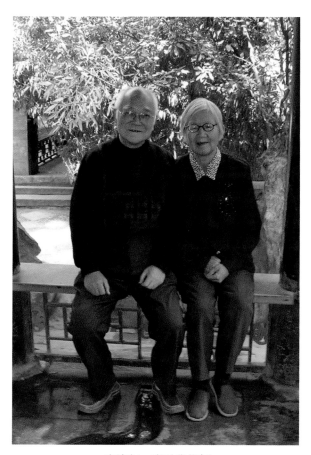

李济仁、张舜华伉俪

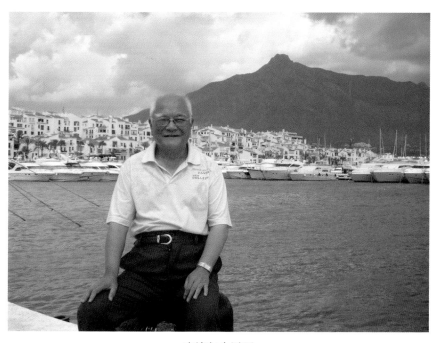

李济仁生活照

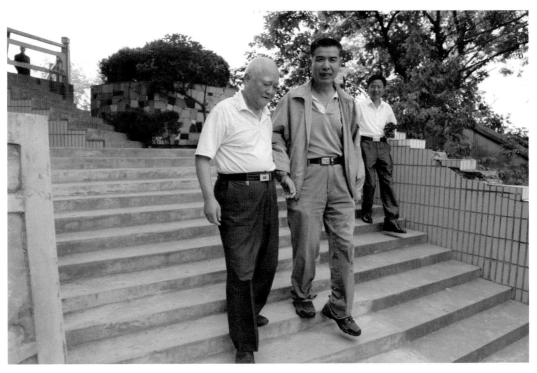

李济仁教授与学生周骋、王维恒在弋矶山医院

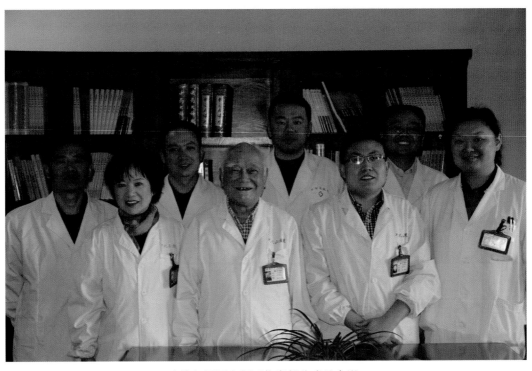

李济仁国医大师工作室部分成员合影

国家出版基金项目·"十二五"国家重点图书出版规划项目

国医大师临床研究

中华中医药学会　组织编写

李济仁痹证研究传承集

李　艳　编著

科学出版社

北　京

内 容 简 介

本书是对国医大师李济仁教授痹证(含痿病)研究的传承记录。本书由四个部分组成。上篇遵循李济仁教授既往的研究,整理了痹证痿病方面的经典论述;中篇梳理了历代医家尤其是新安医家对痹证痿病认识的脉络;下篇和附篇记录分析李济仁教授的痹证临床诊疗步骤及方药心得。本书记录了李济仁教授与工作室成员的传承场景,整理了历代各家对痹证的多方位多角度见解,对李济仁教授的痹证理论研究及临床经验作了系统整理和总结。

本书可供中医、中西医结合临床医师和从事相关专业教学、科研工作者参考使用。

图书在版编目(CIP)数据

李济仁痹证研究传承集 / 李艳编著. —北京:科学出版社,2014.6
(国医大师临床研究)
国家出版基金项目·"十二五"国家重点图书出版规划项目
ISBN 978-7-03-040514-2

Ⅰ.李… Ⅱ.李… Ⅲ.痹证-中医疗法 Ⅳ.R255.6

中国版本图书馆 CIP 数据核字(2014)第 085743 号

责任编辑:陈 伟 / 责任校对:宋玲玲
责任印制:赵 博 / 封面设计:黄华斌 陈 敬

科学出版社 出版
北京东黄城根北街 16 号
邮政编码:100717
http://www.sciencep.com
北京建宏印刷有限公司印刷
科学出版社发行 各地新华书店经销

*

2014 年 6 月第 一 版 开本:787×1092 1/16
2024 年 8 月第四次印刷 印张:16 插页:4
字数:377 000

定价:78.00 元
(如有印装质量问题,我社负责调换)

《国医大师临床研究》丛书编辑委员会

《李济仁痹证研究传承集》编委会

编　　著	李　艳		
参编人员	储成志	张　宏	熊　煜
	杨永晖	范为民	李明强
	胡怡芳	王　秀	王维恒
	姚利钱	舒　春	

《国医大师临床研究》丛书序

2009年6月19日，人力资源和社会保障部、卫生部和国家中医药管理局联合发布了《关于表彰首届国医大师的决定》。30位从事中医临床工作（包括民族医药）的老专家获得了"国医大师"荣誉称号。这是新中国成立以来，中国政府部门第一次在全国范围内评选国家级中医大师。国医大师是我国中医药事业发展宝贵的智力资源和知识财富，在中医药的继承创新中发挥着不可替代的重要作用。将他们的学术思想、临床经验、医德医风传承下来，并不断加以发展创新，发扬光大，是继承发展中医药学，培养造就高层次中医药人才，提升中医药软实力与核心竞争力的重要途径。

为了弘扬中华民族文化，广泛传播和充分利用中医药文化资源，满足中医药人才队伍建设的需要；进一步完善中医药传承制度，将国医大师的学术思想、经验、技能更好地发扬光大。科学出版社精心组织策划了"国医大师临床研究"丛书的选题项目，这个选题首先被新闻出版总署批准为"十二五"国家重点图书出版规划项目，后经科学出版社遴选后申报国家出版基金项目，并在2012年获得了基金的支持。这是国家重视中医药事业发展的重要体现，同时也为中医药学术传承提供良好契机。国家出版基金是国家重大常设基金，是继国家自然科学基金、国家社会科学基金之后的第三大基金，旨在资助"突出体现国家意志，着力打造传世精品"的重大出版工程，在"弘扬中华文化，建设中华民族共有精神家园"方面与中医药事业有着本质和天然的相通性。国家出版基金设立六年以来，对中医药事业给予了持续的关注和支持。

作为我国成立最早、规模最大的中医药学术团体，中华中医药学会长期以来为弘扬优秀民族医药文化、促进中医药科学技术的繁荣、发展、普及推广发挥了重要作用。本丛书编辑出版工作得到了中华中医药学会大力支持。国家卫生和计划生育委员会副主任、国家中医药管理局局长、中华中医药学会会长王国强亲自出任丛书主编。

作为中国最大的综合性科技出版机构，60年来科学出版社为中国科技优秀成果的传播发挥了重要作用。科学出版社为本丛书的策划立项、稿件组织、编辑出版倾注了大量心血，为丛书高水平出版起到重要保障作用。

本丛书同时还得到了各位国医大师及国医大师传承工作室和所在单位的大力支持，并得到各位中医药界院士的支持。在此，一并表示感谢！

本丛书从重要论著、临床经验等方面对国医大师临床经验发掘整理，涵盖了中医原创思维与个性诊疗经验两个方面。并专设《国医大师临床研究概览》分册，总括国医大师临床研究成果，从成才之路、治学方法、学术思想、技术经验、科研成果、学术传承等方面梳理国医大师临床经验和传承研究情况。这既是对国医大师临床研究成果的概览,又是研究国医大师临床经验的文献通鉴,具有永久的收藏和使用价值。

　　文以载道,以道育人。丛书将带您走进"国医大师"的学术殿堂,领略他们深邃的理论造诣,卓越的学术成就,精湛的临床经验;丛书愿带您开启中医药文化传承创新的智慧之门。

《国医大师临床研究》丛书编辑委员会

2013 年 5 月

编者的话

呈现给公众的这本书,是我们这三年多工作的一个总结报告。李济仁工作室于2009 年 6 月成立,附设于皖南医学院弋矶山医院中医科。2010 年 10 月,本工作室又成为国家中医药管理局设立的国医大师工作室。工作室的主要工作,是整理与总结国医大师李济仁教授逾六十载积累的临床、教学、科研经验。工作室成立之初,就确立了工作计划:主要通过记录李老的谈话、跟随李老出诊,以及对李老诊治的病历进行回顾性研究,挖掘、整理李老治疗疑难杂症的学术思想和经验方药。本报告即是对计划中列为首位的痹证(含痿病)的研究记录。

李老在六十余年的诊疗生涯中,对于痹证(风湿病)、肿瘤、脾胃病、心肾病、肝胆病等疑难杂症的治疗都有独特的疗效,并积累了丰富的临床经验,形成了独特的学术思想,对于新安医学的发展与祖国医药事业的进步贡献卓著,不仅获得国内同行专家的高度评价,而且在国际上引起积极反响。报告之所以首先选择了李老在痹证痿病领域的经验作为研究课题,基于如下原因:第一,李老在痹证痿病领域的治验独树一帜,广为人知。早在二十多年前,李老就和路志正、焦树德、朱良春、陈之才四位教授并称为中华中医药学会风湿病分会"五老"。李老在学术上创立"痹痿统一论"新说,临床注重"平衡寒热、扶元培土"辨治杂病,提出"选择方药剂型,重视作用特点"、"强调服药时间,注重动静宜忌"、"推崇数方并用,主张定时分服"等辨治纲领,处方熔经方、时方、新安医方于一炉而精心化裁,不仅取得了显著的临床疗效,更为中医药事业赢得了声誉。第二,痹证(风湿病)是世界卫生组织列为协力攻关的 21 个重大课题之一。在李老的带领下,我们科室以诊治痹证为主要研究方向作了长期探索,在临证治疗上积累了较多经验,在学术科研上形成了自身的特色,并取得了一些有价值的科研成果。2011 年,我科申报的"中医痹病"有幸成为安徽省"十二五"中医重点专科;2012 年我科又有幸被遴选为国家中医药管理局"中医痹病学"重点学科的建设单位;2013 年,李老被确定为国家中医药管理局第一批中医药传承博士后合作导师;这为进一步开展痹证的临床与科研探索创造了更好的条件。

本报告力求全面反映工作室近年来在痹证、痿病传承方面所做的具体工作:首先遵循李老既往的研究,整理痹证痿病方面的历代经典论述;其次,记录整理李老日常工作及工作之余关于痹证痿病的讲学、谈话,记载李老与工作室成员的传承场景;第三,以李老治疗痹证痿病的临床经验为对象,确定科研方向,设立科研项目,开展科学研究。三方面工作相辅相成。在李老的指导下,我们从古代经典著作中梳理出痹证痿病传统认识的脉络,整理历代各家对两类疾病的多方位多角度见解,拓展了我们的临床思维,也启悟了我们研究的思路。李老对痹证痿病的讲学、谈话常常即兴而发,却处处包含着深刻思考,对于我们传承学术经验,改进今后工作都具有重要的指导意义。至于科研项目研究,是对经验和理论的科学提升,从现代科学角度分析、验证,对提高临床疗效、传播中医学术都有十分重要的意义。

在传承工作中我们强烈地感受到,理论与临床必须并重。作为一位卓越的临床家,李老理论功底深厚,其遣方用药与中医药传统理论紧密契合,让我们切实感受到了祖国医药理论之伟大与美妙。本报告既注重回顾李老早先的理论经验,也注意记录李老新的心得体悟。李老的讲学不仅是我们工作的重要组成部分,更成为切合实际的谆谆教导。三年的工作即便辛苦,收获却是非常丰厚的,我们更有信心在现有工作的基础上,找到临床的新方向、科研的新突破。

值本报告完成之际,我们要特别感谢李老的悉心指导和大力支持。李老的敬业精神让我们深受感动,八十又四高龄的李老,仍然坚持每周的固定门诊和不定时的查房,患者多由全国各地慕名远来,门诊往往要持续到下午。尽管如此,李老仍然坚持在诊余给我们讲解诊疗细节,分析关键性步骤,同时对我们的诊疗进行点评。李老的垂范,使我们受到了极大的鼓舞。李老温和谦逊,时常叮嘱我们,做研究一定要真实诚信、海纳百川,不能把别人的观点说成是自己的,也不能把眼光只集中在他一个人身上,要及时掌握这个领域的动态,要从他人的发现与进步中,汲取其长,推动整个研究的发展。我们会谨记李老的教导,立足于工作室科研项目,吸纳古今一切可供借鉴的理论与方法,推动痹证痿病的研究迈向一个新的高度。

此外,本书中及所引古籍中提及的虎骨、犀角二药,根据国务院相关规定,临床已不得使用,应根据情况选取他药以代之。

最后,衷心感谢江苏科学技术出版社编辑周骋先生对本传承集的架构提出了诸多建设性的意见,感谢安徽中医药大学王旭光教授对本传承集古代文献部分的精心审核。

国医大师李济仁工作室

2014 年 1 月

大师寄语

　　我今年八十多岁了，作为一个普通的医生，看病看了六十多年，但国家给了我很高的荣誉，还出资为我建立了个人工作室。工作室的主要任务是总结与传承我的学术经验。我个人其实没有太多的东西需要传承。我搞了一辈子中医，如果说有学术经验，那么经验的绝大部分，都是来自于古人和前人，要么可以从先贤的教诲中找到依据，要么是来自于依据前人经验而进行的临床实践。如果要传承的话主要是传承整个中医药传统的东西，我个人的东西只能占一小部分。

　　说到传承，并不是一个新的事业、新的做法，其实不论是我个人，还是整个中医药事业，可以说一直都是在强调传承的。我国最早的医书《黄帝内经》，就是总结了其前人的学术成果，这不就是传承吗？张仲景作《伤寒杂病论》，也自称"勤求古训，博采众方。撰用《素问》、《九卷》、《八十一难》、《阴阳大论》、《胎胪药录》"之说，显然也是传承有自。在我刚学医的时候，还没有现代教育，与此前所有学医者一样，都是师弟相承。可以说，每个搞中医的人都有自己的师承，也都会尽量把师门的精华加以传播。我是传统的中医，主要是做临床，后来兼事教学与科研，孜孜以求，也有五十多年了。可以说目的只有一个，就是希望把祖国医学的精萃找出来，传承和发展下去。如今专门建立了一个工作室搞传承，比起以前仅凭个人的努力，力量要大得多。既然如此，就应该有新的要求与新的标准。

　　工作室根据现有的力量，将传承工作分为经典著作研读、整理临床医案和现代科学研究三个方面进行，研究的病种以痹证与痿病为主。这样做是明智的，可以使精力相对集中。把痹证列在首位也是对的，痹证的研究全国都在开展，取得的成果丰硕。我在痹证的临床和研究上下的功夫也相对多些，略有心得。我对工作室的建议是，不能把我个人的思想和经验孤立起来对待，而是要看历代各家、包括当代各家都有哪些长处，要有比较，要有综合。也就是说，目的不是传一家之言，而是怎样把中医诊治痹证的精华传承下去。

　　传承传什么？首先一点，经典著作的学习和传承是必须的。我个人的成长，就是靠着先生督促指引读了大量经典，其中《黄帝内经》最重要，内容也最难，所以学习的最多。我的体会是，中医世代传承都离不开经典的传承，传承经典的一个核心就是《内经》。据现在的研究，基本确定《内经》成书距今已有两千多年，是我国现存最早的一部医学经典著作。《内经》中也记录了不少关于痹证的论述，可以说历代对痹证的研究论述，都没有超越它的范畴。到今天为止，痹证传承的重点还应该是《内经》，它是我们工作的重要纲领。《内经》关于痹证的论述，有些现在已得到较为充分的研究，还有许多地方，目前的研究还没有充分展开。另外，《内经》内容包罗宏富，即使是那些看似与痹证无关的内容，但其理论思维仍然可以成为痹证研究的指导。所以，要做好传承，读经典、读《内经》是必须的。

　　临床医案的收集整理也是传承的重要内容。临床医家因诊疗繁忙，多数人都会疏于对自己的临证病案进行整理，这样就使得大量宝贵的经验未能流传下来。比如，明代大医家缪希雍留下了《先醒斋医学广笔记》一书，记录了较多的医案。但这个医案并不是他自己记录的，而是一个受惠于他的老病号长期收集整理的，最后经缪希雍本人审订而流传下来。这种情况表明，医疗经验的流传是一件非常不容易的事。新安张一帖医学世家，从明代张守仁公算起，连续传了十三代传到我的老师张根桂公手中，但这十三代基本上没有什么完整的医案传下来，使得后人，难以了解他们精湛的医术。在这方面做的最好得当属新安名医程文囿（程杏轩）。程杏轩流传的医案有三集，记录了几百个医案，对后人很有教益启迪。我自己也有意识地收集了一些个人的医案，跟程杏轩比起来，做得还不够好。目前我完整的医案还不多，现在有了工作室，至少在医案的收集整理、跟踪随访等方面，可以做得比以前好得多。

传承还有一个重要方面，就是科学方法。传承需要的是去粗取精，去粗取精需要有科学的态度和方法。中医对于同一个病，比如说痹证，诊治方法有很多，这位大夫有这个经验，那位大夫有那个特色。痹证同样的证型，不同的医家也有不同的治法，用药也不尽相同，往往都能取得不错的疗效。中医的治疗方法很多，像七方十剂都有各自的道理，体现了中医丰富多彩的治疗手段，反映了中医个体化用药的特色。方法多固然好，但也存在一些问题，这些治法的道理何在？如何避免良莠混杂？有没有最佳治法？最佳治法有什么依据？等等。类似的问题不仅表现在痹证研究上，在整个中医药领域普遍存在，这些问题不解决，中医的传承和发展就会有麻烦。怎么解决这种问题？我认为还是要走科学的道路，要有科学的态度，要用科学的方法。在理论多元化的情况下，如何走科学之路，这就需要我们去探索。我想不论探索有多艰难，过程有多漫长，这条路一定要走，要尽可能找到比较客观的依据来去粗取精、去伪存真。也就是说，治疗方法多，很有必要，但要尽可能在辨证的基础上，与现代科学结合起来，用科学作为依据，使人知道究竟该何去何从。不能总是公说公有理，婆说婆有理，应该有一个公婆两方面都能遵循的科学公理。所以，我们这个工作室的痹证研究也应该将找到痹证的科学公理作为自己的任务。如果别人的经验更接近科学公理，就不能因为是为我设立的工作室，就只顾维护我的观点，而失掉找到科学公理的机会。

岁月不居，时节如流，如今我已进入耄耋之年。现在最大的愿望，就是能看到中医药界年轻的一代成长起来，能把传统中医药中的精华传承下去，发扬光大。我们这一代人都是接受了传统中医世代传承模式的教育，也参与了现代中医药教学模式的构建，我们深刻感受到了中医药的发展在现代化进程中的种种困惑与艰辛，同时，中医药传统经验有可能流失，这又让我们这些搞了一辈子中医的人忧心如焚。工作室的建立和国家的大力支持，让我看到了新的希望。

我要特别感谢工作室的年轻人，他们都另有自己的本职工作，有自己的家庭事业，承载着现在年轻人普遍的种种压力，在这种情况下还要承担工作室的任务，确实非常辛苦，也让我受到很大的感动。我也要尽自己的最大努力配合他们的工作，把我所知道的一切经验全部告诉他们，权当作为老一辈给他们的酬谢吧。

新安 李济仁

2013 年 12 月

目　录

下篇 临证传承

附 篇

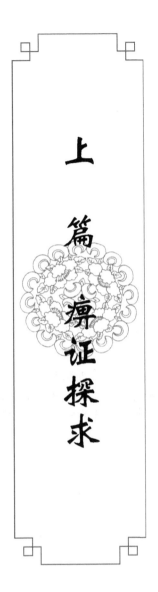

上篇　痹证探求

提示 痹证,亦称作"痹病"。今天的痹证研究的重点是关节病变,但关节病变不是痹证的全部,而只是其中一个重要组成部分。要加强对关节病变以外方面的研究,只有这样,才有可能推动关节病变研究的深入。而关节病变以外的研究,就必须从基础做起。这里所说的基础,就是传统的中医对痹证的认识。中医药基础理论的研究可以超越关节病变,但基础理论的实验性研究如何展开,还是一个比较难以克服的问题。

一、痹证研究概貌

师：一直以来，痹证都是中医药研究的重点。不仅是我们，在全国都是重点。但我们研究的这个痹，并不是传统意义上的痹，而只是传统痹中间的一种关节病变，主要是风湿病或类风湿病。在这方面，我们与全国没有什么不同。风湿病或类风湿病的关节病变作为一个具体的研究方向是可以成立的，但研究的时候要注意，不要以为这就是痹证的全部含义。

生：现在对痹证的通行认识是：痹证泛指机体正气不足，卫外不固，邪气乘虚而入，致使气血凝滞，经络痹阻，引起相关系统疾病的总称。《内经》所言五脏痹、六腑痹、奇恒之腑痹、五体肢节痹，反映了痹证的基本内容，可见即以《内经》所论，痹证也有广义和狭义的不同，又分外痹与内痹，以关节、筋骨发生疼痛、酸楚、麻木、重着、灼热、屈伸不利、甚或关节肿大变形为主要临床表现的病证。而具体到关节病变方面，就可以表述为痹证是指人体营卫气血失调，肌表经络遭受风寒湿热之邪侵袭，气血经络为病邪阻闭而引起的经脉、肌肤、关节、筋、骨疼痛麻木，重者影响脏腑等为特征的一类疾病。虽然人们都说痹证涉及现代医学110多种疾病，但在具体研究时，基本上是局限于关节病变方向上。如我们科室在这方面研究用力方向主要是关节病变，已经有三十多年历史，成果颇多。我们在工作中是中西医结合，以中医药为主，成立工作室后，风湿病（痹病）已申报为安徽省"十二五"省级重点中医专科（专病）建设项目。2012年，本工作室申报的国家中医药管理局中医药重点学科项目"中医痹病学"又获批准。

该国家级重点学科项目负责人为李艳，现任主任医师、硕士研究生导师，为国医大师李济仁学术继承人、国家级非物质文化遗产张一帖内科第十五代传承人、安徽省名中医、安徽省"十二五"中医临床学术和技术第一层次带头人；皖南医学院弋矶山医院学术和技术带头人。

李艳主任医师长期从事风湿病方面的临床和科研的研究，并取得了一些成绩，现任安徽省中医药学会风湿病专业委员会副主任委员、世界中联风湿病专业委员会第一届理事会理事、中华中医药学会风湿病分会委员，在国家级期刊上发表过痹证方面的论文十余篇，主编或参编有关痹瘘方面的专著4本。其余成员亦为有经验的临床医生及科研人员。

风湿类疾病包括现代医学的100多种疾病，据报道在世界范围内的110余种医学疑难病中，风湿病就占了其中的10%左右，世界卫生组织已将21世纪的第一个10年（2001～2010）定为骨和关节的10年，足以证明风湿病的研究和治疗已被世界所关注。

师：我从事痹证研究时间已很久了，即以全国痹证研究会成立算起，到现在也有二十多年了。研究的重点主要在临床应用，研究方向主要是关节病变。不仅我是这种样子，所有人的研究工作都是围绕着关节病变展开的。当时有中国中医风湿病学会"五老"之称的其他几个人，像路志正、焦树德、朱良春、陈之才他们，还有河南的娄多峰等名医，主要也都是在搞关节病变的。其实所有的人都知道，痹证与关节病变不是一回事，但大家在研究的时候，也基本上都局限在关节病变上，我的情况也不例外，在关节病变以外，花的精力很少。造成这种局面有其内在的原因，最主要的原因是关节病变与痹证的关系非常紧密，又有明确的症状与指标，在做科研时容易测量，也容易出成果，所以大家为了出成果势必都集中到了关节病变这里。为了早出成果快出成果，短时期这样做也是可以理解的，但长此以往，则会产生很多问题。其中最显著的问题是，把痹证与关节病变画等号。这样下去，不仅不利于痹证的研究，甚至于也不利于关节病变的研究。今天的学风有一种倾向，具体表现在重视应用，轻视基础，基础研究的人越来越少，大家都去找管用的能很快见效的课题做，什么能快速见效就研究什么。也不能说这种做法不对，但总会有缩小了视野的潜在影响。久而久之，这种影响就会对学术研究的持续性与全面性产生不利的作用。

生：以关节病变作为痹证的研究课题，是当今科研的普遍现象，所有的成果基本上都集中在关节病变方面了。像李大师提到的中国中医风湿病学会"五老"的主要成果，也都是在这个方面。李大师之外其他四人的痹证研究的主要成果如下：路志正关于痹证研究的主要成果有：《中医临床资料汇编》、《医论医话荟要》、《中国名老中医经验集萃》、《路志正医林集腋》、《痹病论治学》、《实用中医风湿病学》等书。研制的痹证系列新药：尪痹冲剂、寒湿痹冲剂、湿热痹冲剂、瘀血痹冲剂均获国家新药证书。焦树德关于痹证研究的主要成果：著有《焦树德用药经验十讲》、《方剂心得十讲》、《焦树德临床经验辑要》，创立了"尪痹"这一新的病名，提出了初步诊治规律，研制出第二代新药"尪痹复康"Ⅰ、Ⅱ号。朱良春关于痹证研究的主要成果有：《虫类药的应用》、《朱良春用药经验集》、运用泄化浊瘀法治疗痛风等。陈之才在类风湿关节炎的治疗上很有造诣与影响，关于痹证研究的主要成果有撰写和参编了《中西医结合治疗风湿类疾病》、《痹病论治学》等。

诚如大师所说，痹证研究，目前开展得最多的，是以关节病变为主的研究，这方面成果多，从公开发表的文章所展示的研究成果来看，基本印证了大师对痹证研究现状的归纳，揭示了我们整个研究领域长期存在的严重问题。其实我们科室也是以痹证为课题，进行的是关节病变的研究。虽然也取得了不少成果，但因为我们位处西医综合性医院，我们的技术手段及资金支持都不能与国内同行相提并论，我们在关节病变研究方面，也会面临后续乏力的困境。所以大师的提示，将促使我们早日跳出单纯地研究关节病变的框框，以期找到新的研究突破口。如我科近年来申报成功的国家级重点学科，其中的内涵是在整理和挖掘新安医学理论与实践基础上，传承国医大师学术思想，进行中医痹病证候规范化研究建立，并建立可控的诊疗评价体系，为规范临床疗效评定提供范例；制定疑难病综合治疗方案，提高难治病临床疗效。力争在3~5年内将本科室建设成高水平痹证临床治疗中心及高层次人才培养与管理基地。运用现代分子生物学、免疫学、遗传学等新技术、新方法，开展多学科交叉研究，研究痹证的病理机制。

本学科的外延是：运用循证医学、统计学、流行病学、信息学、模糊数学等诸多学科技术，开展中医痹证证候研究,建立西医微观指标与中医痹证"证候"的联系。

　　运用国医大师的传统理论,在辨证论治的基础上,结合现代医学理论,在实践中探索"痹证预防学"等新学科理论,力争将本学科建设成国内一流的中医痹证学术交流平台及开放性的科研教学基地。同时我们也看到,虽然我们当前以关节病变为痹证研究的重点,但这种研究不仅小于古人对痹的界定,也小于当今对痹证的诠释。我们会在今后的研究中,一定要拓展痹证的研究层面,以免出现以偏概全,取得更大的研究成果。

二、《内经》论痹之一——《痹论》

师：自古以来痹就很受重视，《内经》有专章《素问·痹论》讨论这个问题。而且不仅仅是有专章，专章以外还有很多篇章都涉及到痹。《素问·移精变气论》、《素问·四时刺逆从论》、《素问·长刺节论》、《素问·逆调论》、《灵枢·邪气藏府病形》、《灵枢·五变论》、《灵枢·五禁》等许多篇章之中，都有关于痹的相关论述。有些篇章虽然与痹相关的论述只是只言片语，但都很重要。我们研究《内经》的痹，就应该以其专章《素问·痹论》为轴心，将其他篇章作为补充。《内经》这一中医奠基之作的一大特点是，多数篇章的内容都是相互联系的，可以互为补充。只读其中一篇，并不能得到全面认识。《素问·痹论》虽然是论痹专篇，但同《内经》的其他篇章一样，其所论也不局限于痹，其中也有论及全身病机的，而且与各篇章是交互联系的。像《痹论》的"饮食自倍，肠胃乃伤"，就是与《生气通天论》"起居有常，不妄作劳"等论述相为呼应的。相对而言，《素问·痹论》的内容还是比较全面的，所以明人张介宾的《类经》论痹，就没有像其研讨其他篇章那样割裂篇章合并内容，而是全文收录。

生：《素问·痹论》是《内经》中论痹的最重要章节，张介宾是李大师最为推崇的先贤之一。张介宾，字会卿，号景岳、通一子，明代大医学家。景岳博学多才，胆识过人，精通易、律、历法、兵法，尤精于医。其医学见解每有迥异常人之处，其论著有说理清晰，议论透彻，发前人所未发的特点。景岳的现存著作有《景岳全书》、《类经》、《类经图翼·类经附翼》和《质疑录》。大师曾作"张景岳《求正录》弋获"，收入其专著《济仁医录》中。大师有治愈顽固性不寐与进行性肌营养不良的案例，用的就是景岳法，足见大师对景岳的信奉与尊崇。《素问·痹论》是大师规定我们必须要认真研读的基本文献，在这里我们想结合张景岳的研究一并进行。现将张景岳《类经》十七卷疾病类论痹全部收载如下（此篇即《素问·痹论》的全文及诠释）：

黄帝问曰：痹之安生？岐伯对曰：风寒湿三气杂至，合而为痹也。痹者，闭也。观《阴阳别论》曰：一阴一阳结，谓之喉痹。《至真要大论》曰：食痹而吐。是皆闭塞之义可知也。故风寒湿三气杂至，则壅闭经络，血气不行而病为痹，即痛风不仁之属。痹音秘。其风气胜者为行痹，风者善行数变，故为行痹，凡走注历节疼痛之类皆是也。寒气胜者为痛痹，阴寒之气，客于肌肉筋骨之间，则凝结不散，阳气不行，故痛不可当，即痛风也。湿气胜者为著痹也。著痹者，肢体重著不移，或为疼痛，或为顽木不仁，湿从土化，病多发于肌肉。帝曰：其有五者何也？岐伯曰：以冬遇此者为骨痹，以春遇此者为筋痹，以夏遇此者为脉痹，以至阴遇此者为肌痹，以秋遇此者为皮痹。遇此者，指上文之三气也。冬主骨，春主筋，夏主脉，土王之时主肌肉，秋主皮，故邪气之至，各有所应。帝曰：内舍五藏六府，何气使然？岐伯曰：五藏皆有合，病久而不去者，内舍于其合也。皮肉筋骨脉，皆有五藏之合，病在外而久不去，则各因其合而内连于藏矣。故骨痹不已，复感于邪，内舍于肾。筋痹不已，复感于邪，内舍于肝。脉痹不已，复感于邪，内舍于心。肌痹不已，复感于邪，内舍于脾。皮痹不已，复感于邪，内舍于肺。所谓痹者，各以其时，重感于风寒湿之气也。舍者，邪入而居之也。时，谓气王之时，五藏各有所应也。病久不去，而复感于邪，气必更深，故内舍其合而入于藏。凡痹之客五藏者，肺痹者，烦满喘而呕。肺在上焦，其脉循胃口，故为烦满喘而呕。又五藏五藏之痹，见脉色类三十四。心痹者，脉不通，烦则心下鼓，暴上气而喘，嗌干善噫，厥气上则恐。心合脉而痹气居之，故脉不通。心脉起于心中，其支者上挟咽，其直者却上肺，故病此诸证。厥气，阴气也。心火衰则邪乘之，故神怯而恐。嗌音益。噫，伊、隘二音。肝痹者，夜卧则惊，多饮数小便，上为引如怀。肝藏魂，肝气痹则魂不安，故主夜卧惊骇。肝脉下者过阴器抵少腹，上者循喉咙之后上入颃颡，故为病如此。肾痹者，善胀，尻以代踵，脊以代头。肾者胃之关，肾气痹则阴邪乘胃，故腹善胀。尻以代踵者，足挛不能伸也。脊以代头者，身偻不能直也。以肾脉入跟中，上腨内，出腘内廉贯脊属肾，故为是病。尻，开高切。脾痹者，四支解堕，发咳呕汁，上为大塞。脾主四支，故令懈堕。其脉属脾络胃，上膈挟咽，今其气痹不行，故发咳呕汁，甚则上焦否隔，为大塞不通也。肠痹者，数饮而出不得，中气喘争，时发飧泄。肠痹者，兼大小肠而言。肠间病痹，则下焦之气不化，故虽数饮而水不得出。水不出则本末俱病，故与中气喘争。盖其清浊不分，故时发飧泄。飧音孙。胞痹者，少腹膀胱按之内痛，若沃以汤，涩于小便，上为清涕。胞，膀胱之胞也。义详气味类三。膀胱气闭，故按之则内痛。水闭不行，则蓄而为热，故若沃以汤，且涩于小便也。膀胱之脉从巅入络脑，故上为清涕。胞、胞俱音抛。沃音屋。阴气者，静则神藏，躁则消亡，阴气者，藏气也。五藏者，所以藏精神魂魄志意者也。人能安静，则邪不能干，故精神完固而内藏。若躁扰妄动，则精气耗散，神志消亡，故外邪得以乘之，五藏之痹因而生矣。饮食自倍，肠胃乃伤。六府者，所以受水谷而化物者也。若过用不节，致伤肠胃，则六府之痹因而生矣。淫气喘息，痹聚在肺；淫气忧思，痹聚在心；淫气遗溺，痹聚在肾；淫气乏竭，痹聚在肝；淫气肌绝，痹聚在脾。淫气，邪乱之气也。五藏之痹，上文虽已详言，然犹有其辨者如此，又可因之以知其聚在何藏也。诸痹不已，亦益内也。在表者不去，必日内而益深矣。其风气胜者，其人易已也。风为阳邪，可以散之，故易已。然则寒湿二痹，愈之较难，以阴邪留滞，不易行也。帝曰：痹，其时有死者，或疼久者，或易已者，其故何也？岐伯曰：其入藏者死，其留连筋骨间者疼久，其留皮肤间者易已。入藏者死，伤真阴也。留连筋骨者疼久，邪之深也。留皮肤者易已，邪之浅也。帝曰：其客于六府者何也？岐伯曰：此亦其食饮居处，为其病本也。水谷之寒热，感则害及六府，居处之邪气，感则伤在六阳，故食饮居处，为六府致病之本。六府亦各有俞，风寒湿气中其俞，而食饮应之，循俞而入，各舍其府也。俞言周身之穴，凡邪可入，皆谓之俞，非荣俞背俞之谓。食伤于内，邪中于外，表里相应，故得乘虚而入舍于府。帝曰：以针治之奈何？岐伯曰：五藏有俞，六府有合，循脉之分，各有所发，各随其过，则病瘳也。五藏有俞，六府有合，乃兼藏府而互言也。各有所发，即所出为井也。各随其过，即所过为原也。五藏五俞，六府六俞，皆可随病所在而刺之也。五俞六俞义详经络类十四、十六。帝曰：荣卫之气亦令人痹乎？岐伯曰：荣者，水谷之精气也，和调于五藏，洒陈于六府，乃能入于脉也，故循脉上下，贯五藏，络六府也。荣气者，阴气也，由水谷精微之所化，故为水谷之精气。《卫气篇》曰：精气之行于经者为营气。《正理论》曰：谷入于胃，脉道乃行，水入于经，其血乃成。夫谷入于胃，以传于肺，五藏六府皆以受气，其清者为营，浊者为卫，营在脉中，卫在脉外，故于藏府脉络则无所不至。卫者，水谷之悍气也，其气慓疾滑利，不能入于脉也，故循皮肤之中，分肉之间，熏于肓膜，散于胸腹。卫气者，阳气也，阳气之至，浮盛而疾，故曰悍气。慓，急也。皮肤之中、分肉之间，脉之外也。肓者，凡腔腹肉理之间，上下空隙之处，皆谓之肓。如《刺禁论》曰：膈肓之上，中有父母。《左传》曰膏之上、肓之下者，是皆言膈上也。又《腹中论》曰：其气溢于大肠而著于肓，肓之原在齐下。《九针十二原篇》曰：肓之原，出于脖胦。《胀论》曰：陷于肉、肓而中气穴。则肓之为义，不独以胸膈为言，又可知也。膜，筋膜也。义详后七十一。卫不入于脉，无所不至，故其行如此。如《卫气篇》曰：其浮气之不循经者为卫气。《邪客篇》曰：卫气者，出其悍气之慓疾，而先行于四末分肉皮肤之间而不休者也。《本藏篇》曰：卫气者，所以温分肉，充皮肤，肥腠理，司开阖者也。皆与此节互有发明。悍音旱。慓音飘。肓音荒。膜音莫，又莫胡切。逆其气则病，从其气则愈，不与风寒湿气合，故不为痹。营卫之气,但不可逆,故逆之则病,从之则愈。然非若皮肉筋骨血脉藏府之有形者也,无迹可著,故不与三气为合,盖无形亦无痹也。帝曰:善。痹或痛或不痛,或不仁,或寒或热,或燥或湿,其故何也? 不仁者,不知痛痒,肌肤顽木之谓也。岐伯曰:痛者,寒气多也,有寒故痛也。寒多则血脉凝滞,故必为痛,如《终始篇》曰:病痛者阴也。其不痛不仁者,病久入深,荣卫之行涩,经络时疏,故不通。通当作痛,《甲乙经》亦然。疏,空虚也。荣卫之行涩而经络时疏,则血气衰少,血气衰少则涩逆亦少,故为不痛。《逆调论》曰:荣气虚则不仁,卫气虚则不用。皮肤不营,故为不仁。不营者,血气不至也。其寒者,阳气少,阴气多,与病相益,故寒也。凡病寒者,不必尽由于外寒,但阳气不足,阴气有余,则寒从中生,与病相益,故寒证。其热者,阳气多,阴气少,病气胜,阳遭阴,故为痹热。遭,逢也。阳盛遭阴,则阴气不能胜之,故为痹热。其多汗而濡者,此其逢湿甚也。阳气少,阴气盛,两气相感,故汗出而濡也。两气者,寒湿两气也。《脉要精微论》曰:阴气有余为多汗身寒。其义即此。帝曰:夫痹之为病,不痛何也? 岐伯曰:痹在于骨则重,在于脉则血凝而不流,在于筋则屈不伸,在于肉则不仁,在于皮则寒,故具此五者,则不痛也。此其五者,则筋骨皮肉血脉之间,气无不痹,故不得为痛也。凡痹之类,逢寒则虫,逢热则纵。帝曰:善。虫,《甲乙经》作急,于义为得。盖逢寒则筋挛,故急。逢热则筋弛,故纵也。

师:《素问·痹论》是《内经》论痹的主要部分,尽管有其他篇章的补充,但基本的大纲大法,在此一篇中已具备。它说:"风寒湿三气杂至,合而为痹也。"这成为后世三痹说的源头。又说:"以冬遇此者为骨痹,以春遇此者为筋痹,以夏遇此者为脉痹,以至阴遇此者为肌痹,以秋遇此者为皮痹。"这不但是不同的季节遇邪发病的关键,也是后世五痹说的源头。《素问·痹论》中还论述了痹症状的定性问题,五痹的相互传变关系,及其与藏府的关系,痹与精神因素的关系等等。就从此单篇的内容上来讲,已超过了现代研究的范围。所以,今天的研究还是不能脱离《素问·痹论》的范围。

生:正如李大师指出的那样,《素问·痹论》虽然只是《内经》的一个篇章,但它是关于痹证研究的总纲性文献。现就其经文内容简单剖析如下:

它首先提出了外邪病因风、寒、湿所致之行、痛、着三痹(风寒湿三气杂至,合而为痹也。其风气胜者为行痹,寒气胜者为痛痹,湿气胜者为着痹也)。

然后是因内传至五藏六府的内脏痹,可表现为浅表的皮、肌、脉、筋、骨五体痹,及心、肝、脾、肺、肾五脏痹(帝曰:其有五者何也? 岐伯曰:以冬遇此者为骨痹,以春遇此者为筋痹,以夏遇此者为脉痹,以至阴遇此者为肌痹,以秋遇此者为皮痹)。

然后是内传五藏之由(帝曰:内舍五藏六府,何气使然? 岐伯曰:五藏皆有合,病久而不去者,内舍于其合也。骨痹不已,复感于邪,内舍于肾。筋痹不已,复感于邪,内舍于肝。脉痹不已,复感于邪,内舍于心。肌痹不已,复感于邪,内舍于脾。皮痹不已,复感于邪,内舍于肺。所谓痹者,各以其时,重感于风寒湿之气也)及五脏痹的症状表现(痹之客五脏者,肺痹者,烦满喘而呕。心痹者,脉不通,烦则心下鼓,暴上气而喘,嗌干善噫,厥气上则恐。肝痹者,夜卧则惊,多饮数小便,上为引如怀。肾痹者,善胀,尻以代踵,脊以代头。脾痹者,四肢解堕,发咳呕汁,上为大塞)。

再后来是六府痹中的肠痹和胞痹(肠痹者,数饮而出不得,中气喘争,时发飧泄胞痹者,少腹膀胱按之内痛,若沃以汤,涩于小便,上为清涕)。

接下来是内因致痹(阴气者,静则神藏,躁则消亡,饮食自倍,肠胃乃伤。淫气喘息,痹聚在肺;淫气忧思,痹聚在心;淫气遗溺,痹聚在肾;淫气乏竭,痹聚在肝;淫气肌绝,痹聚在脾)。

然后是痹之病程长短及预后(诸痹不已,亦益内也。其风气胜者,其人易已也。帝曰:痹,其时有死者,或疼久者,或易已者,其故何也?岐伯曰:其入藏者死,其留连筋骨间者疼久,其留皮肤间者易已)。

接下来是客于六府之病机(帝曰:其客于六腑者何也?岐伯曰:此亦其食饮居处,为其病本也。六府亦各有俞,风寒湿气中其俞,而食饮应之,循俞而入,各舍其腑也)。

然后是治疗原则(帝曰:以针治之奈何?岐伯曰:五藏有俞,六府有合,循脉之分,各有所发,各随其过,则病瘳也)。

然后提出正气致病说(帝曰:荣卫之气亦令人痹乎?岐伯曰:荣者,水谷之精气也,和调于五藏,洒陈于六府,乃能入于脉也,故循脉上下,贯五藏,络六府也。卫者,水谷之悍气也,其气疾滑利,不能入于脉也,故循皮肤之中,分肉之间,熏于肓膜,散于胸腹。逆其气则病,从其气则愈,不与风寒湿气合,故不为痹)。

然后探讨痹证疼痛与否之由(帝曰:善。痹或痛或不痛,或不仁,或寒或热,或燥或湿,其故何也?岐伯曰:痛者,寒气多也,有寒故痛也。其不痛不仁者,病久入深,荣卫之行涩,经络时疏,故不通。皮肤不营,故为不仁。其寒者,阳气少,阴气多,与病相益,故寒也。其热者,阳气多,阴气少,病气胜,阳遭阴,故为痹热。其多汗而濡者,此其逢湿甚也。阳气少,阴气盛,两气相感,故汗出而濡也。帝曰:夫痹之为病,不痛何也?岐伯曰:痹在于骨则重,在于脉则血凝而不流,在于筋则屈不伸,在于肉则不仁,在于皮则寒,故具此五者,则不痛也。凡痹之类,逢寒则虫,逢热则纵)。

师:对《素问·痹论》的研究,是不是有张介宾的解析就可以满足了?我看还是不能满足。张景岳虽然已是高不可攀,但毕竟还只是一家之言,我们的研究不能囿于一家之言,要博采众长,尤其是研究《内经》这样的古籍,更不是任何一家所能穷尽的。而且不仅痹证如此,任何有关经典,都应该遍阅诸家。

生:一篇《素问·痹论》全篇解读下来,确实如李大师所说,它基本上把与痹有关的主要方面都涉及到了。以上诸方面,有些我们今天的研究已涉及到了,还有一些,甚至根本没有人考虑过。这些被后人略去不用的内容,仔细推敲后,觉得其中大有研究价值,至少可为我们今后的研究提示方向。因为《内经》的古奥难解,即使高明如张景岳,也是不能穷尽其全部意义的。其他专家的解读也是需要认真参照的。如我们工作室的指导专家、安徽中医药大学的牛淑平教授从文字学入手考证《内经》,就涉及到《素问·痹论》,这种考据对于弄清经义至关重要,属于真正意义上的学术进步。牛教授文曰:

《素问·痹论》言:"凡痹之类,逢寒则虫,逢热则纵。"王冰注:"虫,谓皮中如虫行。"林亿新校正:"按《甲乙经》虫作急。"吴昆注:"寒则助其阴气,故筋挛而急;热则助其阳气,故筋弛而纵。急,旧作虫,误也。今依《甲乙经》改'逢寒则急'"张志聪注:"如逢吾身之阴寒,则如虫行皮肤之中,逢吾身之阳热,则筋骨并皆放纵。"马莳注:"虫,《甲乙经》作'急',王氏以为如虫行者非。凡痹证之类,逢天寒则其体急,诸证皆当急也;逢天热则其体纵,诸证皆当缓也。"高士宗注:"如湿痹逢寒,则寒湿相薄,故生虫,虫生则痒矣。燥痹逢热,则筋骨不濡,故纵。纵,弛纵也。"孙诒让案:"虫当为痋之借字。《说文·疒部》云:'痋,动病也,从疒,虫省声',故古书痋或作虫。段玉裁《说文注》谓:'痋即疼字。'《释名》云:'疼,旱气疼疼然烦也。''疼疼'即《诗·云汉》之'虫虫'是也。盖痹逢寒则急切而疼疼然不安,则谓之痋。巢氏《诸病源候论》云:'凡痹之类,逢热则痒,逢寒则痛。'痛与疼义亦相近。王注训为虫行,皇

甫谧作急,顾校从之,并非也。"(《倡导言必有据的朴学精神》见中国中医药报 第 2914 期)

据此,《素问·痹论》之"凡痹之类,逢寒则虫,逢热则纵",于理当为"凡痹之类,逢寒则痉,逢热则纵"。由此可见,对于《素问·痹论》"凡痹之类,逢寒则虫,逢热则纵"之"虫"的解释,各家从《甲乙经》作"急"字解,虽然意思上是通的,但不及孙诒让将"虫"当为"痉"之借字贴切。《素问·痹论》说:"痹,或痛,或不痛,或不仁,或寒……痛者,寒气多也,有寒故痛也。"可以说这一段论述就是"凡痹之类,逢寒则虫,逢热则纵"当为"凡痹之类,逢寒则痉,逢热则纵"的铁证。《诸病源候论》中的之风瘙痒候、风痒候也说过:由游风在于皮肤,逢寒则身体疼痛,遇热则瘙痒。凡痹之类,逢热则痒,逢寒则痛。意思与《内经》所说基本相同。(《诸病源候论》卷之二·风病诸候下·五十五·风痒候:邪气客于肌肉,则令肌肉虚,真气散去,又被寒抟皮肤,外发腠理,闭毫毛。淫邪与卫气相抟,阳胜则热,阴胜则寒;寒则表虚,虚则邪气往来,故肉痒也。凡痹之类,逢热则痒,逢寒则痛。)这也印证了李大师提倡的不从一家之说搞研究的正确性。大师并不因为信奉与尊崇张景岳,就对其学说全盘接受,而是要综合各家,以求能得出最正确的解释。这是一种科学严谨的治学精神,很值得我们学习。因此,我们在整理大师学术经验的时候,更要秉承大师的学术精神,在专注于大师的学术经验的同时,也要关注整个学科的学术走向。

师:《素问·痹论》尽管提到了有关痹的主要方面,但总的来说,它的篇幅并不长,提出来的问题也不算很多,可惜,我们今天的研究还没有完全研究透这一篇提出来的所有问题。至少在我以前的研究,就有若干部分从来没有涉及,现在有了你们的帮助,我看也可以搞。比如内因包括人体的正气亏虚致痹、病程及预后问题,我们的老祖宗在《素问·痹论》中早就明确提出来了,这种问题你们说重要吧,但没有得到研究,显然是我们后人的问题了。我们这个科室可不可以在这种方面多搞一些研究呢?

《素问·痹论》有五脏痹,但后世对五脏痹的研究不充分。中医的整体观念是以五脏为中心的,离开五脏,就没有整体观念。我们的研究之所以总是呈局部性的,原因是否就在于没有紧紧抓住五脏这个中心环节。看看导入五脏理念以后,我们的痹证研究是否可以从局部进入整体研究,从而产生质的突破。

生:李大师提出的问题,实际上指出了我们长期以来研究的弊端,这种弊端的最直接表现就是过度专注于对关节病变的研究而不及其他。《素问·痹论》提出的五脏血脉痹阻导致神的变化,也是古人的一项重要观察,心痹而恐、肝痹而夜惊等,均为经络痹阻,气血运行失畅,脏腑功能包括其所藏之神受到抑郁使然,表明脏腑虚实变化也可影响精神;及"静则神藏,躁则消亡"等等观念,已远远超越了痹的范畴,对整个医学思想都有重要的指导意义。正气致病,即人体的正当物质也可以成为发病的媒介,即"荣卫之气亦令人痹",这可能与体质致病有关。所谓体质致病,也就是偏离了正常的阴平阳秘水平的体质,成为痹证的易感人群。

三、《内经》论痹之二——整体观念

师：中医的整体观念是以五脏为中心，在痹证的问题上也应该是这样。我们现在普遍开展的关节病变研究，与五脏痹的关系如何，是否以五脏为中心，这种问题值得研究。《素问·痹论》中有因外因而致的五脏六腑之痹，这是否为典型意义上的五脏痹，还是另外有其他的五脏痹。《素问·五脏生成篇》的五脏痹的诊断是否有启发意义，这种问题，我认为也应该成为今后需要重点研究的方向之一。根据我的了解，以五脏为中心这一中医特色，在痹证研究中不够突出。以五脏为中心到底能不能为痹证研究提供方向，请你们考虑。

生：现代普遍认为，五脏痹是因痹证日久不愈，复感风寒湿邪，使痹证从筋、脉、骨、肉、皮等发展至与其相合的内脏，致内脏受伤，而相应出现，肝痹、心痹、肾痹、脾痹、肺痹等。也可由于气血内虚，阴精亏损，或阳气不运，邪气乘虚而袭，积聚于胸腹所致。这种认识基本上倾向于五脏痹为三痹或五痹的后续病状，与《内经》的观点颇有出入。

即以《素问·痹论》来说，其论及五脏之痹，可能要分为两种：一种是五脏之痹，一种是痹（邪）在五脏。在于前者则是：凡痹之客五脏者，肺痹者，烦满喘而呕。心痹者，脉不通，烦则心下鼓，暴上气而喘，嗌干善噫，厥气上则恐。肝痹者，夜卧则惊，多饮数小便，上为引如怀。肾痹者，善胀，尻以代踵，脊以代头。在于后者则是：淫气喘息，痹聚在肺；淫气忧思，痹聚在心；淫气遗溺，痹聚在肾；淫气乏竭，痹聚在肝；淫气肌绝，痹聚在脾。

比较一下《素问·五脏生成篇》的相关论述是很有意义的。张景岳对《素问·五脏生成篇》所言之痹之论述也非常精彩，故一并引用。其曰：

赤脉之至也，喘而坚，诊曰有积气在中，时害于食，名曰心痹，得之外疾，思虑而心虚，故邪从之。此下即所以合脉色也。赤者，心之色。脉喘而坚者，谓急盛如喘而坚强也。心脏居高，病则脉为喘状，故于心肺二脏独有之。喘为心气不足，坚为病气有余。心脉起于心胸之中，故积气在中，时害于食。积为病气积聚，痹为脏气不行。外疾，外邪也。思虑心虚，故外邪从而居之矣。白脉之至也，喘而浮，上虚下实，惊有积，气在胸中，喘而虚，名曰肺痹，寒热，得之醉而使内也。白者，肺色见也。脉喘而浮者，火乘金而病在肺也。喘为气不足，浮为肺阴虚。肺虚于上，则气不行而积于下，故上虚则为惊，下实则为积。气在胸中，喘而且虚，病为肺痹者，肺气不行而失其治节也。寒热者，金火相争，金胜则寒，火胜则热也。其因醉以入房，则火必更炽，水必更亏，肾虚盗及母气，故肺病若是矣。青脉之至也，长而左右弹，有积气在心下支肤，名曰肝痹，得之寒湿，与疝同法，腰痛足清头痛。青者，肝色见也。长而左右弹，言两手俱长而弦强也。弹，搏击之义。此以肝邪有余，故气积心下，及于支肤，因成肝痹。然得之寒湿而积于心下支者，则为肝痹；积于小腹前阴者，则为疝气。总属厥阴之寒邪，故云与疝同法。肝脉起于足大指，与督脉会于巅，故病必腰痛足冷头痛也。肤音区，腋下胁也。黄脉之至也，大而虚，有积气在腹中，有厥气，名曰厥疝，女子同法，得之疾使四支，汗出当风。黄者，脾色见也。脉大为邪气盛，虚为中气虚。中虚则脾不能运，故有积气在腹中。脾虚则木乘其弱，水无所畏，而肝肾之气上逆，是为厥气。且脾肝肾三经皆结于阴器，故名曰厥疝，而男女无异也。四支皆禀气于脾，疾使之则劳伤脾气而汗易泄，汗泄则表虚而风邪客之，故为是

11

病。黑脉之至也,上坚而大,有积气在小腹与阴,名曰肾痹,得之沐浴清水而卧。黑者,肾色见也。
上言尺之上,即尺外以候肾也。肾主下焦,脉坚而且大者,肾邪有余,故主积气在小腹与阴处,因成肾痹。其得于沐浴清
水而卧者,以寒湿内侵而气归同类,故病在下焦而邪居于肾。

《素问·五藏生成篇》之五脏痹与《素问·痹论》所说的五脏痹是有区别的。像肺痹:
《素问·五藏生成篇》为"淫气喘息,痹聚在肺";《素问·痹论》则为"肺痹者,烦满喘而呕"。
像心痹:《素问·五藏生成篇》为"淫气忧思,痹聚在心";《素问·痹论》则为"心痹者,脉不
通,烦则心下鼓,暴上气而喘,嗌干善噫,厥气上则恐"。像肾痹:《素问·五藏生成篇》为"淫
气遗溺,痹聚在肾";《素问·痹论》则为"肾痹者,善胀,尻以代踵,脊以代头"。像肝痹:《素
问·五脏生成篇》为"淫气乏竭,痹聚在肝";《素问·痹论》则为"肝痹者,夜卧则惊,多饮数
小便,上为引如怀"。像脾痹:《素问·五藏生成篇》为"淫气肌绝,痹聚在脾"。《素问·痹
论》则为"脾痹者,四支解堕,发咳呕汁,上为大塞"。可以看出,两者有重合,也有不同。究
竟是一种病的不同描述,还是根本就是两个病,这是需要厘清的问题。可能《素问·五藏生
成篇》重在从症状逆推病灶,而《素问·痹论》则为以病名统属症状。而与关节病变的关系,
则以脾痹、肾痹关联较多。直接提到的心肝肺三脏似与关节病变之痹关系不大,那么,他们
是否是通过五脏的关联,而作用于痹,这种问题值得深思。肝主筋,肺主皮毛,心主血脉。

既然治疗疾病,"不明脏腑经络,开口动手便错",那么依症状而寻脏腑,则"淫气喘息,
痹聚在肺"者,当治在肺;"淫气忧思,痹聚在心"者,当治在心;"淫气遗溺,痹聚在肾"者,当
治在肾;"淫气乏竭,痹聚在肝"者,当治在肝;"淫气肌绝,痹聚在脾"者,当治在脾。正如林
佩琴《类证治裁》所说:"五脏痹,经病入脏,邪胜正虚,五痹汤(人参、茯苓、当归、白芍、川芎、
白术、五味子、细辛)。肾痹,本方加独活、肉桂、杜仲、牛膝、黄芪、萆薢。肝痹,本方加枣仁、
柴胡。心痹,本方加远志、茯苓、麦冬、犀角(现代已禁用)。脾痹,本方加厚朴、枳实、砂仁、
神曲。肺痹、本方加半夏、杏仁、麻黄、紫菀。"

师:痹作为病名,出现得非常早,这是一个古老的病名,在《内经》中,痹出现
了很多次,有没有几百次,你们可以去统计一下。在《内经》中,痹有时是指具体
的病名,有时也指具体的症状,有时指的是发病机理,这种情况肯定有人做过统
计,但类似的研究还可以继续做。因为我们今天做痹或痹证研究的时候,已经比
《内经》所指的范围缩小的多。现在的这种小范围里,有哪些《内经》提到的痹与
现在的关节病变关系最密切。这种小,有他的好处,就是更加具体了,对搞研究
方便了,容易在框定的范围内出成果。对范围大和范围小的问题要辩证地看。
应该说,范围大和范围小都各有各的好处。范围过大,就难免头绪太多,精力分
散,难以深入钻透。范围小,研究到最后就无路可走,所以最后还是要回头从大
的范围寻找新的方向。痹证研究到了今天,已有几十年,成果很多,可以说在关
节病变这种小的范围内基本上搞得差不多了,再要取得突破,非常不易了。可能
就要回到大的范围上,去寻找新的方向,引入新的理念。今天的科学已经非常发
达了,是否有必要再回到古人那里去寻找方向。依我的意见,这种功夫是必不可
少的。因为搞研究,不把基础搞扎实,研究就会有缺陷,至少会不全面。

生:古医书有很多都谈到痹证,而谈得最多的就是《黄帝内经》,据统计,《黄帝内经》有
40多篇谈到痹。大师曾对《黄帝内经》及古代医书中的痹做过分析,提出"痹"字在古医籍

中使用较多,其含义也不尽一致。痹之古义主要有四:一是指病名。凡具有经脉气血不通或脏腑气机闭塞这一病理特征者皆可曰痹,如风、寒、湿痹,五体痹,五脏痹,六腑痹等。二是指体质。如《素问·逆调论》说:"人身非衣寒也,中非有寒气也,寒从中生者何? 岐伯曰:是人多痹气也,阳气少,阴气多,故身寒如从水中出。"所谓多痹气,就是指阳气少、阴气多的寒盛体质,这种体质的人具有易于罹患痹证的潜在倾向性。三是指症状或感觉。如喉痹表示咽部不适,耳痹表示听不到声音,目痹表示看不见物体。再如《金匮要略》白术附子汤方后云:"分温三服,一服觉身痹,半日许再服"。《诸病源候论》寒食散服法云:"药力行者,当小痹。"这里的"身痹"、"小痹"均指服药后药力窜通的苏苏感。四是指病因病机。《素问·痹论》:"风寒湿三气杂至合而为痹也。"又如《景岳全书》说:"盖痹者闭也,以血气为邪所闭,不得通行而病也"。《中藏经》说:"五脏六腑感于邪气,乱于真气,闭而不仁,故曰痹。"前者言经脉之气血不通,后者言脏腑之气机闭阻。由此可见,"痹"字在不同的地方,其含义是不同的。

大师对研究范围大与小的分析真是振聋发聩,令人警醒。《黄帝内经》中的痹,范围确实非常大,其中所说的痹,我们今天也未必都弄清了它们的全部含义。所以今天的研究集中在与关节病变相关的痹方面展开,除了关节病变的指标容易测量之外,也因为范围大把握不住这方面的因素在里面。诚如大师所言,现代所有的研究集中在关节病变,就难免相互接近,很少出现研究上的亮点。这其中的关键,研究的范围过于狭小应该是原因所在。我们今后探索的重点,就是要在如何突破这一困局上下工夫,而破解这一困局之道,应该是走大师指出的"回到大的范围上,去寻找新的方向"。我们这个科室的研究重点是痹证,应该是有条件既在小的范围里研究比较具体也比较成熟的关节病变,也有条件做一些对大的范围痹证的探求。

师:可能人们会问,我们今天的研究范围小不全面,难道古人会比我们更全面? 我们谁也没有见过《内经》时代的人是怎么给人治病的,但《内经》提出来的治病理念,在传统中医药诊疗过程中,还是被放在显著的地位,始终受到推崇。这个理念就是,治病必求其本。这是《内经》提出的治疗学基本原则。而这个原则也不只是中医应该遵循,我看这个原则无论对中西医都适用。这说明我们的祖先在两千多年前就提出来了这个原则,非常了不起。痹证的本是什么? 是不是找到痹证的发病原因就是找到本了,依我看,找到病因只是一种浅表的本,还不是真正的本。真正的本是什么? 应该是包含病因在内的整个发病机理。怎么样才能知道并搞通整个发病机理? 这就要从中医的、从《内经》的论述中去发掘去把握。我们讲中医药的特色时,常常讲有两大特点,即整体观念与辨证论治。治病必求其本,实际上就是整体观念的具体体现。我们今天作痹证研究,就要从源头开始,第一步,就是要把传统中医药关于痹证的全部论述进行摸底。在这方面,《内经》的论述较多且全面。

生:李大师所说的全面话题,实际上是引导我们在痹证研究上要从《内经》找出路。大师平素讲学时引用《内经》颇多,尤其是在痹证上更是如此。诚如董建华先生《济仁医录》序说:"李老博通岐黄家言,自《灵》、《素》而下,旁及《伤寒》、《本草》,凡四家微言秘旨,靡不精研。聚经典之精神,发医道之至理。且医术高超,尤精内科,疑难重患,随证化裁,效如桴鼓。海内病家,多四方来迎。"所以我们今天整理大师经验时,也相当于系统地重温《内经》的相关论述,这对于我们从整体上把握痹证痿病的传统认识大有裨益。大师常说,向古人学习不是回到古代,而是要借鉴古人有价值的观察与经验。

师:如果从纯中医的角度来讲,古人最早论痹,有时特指某种病,有时又泛指一切病。《史记·扁鹊仓公列传》说扁鹊"过洛阳,闻周人爱老人,即为耳目痹医",这种痹显然是泛指的病证。这个问题可能要特别注意。古书讲到痹证时,有时很粗略,有时很细致。如论及痹时,常可指广义的一切不适。有时也很细,像张仲景胸痹心痛并举时,显然是作为两个病名出现的。我们现在搞研究目标很明确,研究痹证,基本上就是指关节病变,但古人论痹没有这么清楚。这就需要我们在研读古书时,要弄清楚他们所说的痹的内涵到底是什么,跟我们讲的关节病变有多大关系。今后工作,关节病变当然要继续搞,关节病变以外的、古人叙述较为粗略的痹证更应该搞。把整个痹证搞透了,对于解决关节病变的研究也会有极大帮助。

生:根据大师的分析,《内经》对痹证的分类要繁杂得多,用我们现在的分类习惯,可以按病因、按部位、按主要症状、按病之浅深轻重、按病程长短、按季节等六种。具体地说,即按病因分的风痹、寒痹、湿痹,热痹(痹热)、食痹等,按部位分的皮痹、肌痹、脉痹、筋痹、骨痹(以上合称五体痹)、肺痹、脾痹、心痹、肝痹、肾痹(以上合称五脏痹),胞痹、肠痹、胸痹、喉痹、血痹、阴痹等。按主要症状分的行痹、痛痹、著痹、挛痹、厥痹、众痹、周痹、痛痹、水瘕痹等。按病之浅深轻重分为:远痹、大痹、浮痹、深痹等。按病程长短分的暴痹、留痹、痼痹、久痹等。按季节分的孟春痹、仲春痹、季春痹、孟夏痹、仲夏痹、季夏痹、孟秋痹、仲秋痹、季秋痹、孟冬痹,仲冬痹、季冬痹等。大师指出,中医药的很多经典论述不是很明确,但那样的叙述往往包容量更大,如果不细加甄别,就有可能失去很多有价值的东西。这种情况在读中医药古籍及研究时经常会遇到。就像我们现在研究的痹证,古人并不是将其孤立对待,更多的情况下是与其他证一起叙述的,而且相互之间的关联与渗透,颇不易区分。李大师明确指出古今研究习惯与研究系统不一样,我们今天的痹证基本上已集中到关节病变方面了。这样缩小范围固然有他的好处,可以更加专注于解决关节病变的问题,但也带来相应的缺陷,主要是因为放弃了古代的相关论述,治疗思路会受到局限。

我们科的老专家尚志钧氏经整理我国最早的一部药物书《神农本草经》后考证,《神农本草经》中另有气血痹、风痉痹、内痹、胃痹之名为《内经》所无。《汉书·艺文志》载有五脏六腑痹十二病方,据此推测《素问·痹论》有关六腑痹的内容可能有脱漏,《内经》虽有六腑痹之名,但具体内容仅提到肠痹、胞痹。故尚老的观点值得重视。确实,按中医的传统分类,有五脏痹,也理应有六腑痹;有骨肉皮肌脉等痹,也理应有气血等痹。找出新的痹证,不仅是为了丰富痹的种类,更为了从相关治疗中,为我们今天的关节病研究找到新的治疗方法。

师:《内经》论痹很多,你们搞关节病变研究,至少要清楚《内经》所说这么多痹里面,跟关节病变关系密切的有哪些,关系近的有哪些,而那些关系远的,是否就没有一点研究借鉴的价值。我们搞临床的,对这种基础性的问题也要深入研究,不这样做,就不能取得进步。

生:李大师在其以往的研究中沿用了通常所说的"痹证是指由于感受了风寒湿热毒等邪而导致经络、气血闭塞不通或脏腑气机闭阻的一类病证"的界定,也列出了痹证的50多种病名,提出其中跟关节病变有关的有行痹、痛痹、著痹/着痹、挛痹、厥痹、众痹、周痹、风痹、寒痹、湿痹,热痹(痹热)、食痹等。按部位分的有皮痹、肌痹、脉痹、筋痹、骨痹。按病之浅深轻重分:远痹、大痹、浮痹、深痹等。按病程长短分的有暴痹、留痹、痼痹、久痹等。以上跟关节病变都有一定的关系,但那些按发病时间分的春痹、仲春痹、季春痹、孟夏痹、仲夏痹、季夏痹、孟秋痹、仲秋痹、季秋痹、孟冬痹、仲冬痹、季冬痹等,估计其中也会有跟关节有关的症状表现,至于究竟是哪些表现,还有待于我们的研究。大师的这些分类归纳是一种全局性的,而我们目前要进行的课题更多的是具体的,但可以从这种范围内找到新的研究方向。

　　《黄帝内经》的特点是内容繁难,卷帙浩大,即使是单列成《素问》、《灵枢》,各自的特点仍然是这样。所以古人对《黄帝内经》全书的单独注释基本没有,就是《素问》、《灵枢》的注疏,也不多见。明人张介宾大概是对《黄帝内经》全书作注疏的唯一人,他这方面的成果体现在《类经》中,但此书是类书,把《素问》、《灵枢》的相关篇章割裂开来,用不同的专题以类相从进行注疏,所以也不是严格意义上的《黄帝内经》的完整注疏。

四、《内经》论痹之三——读经方法论

师:我们今天读古代经典,会觉得他们的叙述有点混乱,这固然跟《内经》成于众手、成于不同时代有关,而最重要的是古今隔膜,造成了这种感觉。我们已经习惯按现在的思维习惯对痹进行分类,但古人在叙述时也是有自己的思考的。像《素问·痹论》的论述你们都看到了,难道不是井井有条吗? 我认为,我们现在远没有达到轻易否定古人的高度。对《内经》中提到的痹,要分析它为什么要这样讲,为什么要放在这个位置上讲,此处的痹,与他处的痹有什么联系,是完全一回事,还是关系不大。如果漠视古人的研究,就会在研究上路子越走越窄,最后无路可走。痹作为关节病变,也是一个系列疾病的中间症状,无论风湿还是类风湿,关节病变都不是它们的终末症状。即以关节病变研究而言,现在的关注点也主要放在症状的治疗上。中医讲治病必求于本,这个本,是否完全与关节病变有关,还需要研究。看看现在的研究课题,相互之间非常接近,有人说中医治痹就是祛风寒、燥湿、和营通络、补气益血,话虽然说得绝对了一点,但也与当今的研究现状出入不大,还是较为接近的。我们的研究如果想要有价值,就看能不能突破现有的研究框架,如果大家都差不多,这种研究至少就是没有进步。

生:李大师实际上是向我们提出了研读《内经》的目的和方法。李大师在《内经》教学上是很有造诣的,他年轻的时候作为最早的一批《内经》教师,就在教学法上取得了全国性影响,他在《济仁医录》一书中专门辟有"研读《内经》的目的和方法"一节,较为深刻地探讨了这一问题。大师提出,系统学习《内经》的目的,是为了更好地继承和发扬祖国医学遗产,深入研究中医基础理论,探索祖国医学的源流,为实现中西医结合,创立中国式的独特的新医学新药学,真正做到古为今用。这对我们的研究课题也是有指导意义的。大师指出,研究《内经》的难处在于,原文繁杂和前后重复较为普遍存在。解决之道在于,通读精读相结合。具体办法是,采取分析归纳,把原文内容相近部分合并一起学习。如《素问·灵兰秘典论》的十二官和《素问·六节藏象论》的五脏六腑以及《素问·五藏生成篇》的五脏所合所主等内容合并学习,找到前后篇之间的联系,这样,既避免重复,又突出重点,做到前后呼应,融会贯通。对此,李大师多次引用他的师门祖训"药书不厌千回读,熟读心思理自知",指出"读"是学习《内经》的一种重要的学习方法。通读以知全貌,精读以知其理,在理解的基础上熟记,最后做到融会贯通。这样一来,文词古奥的《内经》,也就不会成为研究的障碍了。《黄帝内经》内容繁难,不看古人的注疏肯定是不行的,大师认为,明人张介宾对《黄帝内经》的注疏较全面,但也不能只看他一个人的研究,还应该兼看其他大家的研究。

师:为什么研究痹证要强调读经? 那是因为《内经》对痹证的认识,应该是后世对痹证认识的基点,所有的后世研究都是围绕着《内经》对痹证的认识而展开的。《内经》之后的《中藏经》,应该是后世对痹证的认识的一个中继站,之后的研究逐渐完善。如隋唐宋金以来论述颇多,隋代巢元方等编撰的《诸病源候论》对五体痹证候的描述,相较于《内经》,无多发挥,但对于病因病机的阐发却颇有新意。如《素问·痹论》说:痹"在于肉则不仁"。《诸病源候论》释曰:"风不仁者,由荣气虚,卫气实,风寒入于肌肉,使血气行不宣流。其状搔之皮肤如隔衣是也。诊其寸口脉缓,则皮肤不仁。"其他在风瘅曳候、贼风候、风痹手足不随候,风身体疼痛候等,也分别阐发了五体痹主要症状的病因病机。在该书养生导引部分,还搜集了许多治疗痹证的导引方法,有一定参考价值。

　　生:大师所言,实指整个痹证研究的古代传承脉络。大师所述之外,还有以下这些重要标志。比如:唐人孙思邈的《千金方》把五体痹、五脏痹、五脏风同归于"六极"门下。所谓"六极"系指六种极度虚损的病证,包括气极、肉极、脉极、筋极、骨极、精极(《病源》为气极、血极、筋极、肌极、骨极、精极)。《千金方》所以将五体痹、五脏痹归于六极,主要是为了强调由"痹"到"极"、由实到虚的演变发展过程。如论骨极:"骨极者主肾也。肾应骨,骨与肾合。又曰:以冬遇病为骨痹,骨痹不已,复感于邪,内舍于肾,耳鸣,见黑色,是其候也。若肾病则骨极,牙齿苦痛,手足酸痛,不能久立,屈伸不利,身痹脑髓酸。"这里描述的骨极症状实际上是肾痹的表现,是骨痹进一步发展累及于肾的结果。但用六极来概括体、脏痹似有混淆概念之嫌。因六极属虚劳范畴,主要由内伤所致,痹证乃由外感风寒湿邪所成。因此后世医家对此有所纠正。

　　再有宋代《圣济总录》中第十九、二十卷为痹证门,列有五体痹,五脏痹,痛、著、行痹以及周痹,痹气,热痹等项。就记载的五体痹、五脏痹的方剂而言,它是现存最早、最多而又最系统的。较其稍前的《太平圣惠方》,仍守《千金方》体例,把体、脏痹归于六极,至《圣济总录》才将痹证与虚劳区分开,把六极正式列入"虚劳"门。该书共载五体痹方30首,其中皮痹方8首、肌痹方4首、脉痹方6首、筋痹方4首、骨痹方6首。每一项前,先述大意,悉以《内经》为本,次列证候、方剂及用法,眉目清朗,条分缕析,为五体痹辨证论治奠定了基础。后世医著多引用之。

　　此外,与宋代同期的金代大医家张子和在其巨著《儒门事亲》中提出治痹的四个步骤:吐、泄、汗、行经和血。他认为,种种燥热法治痹不效,是医者不识"胸膈间有寒痰故也。……必先涌去其寒痰,然后诸法皆效。"所以:"大人小儿,风寒湿三气合而为痹,及手足麻木不仁者,可用郁金散吐之;吐讫,以导水丸通经散泄之;泄讫,以辛温之剂发散;汗出,则可服当归、芍药、乳没行经和血等药。如不愈,则便不宜服此等药。"总之要"祛邪务尽"。观其治痹验案,多是一涌一泄一汗,多年沉疴、屡治罔效之证,往往数剂即效,可谓效如桴鼓。张氏开创了汗吐下三法和从痰治痹的路径,可谓不囿于常法,大胆创新,独辟蹊径。

　　再如明代末年的张介宾,号景岳,著有《景岳全书》、《类经》、《类经图翼》、《类经附翼》和《质疑录》。其最主要学术观点为:"阳非有余,阴常不足","真阴不足"、"人体虚多实少"等,形成了他在治疗上注重补益真阴元阳,慎用寒凉和攻伐之品的独特风格。临床上常用温补之剂,尤擅用熟地黄,故有"张熟地"之称。他认为"诸痹者皆在阴分,亦总由真阴衰弱,精血亏损,故三气得以乘之而为此诸证。"大抵因虚者多,因寒者多,惟血气不充,故风寒得以入之；惟阴邪留滞，故经脉为之不利。所以"治痹之法，最宜峻补真阴，使血气流利，则寒邪随去；若过用风湿痰滞等药而再伤阴气，必反增其病矣"。方剂上，提出用三气饮、大防风汤及易老天麻丸之类治之。并谆谆告诫说："凡治痹之法，惟此为最。"景岳的峻补真阴治痹说，对于体虚患痹及久痹虚羸之人确有重要的指导意义。

清初医界巨匠叶天士认为：初病气结在经，久则血伤入络，风寒湿三气合而为痹，然经年累月，外邪留著，气血皆伤，其化为败瘀凝痰，混处经络，需用虫蚁迅速飞走诸灵，使飞者升，走者降，血无凝著，气可宣通。然为何"久病入络"呢？观《临证指南医案》及《未刻本叶氏医集》，共载治痹案例257例，大多数是病程较久者，其常用虫类药有：全蝎、地龙、蜣螂、甲片、水蛭、蜂房、蟅虫、虻虫、蚕砂等。叶氏治久痹须以搜剔动药说，为治疗久痹、顽痹开辟了一条新路。林佩琴在《类证治裁》中说："初痛邪在经，久痛邪必入络。经主气，络主血也。初痛以温散以行气，久痛则血络亦痹。"《素问·痹论》曰："病久入深，营卫之行涩，经络时疏，故不通。"都说明疼痛长期不止，必然会导致血瘀，引起局部组织缺血、坏死，进而使病情加重。脉络瘀血，非一般药物所能透达，惟穿透力强，搜风剔络的虫类药独具善功。

清代医家王清任，在大量解剖学实践的基础上，对祖国医学的气血理论作了新的发挥：他认为血瘀与气虚有密切关系，"元气既虚，必不能达于血管，血管无气，必停留而瘀"。他提出了补气活血和逐瘀活血两大治疗原则，前者用于虚瘀，后者用于实瘀。《医林改错》说："凡肩痛、臂痛、腰痛、腿疼，或周身疼痛，总名曰痹证。明知受风寒，用温热发散药不愈，明知育湿热，用利湿降火药无功。久而肌肉消瘦，议论阴亏，遂用滋阴药，又不效。至此便云病在皮脉，易于为功；病在筋骨，实难见效。因不思风寒湿热入皮肤，何处作痛。入于气管，痛必流走；入于血管，痛不移处。如论虚弱，是因病而致虚，非因虚而致病。总滋阴，外受之邪，归于何处？总逐风寒、去湿热，已凝之血，更不能活。如水遇风寒，凝结成冰，冰成风寒已散，明此义，治痹证何难。"此段话明示，治疗痹证要牢牢抓住"瘀"这一基本病理，不能就证论证。他还创制了著名的治痹方剂——身痛逐瘀汤，为后世运用活血化瘀治疗痹证开拓了思路。

清末温热学派四大家之一的王孟英，在治痹方面也有自己的建树。在治则上，他强调"活法从心"，极力反对以"病名"印定眼目，执成方以困活人。他认为，在疾病的发展过程中，某一阶段的病理产物，往往可以成为另一阶段病情加重的病因。患痹之时，气血瘀阻，生理之津液可转化为病理之痰浊；脏腑失调，痰从内生，流注经络，又可加重气血瘀阻。因此"痰"既是病理产物，也是病情加重的直接病因，不清除之，则气血难通，诸药难施。王孟英不拘病名，不囿常法，属痰阻经络者则断从痰治，常用雪羹汤（海蜇、荸荠）、胆星、橘络、竹沥、丝瓜络等清热化痰之药或辅以礞石滚痰丸、当归龙荟丸一类治之。他不仅重视治痰实之标，更着眼于治生痰之脏。如谢普香痹证案，王孟英诊断为"阴虚而痰气滞于厥阴"，遂用苁蓉、当归、乌梅补养肝阴，左金丸清肝舒郁以治其本，用竹茹、丝瓜络、橘核、海蜇、荸荠入络化痰清热以治其标，故一剂减，数啜安。

以上大致为历代对五体痹研究的概况。可以看出，随着医学研究的不断深入，对五体痹的认识也越来越深刻，虽然理论上各有千秋，治疗上各有特色，但这种百家争鸣的气象为我们开拓了思路，开阔了眼界，也为我们今天的研究奠定了基础。我们应当吸取其精华，剔除其偏见，勇于实践，不断创新。

附　《灵枢》周痹浅识

李济仁[1]

周痹之名,出自《灵枢·周痹篇》。因其病"在于血脉之中",有必要与脉痹相鉴别,但后世所言周痹与《灵枢》周痹的概念有所不同,因此,首先要弄清《灵枢》周痹的真实含义。

周痹,后世将其解释为周身痹。如《杂病源流犀烛》说:"更有周痹,由犯三气遍及于身,故周身俱痛也。"《简明中医辞典》说:周痹"症见周身疼痛,沉重麻木,项背拘急,脉濡涩"。其实,这并非《灵枢》周痹之本义。《灵枢》对周痹下的定义是:"此内不在脏,而外未发于皮,独居分肉之间,真气不能周,故命曰周痹。"这里的周是周行之意,因邪居分肉之间,真气不能周行于全身,所以称之为周痹。实际上是真气不周之痹的简称。

那么,周痹是疼在全身吗?也不是。《灵枢·周痹》说:"周痹者,在于血脉之中,随脉以上,随脉以下,不能左右,各当其所痛从上下者,先刺其下以遏之,后刺其上以脱之,痛从下上者,先刺其上以遏之,后刺其下以脱之。"此段说明痹的病位在血脉,其疼痛特点是沿一侧血脉上下移行,不能左右移行。为了强调这一点,《灵枢》还将周痹与众痹作了比较。众痹"上下移徙随脉,其上下左右相应,间不容空,……此各在其处,更发更止,更居更起,以右应左,以左应右,非能周也,更发更休也"。指出众痹之痛不但上下相移,而且左右相应,其疼痛特点是短暂即逝,此伏彼起,与周痹疼痛限在一侧有别。

由上可知,《灵枢》周痹是指发生在一侧血脉、分肉之间的痹证,而后世所言周痹是遍身疼痛之风湿,二者在概念上有所不同。

从《灵枢》描述的周痹证候来看,很相似现代医学游走性血栓性静脉炎一类发生在血脉的疾病。游走性血栓性静脉炎多局限在一侧肢体,其病沿静脉走行上下移行,当一处炎症病变消退时,沿静脉的其他部位又发生炎性病变。其疼痛具有典型的游走性、间歇性反复发作的特点。因其病变不在动脉,故脉搏仍存。脉痹的病变部位虽也在血脉,但特征是"脉不通"、"脉结而不流行,或如断绝……"表现为动脉搏动减弱或消失,故脉搏的有无可作为脉痹与周痹的鉴别要点。

五、《内经》论痹之四——《内经》其书

师：学习《内经》的时候，必然要接触到《内经》自身背景的问题，这也是研读《内经》时需要了解的知识。《内经》的成书年代虽然不是我们研究痹证必须掌握的知识，但一点不知道这方面的知识，显然也是不行的。因为一点都不知道的话，对于《内经》的词句都无法理解，这样就不可能吸收其精华了。《黄帝内经》之名，最早见于东汉班固《汉书·艺文志·方技略》。但《汉书》中提到的《黄帝内经》，其具体所指是否就是今天的《黄帝内经》，学术界也没有拿出一个明确的说法，所以我们到现在也不能肯定。我们今天所说的《黄帝内经》，实际上是由两部书组成的，一个是《素问》，一个是《灵枢》。今天我们学习的时候，《素问》、《灵枢》是不分的，只是统称《黄帝内经》或《内经》。但在历史上，长期以来，《素问》是《素问》，《灵枢》是《灵枢》，是不能混为一谈的。到了宋以后，《素问》、《灵枢》始合在一起，以《黄帝内经》的面目出现。尽管如此，《素问》、《灵枢》作为两个的情况，还是占主流。所以，我们看古书时，很少能看到《黄帝内经》的注疏，多的是《素问》注、《灵枢》注。

生：李大师在《济仁医录》一书中专门辟有"《内经》成书年代考"一节，将《内经》成书年代分成《内经》成书年代、《素问》成书年代和《灵枢》成书年代分别进行讨论，较为详尽地胪列出对这一领域的各种学说。虽然这方面的知识，不是我们研究痹证所必须，但诚如大师所说，这方面的知识当是研究《内经》的入门功夫，并且这方面的知识还是蛮有趣味的。现综合大师原作，再吸纳他人研究，将这个问题简述如下：

当今对《黄帝内经》的成书年代，主要围绕三种说法进行：①春秋战国之际成书；②战国后期——秦汉之际成书；③西汉成书。后来又有了东汉以后成书的有力论据。前三种说法都有不少支持者，也都能说出自己的根据。尤其是《汉书·艺文志·方技略》有《黄帝内经》之名，让人们觉得《黄帝内经》理当成书于东汉之前。但前三种说法都解释不了《黄帝内经》何以会有东汉以后才会使用的名词术语。所以，《黄帝内经》的成书年代本身就是一个大问题。

还有一种认识是，《黄帝内经》式的问答式典经，原于佛家之经书，由于有问有答，所以每一个问答都形成了一个相对独立的主题，起到了"小标题"的效果。佛经之形式的优点，后来的儒者与道者无疑是看到了，于是也就学会了，于是也就有了问答形式的《孝经》、《黄帝内经》。

综合各家提供的论据，不妨大致作如下推断：《黄帝内经》所包含的篇章，不是由一个作者甚至不是由一批同一时代的作者在一个相对短期内写成的，而是由许多医家和学者写成于不同时期。从内容上及用词上来看，既有与《周礼》同时代的要素，又有西汉甚至东汉以

后的痕迹,很可能是在一个相当长的时期内被不断修纂而成的。根据张仲景《伤寒杂病论》就参考了《内经》的主要内容进行撰述,至少在张仲景时代,《内经》的主要撰写已经成型并流传了。

《黄帝内经》的成书年代的前三说,张成博主编的《读〈黄帝内经〉悟养生》一书(青岛出版社2010年3月出版)的相关内容可资参考。

古人对于《黄帝内经》的成书年代问题,主要有以下三种看法。

(1)成书于先秦、战国之时。持这种观点的代表人有宋代的邵雍,明代桑悦,方以智,清代魏荔彤等。邵雍在《皇极经世》卷八《心学第一、二》中以为《素问》是"七国时书也"、"轩岐之书,类春秋、战国所为而托于上古。"

(2)成书于虞国、秦汉之间。持这种观点的人有宋代的程颢、司马光等。他们认为"黄帝亦治天下,岂可终日坐明堂,但与岐伯论医药针灸邪? 此周、汉之间,医者依托以取重耳。"到清代《四库全书简明目录》,进一步肯定了这一说法。其中说《素问》"出上古,固未必然,然亦必周秦间人,传达旧闻,著之竹帛。"因为《四库全书》在中国古代学术界有相当高的地位,这种说法也就被许多人所接受。

(3)成书于西汉时期。明代郎瑛所著的《七修类稿》认为《素问》"首篇曰上古、中古,而曰今世,则黄帝时末世邪? 又曰以酒为浆,以妄为常,由仪狄是生其前而彼时人已皆伪邪?《脉要精微论》中罗裹雄黄,《禁服篇》中欲血而受,则罗与欲血皆汉时事邪? 予故以为岐黄问答,而淮南文成之者耳。"在这里,朗瑛从夏禹时仪狄造酒的传说和"罗"出现于汉代等证据推断《素问》产生于西汉时期。

这些不同说法各有所据,但都不足以确定《黄帝内经》的确切产生年代。因此,还是可以遵从现有的界定,肇始于春秋战国,成于东汉。

师:《内经》的成书年代久远,其著述过程又是如此复杂,那么,我们今天是否还有必要学习《内经》呢? 回答是肯定的,任何时候都必须加强《内经》的学习。因为它是祖国医学的理论基础,是我国古代的医学总结,是一个伟大的宝库。为了更好地继承和发扬祖国医学遗产,深入研究中医基础理论,探索祖国医学的源流,为实现中西医结合,创立中国式的独特的新医学新药学,真正做到古为今用,为广大人民防病治病,就必须下苦功夫,系统学习《内经》。

生:对于中医药研究来说,成书于两千多年前的《内经》的重要性在今天仍然是处在最突出的位置上。对《内经》的重要性,当今各研究大家都有评论,结论都是肯定性的。我们工作室的专家,李大师的长子、北京中医药大学教授张其成在《黄帝内经养生大道》中对这个问题的论述较为全面。这些内容对我们理解《黄帝内经》的历史定位与学术定位有极大的帮助,也强化了我们研究《黄帝内经》的信念。张教授说:

我想讲三个问题,一个是《黄帝内经》的学术定位;一个是《黄帝内经》与中国传统文化的渊源关系;另外再讲一下《黄帝内经》的现实意义。

《黄帝内经》到底是本什么样的书? 刚才放的由广州电视台拍摄的60集大型纪录片《黄帝内经》中,各位专家的说法很多:焦树德先生说是一本养生的书;有人说是医学著作;还有人提出来是一部人文学著作,因为它包罗万象,里面有医学的、伦理学的、哲学的、天文学的、地理学的、心理学等等的内容。那么究竟怎么定位这本书呢? 首先,它当然是一本包罗万象的书。现在要用科学的角度来看问题,我下一个不太恰当的定义,它可能是一部人文科学和生命科学相结合的书,或者说它是一部具有人文科学特色的医学著作,它创造了一个以人文科学为特征的医学体系。这个体系与西医是不同的,西医是以自然科学为特征的医学体系。《黄帝内经》里面讲到了藏象、经络,体现在哪些篇目呢?主要有《金匮真言论》、《灵兰秘典论》、《六节藏象论》、《五藏别论》,还有《经络论》、《皮部论》等等,这些是讲中医的生理的。《内经》还讲到疾病的病因、病机、病证,如《风论》、《痹论》、《咳论》、《痿论》、《疟论》、《厥论》等等。讲诊断治疗的篇目也有很多,如《素问》里就有《脉要精微论》、《三部九候论》、《诊要经终论》、《刺热论》、《刺齐论》、《刺禁论》等等。因此它无疑是一部医学著作,是中国传统生命科学的著作。

为什么说它又是一部人文科学的著作呢?理由有以下几点:

第一,《黄帝内经》是人文的,而不是纯自然的。它以人为核心,讲的都是人,而不是物质。它具有一种强烈的人文关怀,具有人文性。

第二,《黄帝内经》讲人的生命都是有差异的,而不是普遍的。比如说,它强调的是"辨证论治",注重人的特异性、特殊性。它还非常强调人的体质,如《灵枢·阴阳二十五人》所指。实际上,人还不止二十五种体质,还可以再扩展。《黄帝内经》就强调人的个体性,或者叫特殊性。

第三,《黄帝内经》讲人的生命是整体的,不可分割的。人和自然不能分割,人自身各藏象之间也是不能分割的。比如说《生气通天论》、《四气调神大论》、《阴阳应象大论》等篇章,都是强调人与天的不可分割性,整体性。

第四,《黄帝内经》认为人的生命是可以感知、感受的,可以给它定性的。但是人的生命不是通过现在试验室里面试验分析的,不是可以用数学描述的,不是定量的。这可以称为直观性或模糊性。

第五,《黄帝内经》认为人是生动的、鲜活的,不是冰冷的。也就是说,它不太重视尸体解剖。《黄帝内经》以前是讲解剖的,雷公学派就强调解剖。比如在《灵枢·经水篇》就说,"若夫八尺之士,皮肉在此,外可度量切循而得之,其死可解剖而视之。"后来《黄帝内经》却不讲解剖了,这是一个转变。这一点可称为动态性。

所以《黄帝内经》所建构的这门中医科学,是一种具有人文科学色彩的医学体系。人文科学不是社会科学,也不是自然科学。它具有主体性、独特性、个体性。《黄帝内经》以先秦人文哲学为基础,不仅将先秦人文哲学作为建构医学体系的指导,同时还把哲学的概念范畴直接运用于医学。我坚持认为只有明确了《黄帝内经》这种人文科学的医学著作的学术定位,才可以认清中医体系与西医体系的差别,传统中医是以人文科学为基础的医学体系,现代西医是以自然科学为基础的医学体系。

第二个问题,简单地介绍一下《黄帝内经》的文化渊源。我认为《黄帝内经》成书时间是在汉武帝以后,但不排除它的一些篇章是在战国时期形成的,但最后出版的时间应该是在汉武帝以后。由此它必然受到汉武帝之前的先秦哲学思想的影响,诸子百家对《黄帝内经》都有影响,但主要是儒家和道家。先看儒家,《周易》、《尚书》可以看成主要是儒家的著作(当然也有一些道家的思想)。《周易》里面的"阴阳"哲学,《尚书》里面的"五行"学说,还有《论语》里讲的"两端"、"中和"、"和为贵",《孟子》、《中庸》的"阴阳五行"构成论、"中庸"方法论,对《黄帝内经》都有直接的影响。现存《孟子》、《中庸》里面虽然没有"阴阳五行"的记载,但是 1973 年湖南长沙马王堆出土的《五行篇》,学者经研究认为就是思孟学派的著作,思孟学派的五行是:仁义礼智圣(信)。阴阳家的代表人物邹衍也可以看成是儒家。儒家思孟学派、邹衍阴阳五行派的"阴阳五行"学说对《内经》理论体系的建立起到非常重要的作用。

道家对《黄帝内经》的影响就更大了。比如王冰编的《黄帝内经》中的第一篇"上古天真论"中非常强调上古真人,这是道家的一种理想人格。还有为什么《黄帝内经》托名"黄帝"?这可能是受西汉初年黄老学派的影响。黄老也属于道家。《内经》重"道",讲"阴阳之道"、"天地之道"、"升降之道"、"医之道"、"养生之道"、"养长之道",这是受到《老子》万物源于"道"思想的影响。此外老子、庄子的"清静无为"、"道法自然"、"聚气养气"、"求生之厚,长生久视"等思想,更是直接影响了《黄帝内经》的养生、预防、医疗等博大体系的形成。

先秦的儒家、道家对《黄帝内经》的这种影响可以用来解释《黄帝内经》以前为什么讲解剖、讲物质实体、讲形态学,而到《黄帝内经》反而不讲了呢?这不能不是受到文化的作用、哲学观念和思维方式的作用。

最后一个问题,讲一下《黄帝内经》的文化地位与现实意义。

从文化意义上来说,中国传统文化有儒家、道家,这个中间差一个医家。为什么这么说呢?因为从阴阳角度来看,儒家是崇阳抑阴,道家是崇阴抑阳,医家是既崇阴又崇阳,既不抑阴也不抑阳。《易传》说"一阴一阳之为道",《黄帝内经》说"一阴一阳谓之道",强调了阴阳的不偏不倚。如果偏阴偏阳,那就是病态,中医的目的就是调整阴阳,达到"平""和"的状态,到了"和"的状态,病就治好了。医家是阴阳的和合派,可以看成是《周易》阴阳和合思想的最完美的继承者,它对中国历史上的君主治理国家可能起到了一定的作用,历史上的开明的君王都强调阴阳的和合。以至后来明朝的皇宫——紫禁城的太和殿、保和殿、中和殿,其取名就是出自《周易》的《乾卦·象传》"保和太和,乃利贞"。"和"是一种调和的状态,"和"是中国文化的最高价值趋向。

《黄帝内经》在医学上的意义就在于它提供了一种有别于西医的医疗思想、医疗方法,即非对抗性治疗的思想,和合的思想,以调和为主的治疗方法。《黄帝内经》在科学上的意义是建立了另外一种科学形态。科学也应该是多元的,科学绝对不仅仅是 17 世纪牛顿力学以后的现代科学这种形态。现代科学有三个特征:一是逻辑推理,二是数学描述,三是实验验证。它有一个物质实体和形态。而《黄帝内经》提供了以整体论、模型论、过程论等等为特征的科学形态。它具有人文科学的性质,强调个体性、特殊性,它不提供一种公理。西方科学是唯物论的,是建立在物的层面上的。陆广莘教授刚才提到了"唯实论",陈立夫先生提出"唯生论"。实际上中国的哲学不能用西方哲学唯物、唯心的模子来套用,中国哲学是物心合一的,是生生不息的,不是物的哲学,而是人的哲学,是生命哲学。中医就是以这么一种哲学作为其理论基础的。在这么一种哲学基础上建立起来的科学当然不可能等同于西方在唯物论的基础上建立起来的科学。长期的实践证明,中医学这种科学形态对解决人的生命问题是有用的、有效的。

《黄帝内经》所建立起来的中医学在现代社会如何发展?这的确是一个战略问题,是一个关系到中医学生死存亡的问题。面临现代化的挑战,现在提出了"中医现代化"的口号,我并不反对中医的现代化,问题的关键是怎样现代化?现在绝大多数人认为中医现代化就是要中医现代科学化,这是本人不敢苟同的。我曾经在 1999 年发表了一篇《中医现代化悖论》的文章,我想说明的是这样一个悖论:中医能够实现不改变自己非现代科学特色的现代科学化吗?毫无疑问中医不是现代科学的,其理论内涵、思维方式、学科特色都不同于现代自然科学,所以中医的现代科学化就必然要把中医的理论内涵、思维方式,把中医的特色都抛弃掉,试想这种"现代科学化"的结果,中医还存在吗?因此我给出了一个等式:中医现代科学化=中医西医化=中医毁灭化。因为在目前的医学领域,代表现代科学的学科就是现代西医,所谓中医现代科学化实际上就是中医的西医化。这在我看来是没有必要的,因为西医已经按照现代科学的模式在飞速发展并取得了巨大的成就,我们只需要拿来为我所用,而不必要把自己变成他的样子。

再看目前的中医现代研究,很多人都是努力用现代科学的方法寻找或证明在中医理论中、在《黄帝内经》里有很多观点和西医是一致的、相同的,以说明西医有的内容,我们中医也有,由此证明我们中医是科学的。这种研究的结果导致了西医的讥笑,因为在他们看来我们中医里那些和西医相同的内容,是西医里最粗浅的东西,如一些解剖常识等。如果从这方面去比较,就是用我们的短处比人家的长处,这是没有意义的。解剖可以说是最初级的,《黄帝内经》以前中国是讲解剖的,而到《黄帝内经》却不讲解剖了,可能这正是《内经》的伟大之处,因为它不是从物质层面,而是从信息层面来看待人的生命;不是用对抗性手段,而是用调节、调和的手段来处理生命问题。我认为中医应该对自己有信心,而且一定要以实践为评价标准,而不是以符合不符合现代科学为评价标准,要唯实,检验中医是否科学的标准不是西医,也不是现代科学,而是实践,只要有效、有用就是科学的。2003 年抗击 SARS 过程中,中医就表现出强大的生命力和它的科学性。

总之,《黄帝内经》作为中医药文化的源头,仍然具有非常重要的现实意义和实用价值,应作为中华民族的瑰宝传承下去。

经李大师指点,我们意识到,《黄帝内经》不仅是中医药文化的源头,而且更是痹证研究的源头。我们搞临床的,如果能静下心来,深入沉浸到《黄帝内经》对痹证的基本论述中,应该是能够找到非常有价值的研究方向,并做出成就的。

六、《内经》论痹之五——论痹求本

师：我一直认为，治病必求于本，就是《内经》在临床上的最重要精神，这就牵涉到《内经》的发病学研究。联系到痹证研究的治病必求于本，我看也是要结合《内经》的发病学进行。我曾经把《内经》的发病学分成三大块进行过探讨。分别是环境因素与发病、精神因素与发病、体质因素与发病。《内经》就非常注意记录到同样的病邪，会出现有病有不病的情况，这表明同样的致病因素，并不能肯定造成人犯病。这种情况我们搞临床的会经常碰到，在流感流行期间，并不是所有人都会感冒，而仅是一小部分人感冒，这就需要综合考量病邪或其他致病因素在整个发病机制中的地位与作用。痹证的情况也是这样，同样的条件，有的人得了痹证，还有更多的人没有得。这表明，《内经》关于发病学的观点是科学的。当然，把《内经》的发病学分为三块，只是我个人的一点体会，是不是可以分得更多，是不是完全套用到痹证研究中来，这种问题你们也是可以探讨的。

生：李大师《济仁医录》中有"《内经》发病学索隐"一文，应该是这方面研究的典范。在文章中，大师从总的原则方面较为详尽地讨论过人体发病这个问题。虽然大师当时作此文并不是针对痹证研究展开的，但其所包含之精神，对痹证研究有极大的参考价值与指导意义。把《黄帝内经》的发病学分为三块，可能是李大师独具慧眼之处，也符合中医对疾病认识的传统。中医在很早以前就把疾病的原因分为内因外因及不内不外因，只是不内不外因多指跌仆虫蛇咬伤等，故一般都不去论述，研究关注的重点在于外因内因，及其相互作用。如《素问·调经论》即曰："夫邪之生也，或生于阴，或生于阳。其生于阳者，得之风雨寒暑；其生于阴者，得之饮食居处，阴阳喜怒。"《素问·太阴阳明论篇》云："故犯贼风虚邪者，阳受之；食饮不节，起居不时者，阴受之。阳受之，则入六腑；阴受之，则入五脏。"把病因学与发病学区别对待，应该是大师的又一重要贡献。大师在其文中首先提出"发病学和病因学是《内经》中既有联系又有区别的两种学说"。将发病学和病因学这两种学说相区别，其临床意义是巨大的。因为"病因学已成为一种独立的学说被人们所接受。它主要研究各种病邪的性质、特点及所引起的证候。其致病因素，《内经》称为'邪气'、'病邪'。发病学则是研究发病的学说，即研究病邪作用于人体引起疾病发生的内外各种条件和发病的不同情况。机体感受病邪虽同，但由于其内外各种条件有异，故发病可不同"。诚如大师所言，与病因学相比，发病学更能体现中医的整体观念。在大师的指引下，我们将大师原作紧扣当前的痹证研究进行探讨，重点考查环境因素、精神因素、体质因素与发病与痹证发病之间的关联性。

《黄帝内经》发病学即建立在整体观和机体与环境同步关系的基础上探讨各种因素作用于人体后的发病机制的研究。环境因素与发病的关系是古代医家在生活和医疗实践中发现的，并且较深刻地阐述了这个问题。《黄帝内经》的作者对发病学始终有着整体观念，如

《素问·举痛论》："黄帝问曰：余闻善言天者，必有验于人；善言古者，必有合于今；善言人者，必有厌于己。如此，则道不惑而至数极，所谓明也。"正因为这样，《黄帝内经》每每把发病的问题与环境相联系，《灵枢·邪客》说："人与天地相应。"《素问·宝命全形论》指出："人以天地之气生，四时之法成。"《素问·至真要大论》说："天地之大纪，人神之通应也。"这都是说，人精神灵智的存在，必须通应天时地理之气，顺应四时气候的变化规律，于是形成了贯穿整个《内经》中的"人与天地相应"整体观。研究痹证时，心中应该时时有天人相应这种大背景。只是这里的天，已不是单纯的自然，而是包含了自然在内的人体外环境。我们认为，这才是与痹证发病相关的天人合一观。

李大师又将环境因素与发病的关系分为社会环境与发病、地理环境与发病、气候环境与发病三个部分。

在社会环境与发病这一部分，李大师指出，《内经》将人定位为社会环境与自然环境下辩证统一的有机体。《素问·上古天真论》开宗明义即提出了一个耐人寻味的问题："上古之人，春秋皆度百岁，而动作不衰；今时之人，年半百而动作皆衰者，时世异耶？人将失之耶？"明确指出"上古"和"今时"有时世差异，即社会环境不同。《内经》所称的"上古"和"今时"是两种不同的社会制度的历史时期，"上古"指没有阶级的原始公社社会，"今时"的人类社会已是阶级社会。与《内经》所称的"上古"相比，《内经》所称的"今时"，对我们来说就是"上古"。显然，我们面对的"今时"与《内经》所称"今时"相较，疾病的种类又多出许多，疾病的性质也复杂得多。在这样的古今对比中，痹证的发病情况如何，也是一个值得研究的问题。

《素问·上古天真论》中岐伯对"今时"人不得长寿的答语，实际上穿越了时代，揭示了"今时"包括我们今天病多的原因，其中也应该有痹证的病因。岐伯说："今时之人不然也，以酒为浆，以妄为常，醉以入房，以欲竭其精，以耗散其真，不知持满，不时御神，务快其心，逆于生乐，起居无节，故半百而衰也。"上古之人则完全相反，"上古之人，其知道者，法于阴阳，和于术数，食饮有节，起居有常，不妄作劳，故能形与神俱，而尽终其天年，度百岁乃去。"古今相较，何者为高，何者为劣，正确与错误的生活方式，立即就显示出来了。这说的是社会风气在发病学中的作用。《素问·上古天真论》还有这样的论述："夫上古圣人之教下也，皆谓之虚邪贼风，避之有时，恬澹虚无，真气从之，精神内守，病安从来？是以志闲而少欲，心安而不惧，形劳而不倦，气从以顺，各从其欲，皆得所愿。故美其食，任其服，乐其俗，高下不相慕，其民故曰朴。是以嗜欲不能劳其目，淫邪不能惑其心，愚智贤不肖不惧于物，故合于道。所以能年皆度百岁而动作不衰者，以其德全不危也。"《内经》的这段论述实际上提出社会风气的一种走势，就是道德水准是日趋向下的，而衰落的道德风尚又成了发病的一个源头。痹证的发病与社会风气的关系密切程度如何，也是我们今后应该加以考察的一个方向。

社会环境的时代因素对发病的影响，应该是《内经》提出的最为警醒的观点，社会环境的影响，除了社会风气之外，还包括了人们社会政治经济地位和生活方式的不同，不同的社会阶层，发病情况的也有所不同。统治阶层的"王公大人血食之君"，多患富贵之疾；被统治阶层的"百姓"、"布衣之士"，则有其"民病"之患。如《素问·通评虚实论》说："消瘅、仆击、偏枯、痿厥、气满发逆，甘肥贵人则膏粱之疾也。"富贵人为了长寿，多食膏粱肥甘、芳草美味、金丹石药，故内热中生，而致诸病。所以《素问·腹中论》又说："夫热中消中者，皆富贵人也。"而"民病"却与此不同，《素问·痿论》说："有渐于湿，以水为事，若有所留，居处相湿，肌肉濡渍,痹而不仁,发为肉痿。……有所远行劳倦,逢大热而渴……发为骨痿。"在这段话里,痹与痿都提到了,至于它们是否就是我们今天的研究对象,尚有待研究,但也说明低层民众长期居处于潮湿之地,在水中和高温环境之下劳作,易发生肉痿和骨痿之病。我们今天的三高、肥胖等富贵病,也是有一定所指的,不是所有阶层都会有富贵病的,只是今天生活较古代要复杂得多,原先的那些所谓富贵病也开始向全体人群扩散。但痹痿病的发病人群,似乎还是以劳作阶层为多。

《内经》以后,《中藏经》顺延了这种自然环境致病的思想,其曰:"人者,上禀天,下委地;阳以辅之,阴以佐之;天地顺则人气泰,天地逆则人气否。是以天地有四时五行,寒暄动静。其变也,喜为雨,怒为风,结为霜,张为虹,此天地之常也。人有四肢五脏,呼吸寤寐,精气流散,行为荣,张为气,发为声,此人之常也。阳施于形,阴慎于精,天地之同也。失其守,则蒸而热发,否而寒生,结作瘿瘤,陷作痈疽,盛而为喘,减而为枯,彰于面部,见于形体,天地通塞,一如此矣!"

李大师认为,地理环境与发病的关系是医学地理学研究的内容,用以研究地势地貌、地质土壤、水质水温等地理环境特点与健康和疾病之间的关系。《内经》中对此已非常重视,认为地理环境与人类发病密切关联。《素问·异法方宜论》就是研究古代医学地理学的重要文献,它根据东西南北中五方的地理气候特点和各地居民生活习惯不同,划分了不同体质及不同的地区性疾病。具体如表1所示。

表1　地理环境与发病的关系

地区	地域特点	地理气候特点	居民生活习惯	居民体质特点	发病
东方	天地所始生	鱼盐之地,海滨傍水	食鱼而嗜咸	黑色疏理	痈疡
西方	天地所收引	金玉之域,沙石之处,水土刚强,多风	陵居华食不衣褐荐	脂肥	邪不伤形,病生于内
北方	天地所闭藏	地高,风寒冰冽	陵居,乐野处而乳食	脏寒	满病
南方	天地所长养	阳之盛处,其地下,水土弱,雾露所聚	嗜酸食胕	致理赤色	挛痹
中央	天地所以生万物	地平以湿	杂食而不劳		痿厥寒热

我们从表1中可以明确看到痹证的名称,而综合其发病机理考查,可以引发痹证的,还不止是南方的事,其他地区也有引发痹证的地理因素。西方的、北方的、东方的,各地特有的地理风俗,与痹证有关联者亦不少见。《素问·阴阳应象大论》和《金匮真言论》还根据五行应五方、五脏、五体的理论,论述了东方之人多筋病,西方之人多皮毛之病,南方之人多经脉之病,北方之人多豀骨之病,中央之人多肌肉之病,皆地势使然也。而它们所说的发病部位与痹证的发病部位非常契合,应该考虑这种地理因素与痹证的发病关联。《素问·异法方宜论》的相关内容如下:

黄帝问曰:医之治病也,一病而治各不同,皆愈何也?岐伯对曰:地势使然也。故东方之域,天地之所始生也,鱼盐之地,海滨傍水,其民食鱼而嗜咸,皆安其处,美其食,鱼者使人热中,盐者胜血,故其民皆黑色疏理,其病皆为痈疡,其治宜砭石,故砭石者,亦从东方来。西方者,金玉之域,沙石之处,天地之所收引也,其民陵居而多风,水土刚强,其民不衣而褐荐,其民华食而脂肥,故邪不能伤其形体,其病生于内,其治宜毒药,故毒药者,亦从西方来。北方者,天地所闭藏之域也,其地高陵居,风寒冰冽,其民乐野处而乳食,藏寒生满病,其治宜灸焫,故灸焫者,亦从北方来。南方者,天地所长养,阳之所盛处也,其地下,水土弱,雾露之所聚也,其民嗜酸而食胕,故其民皆致理而赤色,其病挛痹,其治宜微针,故九针者,亦从南方来。中央者,其地平以湿,天地所以生万物也众,其民食杂而不劳,故其病多痿厥寒热,其治宜导引按蹻,故导引按蹻者,亦从中央出也。故圣人杂合以治,各得其所宜,故治所以异而病皆愈者,得病之情,知治之大体也。

大师认为,整理和研究《内经》古代医学地理学对进一步研究发病学有着现实意义,对痹证的发病学研究也同样有意义。如果我们在收治来自不同地区的患者时,能够有意识地注意其籍贯与发病关系或症状表现之间的关系,就会找到其中的科研价值。

大师认为,气候环境与发病的关系,也是《内经》发病学十分重视的问题。关于气候环境对发病的影响,《灵枢·四时气》说:"夫四时之气,各不同形,百病之起,皆有所生。"春夏之时,阴气少而阳气多,多发阳病;秋冬之时,阳气少而阴气多,多发阴病。然阴阳之中又分阴阳,春为阳中之阴,夏为阳中之阳,秋为阴中之阳,冬为阴中之阴,故"冬病在阴,夏病在阳,春病在阴,秋病在阳。"也就是说,春夏多阳病,也发阴病,秋冬多阴病,也发阳病。《灵枢·终始》又进一步指出:"春气在毛,夏气在皮肤,秋气在分肉,冬气在筋骨。"故四时之气可分别引起毫毛、皮肤、分肉和筋骨等形体病。"四时之气,更伤五脏",东风生于春,病在肝;南风生于夏,病在心;西风生于秋,病在肺;北风生于冬,病在肾;中央为土,病在脾。《素问·金匮真言论》指出:"春病善鼽衄,仲夏善病胸胁,长夏善病洞泄寒中,秋善病风疟,冬善病痹厥。"《灵枢·论疾诊尺》又指出:"冬伤于寒,春生瘅热;春伤于风,夏生后泄肠澼;夏伤于暑,秋生痎疟;秋伤于湿,冬生咳嗽。"可见,四时气候的发病性质有阴阳,部位有深浅,可引起形体和五脏不同病变。这是《内经》四时气候与发病关系的最一般规律。李大师根据相关信息,了解到现代研究已发现风湿病、胆石症、动脉硬化、结核等疾病对于季节和天气的变化也都十分敏感。这实际上已明确了,可发生于各个部位的痹证,与《内经》所说的四时气候与发病,高度相关。李大师所说气候环境对发病的影响,也包括了时间因素,所以大师也是时间医学的先驱者。《素问·痹论》的时间医学也非常明确,其曰:"风寒湿三气杂至,合而为痹也……以冬遇此者为骨痹,以春遇此者为筋痹,以夏遇此者为脉痹,以至阴遇此者为肌痹,以秋遇此者为皮痹。"说明痹证由风寒湿三气杂合而成,并且可在五季中任一季节侵犯人体引起五种不同的痹证。

《内经》的时间医学观不是机械简单的重复,而是相当繁复多变,掌握颇为不易。除了《内经》中明确提到的季节与发病的对应关系,古代医家在医疗实践中又发现各年的气候并不是四时六气和二十四节气,这些特定气候虽有相对固定的日期,但气候的变化又是常中有变的。这些内容在《内经》中都有表现。如《内经》认为,在不同季节出现同一气候特点,或在同一季节出现多季节气候特点,都可以引起五脏和形体诸病。《素问·风论》说:"以春甲乙伤于风者为肝风,以夏丙丁伤于风者为心风,以季夏戊己伤于邪者为脾风,以秋庚辛中于邪者为肺风,以冬壬癸中于邪者为肾风。"说明五季皆有风邪,并可伤及五脏而致五脏风。张仲景在《金匮要略》中指出,气候变异"有未至而至,有至而不至,有至而太过"等不同情况,也就是说节气的早迟和气候的太过不及均可导致疾病。现代研究资料已证实气候反常对发病的影响,如干旱和长期高温可促使脊髓灰质炎的发病和流行。

《内经》还认为:病情的发展变化亦与季节气候和昼夜更替有关。《素问·藏气法时论》即根据五行生克规律,明确说明五脏疾病的愈、甚、持、起有着明显的季节性表现,季节变化与发病的关系可以归纳为(表2)。在痹证研究上也可以找到类似的规律。

表2 季节变化与发病的关系

病在五脏	愈	甚	持	起
肝	夏	夏不愈,甚于秋	秋不死,持于冬	春
心	长夏	长夏不愈,甚于冬	冬不死,持于春	夏
脾	秋	秋不愈,甚于春	春不死,持于夏	长夏
肺	冬	冬不愈,甚于夏	夏不死,持于长夏	秋
肾	春	春不愈,甚于长夏	长夏不死,持于秋	冬

《内经》的这类表述已为现代生物钟学说所证实。现在对某些气候与病情变化的关系已有越来越多的发现。有人通过统计学方法,发现慢性气管炎的病情波动及感冒发病的增加与气象因素剧变有关;关节痛的发作与气温、湿度、气压的变化有显著关系(这就跟现代研究的痹证有极大关系了)。冠心病心绞痛的发作,高血压脑出血,以及肺心病的恶化或死亡等,以冬季为多(这又跟痹证现代研究的胸痹有高度关联)。又如《灵枢·顺气一日分四时》指出:"夫百病者,多以旦慧、昼安、夕加、夜甚。"此根据四时气候的变化对人体的影响和一日之中人体阴阳消长的状况,将一天划分为四时,朝为春,日中为夏,日入为秋,夜半为冬,来说明疾病在一天中的变化情况。一般疾病大多在清晨比较轻些,下午起逐渐加重,夜半病情最重。国内外学者对人体昼夜节律的反应日益重视,关于脉搏、体温、氧的消耗量、二氧化碳的释放量、通气量、排尿量及尿中含氮量等有昼夜起伏的不同;激素分泌也有 24 小时的特定节奏;这些研究对探讨痹证昼夜病情变化的实质无疑是有益的。《内经》还特别重视脉象与气候的关系,四时各有其正常脉象,五脏亦有其应时之脉,这是人体适应气候的表现。

《素问·玉机真藏论》说:"春脉如弦,夏脉如钩,秋脉如浮,冬脉如营。"春脉属肝,为东方木,万物始生,脉来端直以长故弦;夏脉属心,为南方火,万物所盛,脉气来盛去衰故钩,秋脉属肺,为西方金,万物所收,脉来轻虚故浮;冬脉属肾,为北方水,万物所藏,脉气来沉以抟故营;脾为土,孤脏以灌四傍,弦钩浮营脉见,则脾脉和平。如果人体不适应气候的变化,可形成太过不及之脉,脉反四时为病。《玉机真藏论》指出:"太过病在外","不及病在中"。王冰注云:"气余则病形于外,气少则病在于中。"气余则太过,气少则不及,外病多有余,内病多不足。春脉反者,其脉气来实而强,弦之太过,则肝气有余而善怒目眩;其气来不实而微,弦之不及,则肝虚而两胁胀满。夏脉反者,其脉气来盛去亦盛,钩之太过,则阳气有余而身热肤痛;其气来不盛去反盛,钩之不及,则心气不足而烦心咳唾。秋脉反者,其脉气毛而中央坚,浮之太过,则肺气有余而壅塞气逆背痛;其气毛而微,浮之不及,则肺气不足而少气喘咳。冬脉反者,其脉气来如弹石,营之太过,则阴邪盛,肾气伤,真阳乃虚而腰酸脊痛,肾藏精,精伤则无气,故少气不欲言;其气去如数者,营之不及,则真阴虚,虚则心肾不交,故令人心悬而怯如病饥,肾水不足则小便遗淋癃闭也。脉气来如水之流者,脾土太过而湿胜四肢不举;其气来如鸟之啄者,脾土不及而虚弱,则四脏失养而九窍不通。《内经》还根据五行相克的理论来说明脉逆四时必病重难治。《玉机真藏论》又说:"所谓脉逆四时者,春得肺脉,夏得肾脉,秋得心脉,冬得脾脉,其至皆悬绝沉涩者,命曰逆四时。""脉逆四时,为不可治。"此四时皆得克己之脉,失四时之和,故其病难治。这是以脉象来判断四时疾病的预后,在临床上有一定的指导意义。了解并掌握这些脉象变化,对于痹证的诊疗应该有极大帮助。

李大师指出,在发病学上,气候仅是一个条件,尚需联系社会地理环境、个体差异和正气盛衰等加以研究。已观察到在同一地区,同一季节条件下,有人发病,有人不发病,有人立即发病,有人暂缓发病,有人病情轻微,有人病情严重等等情况,《内经》认为这是由"禀赋"和"正气"所决定的。近代欧洲学者也看到这一现象,称之为"气象敏感"。据调查,正常人群中约有30%的人对气象敏感,这种人在天气变化时容易产生各种不适症状。气象敏感的发现,在某种程度上解释了同样的气候条件,人们有病有不病的情况,痹证的发病情况也说明了这个问题。

以前,我们科室就受到李大师关于时间与痹证的研究的启发,在这种方向上是做过长期研究的。科主任胡剑北教授的《风湿病的临床时间生物节律探微》可以作为我们这方面课题研究的代表作,现将此文列于下:

附 风湿病的临床时间生物节律探微

胡剑北[1]

风湿病在中医被列入痹证病类。早在《素问·痹论》就记载了五体痹证的不同发病时间,如骨痹好发于冬季,筋痹好发于春季,脉痹好发于夏,肌痹好发于长夏(至阴),皮痹好发于秋。古人认为,这种发病的时间性是人体气血流行输布的季节性变化所致。如《素问·四时刺逆从论》中说:"春气在经脉,夏气在孙络,长夏气在肌肉,秋气在皮肤,冬气在骨髓中。"对痹证总的发病时间节律古人也有总结,即《素问·金匮真言论》中所说:"冬善病痹厥。"冬季是痹证的好发季节,这是因为痹证主要病因是风寒湿三气杂至,而冬季又是风寒湿三气杂至的主要季节。

对痹证的昼夜节律,古人也作了观察,并有描述。如《外台秘要》指出白虎病者,其疾昼静夜发。《格致余论》发现痛痹是夜则痛甚。《证治准绳》发现行痹为昼轻夜重。《寿世保元》记载痛风者,其病昼静夜剧。《景岳全书》认为大都痛痹之证,多有昼轻而夜重。

风湿病在临床表现主要是疼痛、关节红肿、关节功能受限,其中疼痛几乎出现于所有种类的风湿病,并贯穿于风湿病的发生、发展、转归、预后的始终。现代医学所提的风湿病其名称实际上来源于中医,这是因为中西医在风湿病的发病原因和临床症状的观察总结,疾病的转归预后认识上,非常相似,因此,通过对现代医学中有关风湿病的临床研究结果也可以探究中医的认识。广东省中医院对确诊为类风湿关节炎的82例患者的调查研究发现,在发病期间全部表现有关节疼痛。对2 063名成人进行膝骨关节炎的流行病学调查,也是以关节疼痛优于X线膝相的调查标准进行临床膝骨关节炎的病例遴选。而现代《风湿病学》专著也将疼痛作为风湿病的主要症状。大学规划教材《内科学》直接指出,风湿在医学上是指关节及其周围软组织不明原因的慢性疼痛。同样,中医也是如此认识风湿病临床症状的,如《玉机微义·痹证门》说:"痹,为病多重痛。"对于临床症状中疼痛特别突出的关节炎,中医甚至于将疼痛作为病名,对这类风湿性关节炎进行命名,即痛痹。

为掌握第一手有关风湿病的发病时间节律,我们根据风湿病发作时的主要症状疼痛作为观察内容,对1 607例风湿病患者疼痛发作的时间节律进行了调研,其中男性635例,女

---

1)注:胡剑北,为李大师的早期研究生,曾任皖南医学院弋矶山医院中医科主任。本文出自其专著《中西医结合时间医学》之第八章第九节。

性 972 例;年龄最小的为 7 岁,最大的为 82 岁;病程最短的为 25 天,最长的为 47 年。调研结果为:

1. 风湿病疼痛的年节律

分为起病年节律与发作年节律。

(1) 起病年节律:对 1 607 例风湿病疼痛首次发作月份(即起病月份)及各月份所属季节起病率的依次统计结果为,春季 3 月份起病达到峰值,秋季 9 月份为谷值。峰谷值起病率相差 10.27%。经检验,3~5 月份与 7~9 月份的起病数相比有非常显著性差异($P<0.001$)。四季起病情况为春 3~5 月>冬 12~2 月($P<0.01$)>夏 6~8、秋 9~11 月,夏秋起病无明显差异($P>0.05$)。起病年节律的峰值相位显示了其基本模式为,首次发作以 3 月份为峰值,缓慢降低至 6 月份后,下降速度加快,直至 9 月份达到谷值,然后又转为快速上升,保持上升趋势至来年 3 月份复达到峰值。根据中医对风湿病辨证分类的起病年节律情况是,痛痹与行痹均为春>冬>秋>夏,着痹则为夏、春、冬>秋,热痹则为夏>春、冬、秋。进一步对四类痹证起病率逐季组间比较。结果:春季起病,依序为痛痹、行痹、热痹>着痹;冬季起病,痛痹>着痹、行痹>热痹;秋季起病,行痹、着痹、痛痹>热痹。

以性别论,按首发月份所属季节,男性组冬春两季起病显著高于夏秋;女性组春季起病显著高于冬季,冬季起病显著高于夏秋。男女组之间逐季比较,春季 3~5 月份起病率男性组明显低于女性组($P<0.01$),夏季 6~8 月份起病率男性组明显高于女性组($P<0.05$),秋冬两季起病率两组无差异($P>0.05$)。

(2) 发作年节律:在我们调查的 1 607 例患者中,风湿病起病一年及一年以上者共有 1 428 例,这些病程一年及一年以上的病人都有明显的季节性疼痛好发或加重的特点,其中又以单季好发或加重为主。根据对 1 607 例、4 331 人次风湿病疼痛好发或加重的月发作人次数的统计,可以进一步阐明风湿病疼痛发作年节律的变动特点。风湿病疼痛好发的逐季比较为冬 12~2 月>春 3~5 月>秋 9~11 月>夏 6~8 月,均具有统计学意义。这种年节律发作中在冬季达到峰值,其中尤其以 12 月为最高峰,夏季为谷值,其中尤其以 7、8 月为最低值。对不同种类风湿病的发作年节律调研结果是,痛痹组、行痹组好发是冬>春>秋>夏,着痹组好发是冬>春>夏、秋,而夏、秋无明显差异,热痹组为夏、冬、春>秋,而夏、冬、春三季无明显差异。四组按发作月份所属季节比较检验,结果冬季发作率:痛痹组>行痹组、着痹组>热痹组;夏季发作率:热痹组>着痹组>行痹组、痛痹组;秋季发作率:行痹组>着痹组、痛痹组>热痹组;春季四组发作率均无显著性差异。

从上可知风湿病不同种类的起病与发作的年节律在模式上有较明显的差异,具体表现在首次起病以春季 3~5 月份为高峰,其次是 6 月和冬季 12~2 月。当病程达到一年或一年以上时,每年疼痛好发或加重的月份则以冬季 12~2 月为发作高峰,春季 3~5 月次之。两种节律也存在以夏秋之间 7~9 月为起病及发作低谷的共同点。

以性别论,男性组与女性组发作高峰均位于 12~2 月,均以 12 月为峰月,发作的谷值均位于 7~9 月,最低在 8 月。男女性别差异对风湿病年发作节律影响不大。

2. 风湿病疼痛的昼夜节律

经对 1 143 例风湿病疼痛昼夜发作或加重的调研发现,风湿病疼痛具有明显的昼夜节律性,主要表现为上午、下午、上半夜、下半夜单一时段发作或加重者占调研病例总数的73.76%。以风湿病疼痛昼夜发作或加重人次的比率而论,风湿病疼痛昼夜节律的变动趋势及相位特点是,下半夜为峰值时,其次为发作率基本持平的上午和上半夜,下午为谷值时。下半夜与下午的峰-谷值发作率之差为19.34%。经比较下半夜>上午、上半夜>下午。

不同种类的风湿病疼痛昼夜节律比较,示行痹、痛痹、着痹三组疼痛昼夜节律的峰值均出现在下半夜。其中行痹、痛痹组的谷值且均出现于下午,两组节律趋势大致同步,不同点只是在于峰-谷时发作率之差以及次峰的出现位置(行痹组在上午,痛痹组为上半夜)略异。着痹组的谷值则出现在上半夜。热痹组存在较强的特异性,以上午为峰值相位,下午与上半夜均为谷值时。各个种类的风湿病节律趋势经比较,行痹组昼夜发作率依次为:下半夜、上午、上半夜>下午;痛痹组是下半夜>上半夜、上午、下午;着痹组是,下半夜>上午、下午、上半夜;以上各组间差异均具有统计学意义。热痹组则因样本量的限制,昼夜四时段均无显著性差异。峰谷值发作率之差的四组数据也说明了痛痹组节律振幅最强,着痹组次之,再次是行痹组,热痹组节律变动的振幅最弱,当然样本的大小不同也是差异的来源之一。

不同性别的风湿病疼痛昼夜节律的比较,男女不同性别的昼夜风湿病疼痛发作节律基本同步,说明不同性别对风湿病疼痛昼夜节律的相位影响较小。

在被调研观察的风湿病疼痛患者中有部分患者还具有疼痛在昼夜期间定时发作和/或定时缓解的特点,亦即疼痛经常于某一特定时辰开始发作或缓解,并形成节律,提示风湿病疼痛存在着某种自律性。具备这种现象的病例数共计129例,占被调查数的11.29%。其中定时发作者122例,定时缓解者80例;男性57例,女性72例;行痹23例,痛痹61例,着痹37例,热痹8例;病程不到1年者14例,病程1~5年者59例,病程6~15年者39例,病程16年以上者17例。疼痛定时发作规律为,夜昼之交5~6时为定时发作的最高峰时间,其次为下半夜的2~4时及清晨7时;午间前后的10~13时定时发作数仅1例,为谷值,17时前后达到相对高峰,然后缓慢下降至21时后,再度上升,保持上升趋势直至凌晨达最高。定时缓解规律为,上午10时为定时缓解的最高值,然后逐渐成下降趋势,唯夜间22时略有波动。比较疼痛定时发作与缓解两种节律,可见定时发作的谷值位置大致对应于定时缓解的峰值位置,二种节律基本呈负相关关系。

3. 女性病人风湿病疼痛发作或加重与月经周期的关系

有资料表明,我国妇女平均绝经年龄为49.5岁,因此,我们对调研对象中女性年龄在50岁以下者还进行了风湿病疼痛节律与月经周期之间关系的研究。观察对象共计385人,结果是,风湿病疼痛在经前、经期、经后发作或加重的共198例,占行经女性风湿病患者51.43%,提示月经的周期性变化是诱发或加重女性风湿病疼痛的可能因素之一,行经期女性风湿病患者的一半存在着疼痛发作近似月经周期节律。以发作人次计,经前疼痛发作或加重者最多,其次为经期,而经后最少。对198例具有与月经周期有关的风湿病疼痛发作或加重的患者病种类别分别统计的人数为,行痹49例,痛痹12例,着痹62例,热痹5例,对前三类风湿病在经前、经期、经后的发作率依次进行统计学检验,结果是经前>经期>经后,均具有非常显著性差异。

4. 类风湿关节炎疼痛的年节律与昼夜节律

为了进一步了解现代疾病中类风湿关节炎的疼痛发作或加重的节律,我们对620例类风湿关节炎患者疼痛发作或加重节律进行调研。其中男性181例,女性439例。

在620例类风湿性关节炎患者中,具有关节及其附属结构组织疼痛表现者共计615例,占调查总数的99.19%。调研统计结果显示,类风湿性关节炎疼痛存在起病年节律、发作年节律、昼夜节律等。

(1)类风湿性关节炎疼痛的起病年节律:春季3~5月份为起病高峰,其中3月份达到峰值,而夏秋之间的7~9月份为起病的谷值,其中9月份为最低。经统计学分析,冬与夏起病率有非常显著性差异。夏与秋没有明显差别。

(2)类风湿关节炎疼痛的发作年节律:在被调查的对象中单季好发或加重者占63.82%,双季好发或加重占31.57%。单双季好发共占95.39%,表明类风湿关节炎的疼痛的年周期变化中具有显著的季节性相位特征。以月份计,冬季12~2月为发作高峰时,其中12月份为最高,发作的低谷在夏秋之间的7~9月份,7月份达到谷值。

(3)类风湿关节炎疼痛的昼夜节律:经调研发现类风湿关节炎患者疼痛发作的比率夜间比白昼高25.22%,其中下半夜疼痛发作或加重的比率最高,下午疼痛发作或加重的比率最低。研究的数据显示,类风湿关节炎疼痛的昼夜变动节律是,上午疼痛发作率较高,下午降至低谷,入夜疼痛发作率逐步增多,下半夜达到昼夜的峰值。

(4)类风湿关节炎疼痛与睡眠-睡醒节律的关系:为探讨睡眠因素对类风湿性关节炎疼痛的影响,我们对341例类风湿性关节炎与睡眠-睡醒的关系进行了调研。根据有关资料及我们临床体会,将夜间睡眠分为三段,入眠时、夜醒时、晨醒时。入眠时、晨醒时一般为必然现象,夜醒时则为或然现象,而无夜醒现象者,对疼痛刺激的感觉为睡眠所抑制,则亦属于疼痛不在夜醒时发作或加重之列,因此对夜间睡眠初步划分为三个特定时具有普遍性和对照意义。经调研并经统计学检验,类风湿关节炎疼痛在夜间睡眠阶段的发作情况是,晨醒时>入眠时>夜醒时,差异均非常显著。但是午睡时、午醒时类风湿炎关节炎疼痛的发作率无明显差异。

(5)类风湿关节炎疼痛程度与晨僵持续时间的关系:晨僵与疼痛均为类风湿性关节炎患者最常见的临床表现,为探讨二者之间的关系,我们对341例类风湿关节炎患者疼痛程度与晨僵持续时间的所有数据进行统计,结果发现随着疼痛程度的逐级增强,晨僵持续时间也依次递增,二者存在显著的正相关性。原因可能是疼痛与晨僵均为反映类风湿性关节炎同一病理本质的体征,并均与关节炎的程度成正比例关系。

5. 风湿病疼痛节律的研究结果与风湿病防治

我们的研究较为系统地发现了风湿病疼痛的多种时间节律及有关时间现象,可以说,在理论上对风湿病及其疼痛的防治上有所提示,主要是:

(1)春季为预防风湿病起病的最佳季节。

风湿病疼痛起病年节律表明,各类风湿病均以春季3~5月份、初夏6月份为起病高峰,因此3~6月份是预防风湿病,降低发病率的最佳季节。考虑到部分隐性起病者,其关节疼痛等临床表现可能存在一定的滞后性,故冬季就应提前加强预防。具体措施为对有风湿病倾向的病人,如野外作业者、水下作业者、月经期或更年期妇女、有风湿病家族史者等,在易受风寒湿侵袭的关节等部位设置相应的保护装置(已病者日常活动时宜用护膝、护肘、夹板或支具等保护炎症关节),服用抵御风寒、温肾壮阳之品,以保持局部关节的温度,提高机体肾的"主骨"功能。

(2)夏季为体质纠偏、治病求本的最佳季节。

风湿病疼痛起病、发作的低谷均为夏秋的 7~9 月份。此时自然界阳气升旺,人体阳气有随之欲升欲旺之势,气血趋向于体表,体内凝寒之气趋向易解之态。此时要注意一方面防止避热趋凉过甚,同时也要防止暑湿郁结体内,伤津耗气,尤其长夏之季,湿气与热气交结。对已病者主要可用三伏灸贴法,改善风湿病病人的病理体质。

(3)冬季为治疗风湿病择时施治的季节。

由于风湿病疼痛的发作以冬季为主,因此对其进行已病的治疗主要在冬季。根据风湿病疼痛昼夜节律所示下半夜及上午发作较多、下午疼痛减轻的相位特点与其节律形成机制,对风湿病的择时治疗主要是三点。①清晨前后服用补阳、祛除风湿的药物,夜间前后服用化瘀祛痰、补阴为主的药物。这是因为补阳药白天服用疗效优于夜间,并适于扶助机体顺应白天阳气激发的功能活动;祛风湿药则在卫气行阳之际易于直达病所,又可借卫气行阳分以增强气化、通畅气血、缓解疼痛,故清晨服用补阳、祛风湿药可更好地发挥药物性能。夜间阴血用事,疼痛加重,故入夜应重用祛瘀活血之品。②是风湿病疼痛多数于夜间发作,尤其是下半夜,因此临睡前服用一次治疗药物,并注意夜间护理。③疼痛定时发作者,可在定时发作前用药,以迎而夺之,制止病作。具体服药时间,可以按药效起效时间与疼痛发作时间相应的思路进行选择。

国外在这方面所做的一些尝试可以借鉴。国外一些学者对关节炎进行了时间治疗学研究,实验药物主要是糖皮质激素、非甾体类抗炎药等。对风湿性关节炎病人以低剂量泼尼松龙分别于 8 时、13 时、23 时给药,无论上午或晚上仅用药一次,疗效与传统的一日四次给药相同。对 17 例风湿性关节炎患者采用双盲法比较了氟比洛芬 200mg/d,分 2 次用药与分 4 次用药的疗效差异,结果表明每日剂量分 2 次给药疗效较分 4 次给药要高得多,且将两次剂量之一于夜间给药,可以更有效地控制患者清晨僵直及疼痛。对骨关节炎患者 517 例以 75mg 吲哚美辛缓释剂进行治疗,每位患者均为自身前后对照,用药共 3 周,第 1 周 8 时服药,第 2 周 12 时服药,第 3 周 20 时服药,结果早上用药时副作用发生率为 32%,而夜间用药为 7%,疗效(以疼痛完全消除为指标)也有明显的用药时间依赖性,8 时及 12 时用药均为 28%,夜间用药为 35%。

6. 风湿病的起伏式用药法

所谓起伏式用药法,是指一日几次的用药,除了遵循择时治疗的原则外,同时还可以根据时间也不同,用药剂量也不同。因为风湿病疼痛的周期性动态变化反映了风湿病存在着因时轻重的节律特征,对此在治疗时可以考虑药物配伍组成上的适当变化与增减。尤其是对长期服用的同一药物,如皮质激素类药物,其剂量则应基于病变的固有节律,融入相应的动态因素。国外对过敏性哮喘采用不等量二次用药,也就是每日两次用药剂量不等,结果发现无论从药物效果,还是副作用等方面,此种用药法都优于传统用药法。风湿病患者在采用激素类药物治疗时,也可以采用择时加这种不等量的起伏式用药。在采用中药治疗时,主要是服用汤药时,如何应用起伏式用药法,是个新课题。目前可以试用汤药与成药结合的方法,在服用汤药加用成药时,可利用成药剂量的可变性,汤药剂量不变,成药剂量择时变化,治疗风湿病病人。一般讲治疗风湿病的药物都具有对胃刺激的不良反应,即便中药汤药和成药也是如此。对中成药实行起伏式给药法,不仅可节省病人的医疗费用,同时也可减少药物对消化道的不良作用。

在本节结束之前,我们想强调的是在本次调研结果中,我们曾提及类风湿关节炎与睡醒节律的关系,但在具有午睡习惯的一部分病人中,其入眠时、睡醒时关节部位疼痛发作或加重者仅占总调查人次的 6.79%,且午睡入眠时、午睡醒来时发作率几无差异($P>0.05$)。目前缺乏午睡阶段有无节律及午睡、夜睡性质异同的相关研究。我们设想,虽同是睡眠与睡醒,但午睡与夜睡在机体功能、生理节律、病邪变动、光照明暗、环境气温、药物作用诸环节上均有明显的昼夜差异,且午睡周期远较夜睡周期为短,这种客观上的区别,可能导致了午睡与夜睡对类风湿关节炎患者疼痛发作与加重昼夜节律变化的影响。

七、《内经》论痹之六——论痹与精神

在李大师的《黄帝内经》发病学研究中，将发病学分成环境因素与发病、精神因素与发病、体质因素与发病三大块进行过探讨。其中精神因素致病这一块，大师特别重视，论述尤多。而精神因素在痹证的研究中，还是一个相对薄弱的环节，我们在这方面的工作非常需要大师的指点。

师：《黄帝内经》研究的人很多，发表的成果也很多，但还不能说已经研究透了。就以痹证痿病来说，我看还有相当多的空间可以去探索。像《内经》讲得比较多的精神致病，在今天的研究中，对痹证方面就绝少涉及。其实《内经》所说的精神致病的原理中，可以找到不少明确对痹证产生影响的表述。像《灵枢·九针论》所说："形乐志苦，病生于脉；形苦志乐，病生于筋；……形乐志乐，病生于肉；形苦志苦，病生于咽嗌，……形数惊恐，筋脉不通，病生于不仁……。"说的是情志失调伤形体，筋脉肉都是痹证痿病发生的部位，不通不仁，又是此二病的发病机理与病情表现，看看这里面是不是有跟痹证关联的因素。

生：李大师的《内经》研究专门有"情志失调伤脏腑气机"一节，其中有些内容对痹证及痿病有启示意义。主要包括：情志失调可伤及五脏；心理活动变化亦可导致气机功能的紊乱；五脏外应五体，所以形体病亦与精神因素有很大影响。具体阐述如下：

《内经》认为：精神情志活动的物质基础是五脏精气；情志失调可伤及五脏。如《素问·阴阳应象大论》指出："人有五脏化五气，以生喜怒悲忧恐。""怒伤肝，喜伤心，思伤脾，忧伤肺，恐伤肾。"怒为肝志，大怒则肝气上逆，血随气溢，故面目红赤，吐血衄血，甚则卒倒；喜为心志，大喜则血气涣散，心神不宁，故失神狂乱；悲为肺志，悲甚则肺气抑郁，耗气伤阴，致形疲气少；忧思为脾志，思虑过度，脾气受伤，运化不足，食欲不振，腹胀便溏；恐为肾志，大惊卒恐，则精气内损，肾气受伤，故遗尿阳痿，足不能行。又以心为五脏六腑之大主，故《灵枢·口问》有"悲哀愁忧则心动，心动则五脏六腑皆摇"之说。现代医学也认为，任何情志太过，都将影响人体健康。首先是引起神经活动的机能失调，这通常叫神经官能症。此后，神经机能病将转成各种各样的疾病，包括心血管疾病。

《内经》又认为：心理活动变化亦可导致气机功能的紊乱。如《素问·举痛论》说："余知百病生于气也，怒则气上，喜则气缓，悲则气消，恐则气下，……惊则气乱，……思则气结。"此"六气"当中，"气缓"似指生理而言，但气上、气消、气下、气乱、气结，乃是情志失调而引起气机升降功能紊乱的现象，由此可产生呕血飧泄；上焦胀满、下焦不通等一系列症状。由此可进一步说明情志伤五脏和情志伤气机之间深刻的内在联系。情志累及五脏而致病，正是由于异常的精神因素破坏了五脏之气的平衡协调关系，导致人体的整个气化功能发生异常的结果。

　　联系到痹证,上述"病生于脉"、"病生于筋"、"病生于肉","气缓"、"气消"、"气下"、"气乱"、"气结"等,因精神因素造成的形体病态,都是精神因素与发病的重要呈现形式。而无论是"病生于脉"、"病生于筋"、"病生于肉",还是"气缓"、"气消"、"气下"、"气乱"、"气结",目前的研究,还没有找到与现在病名对应的疾病,这里面研究的潜力应该是非常大的。

　　师:《内经》精神致病说的根据,主要基于藏象学说。藏象学说非常了不起,应该是我们的祖先对医学的重要贡献。正因为藏象学说,才使得人体五脏为一个相互联系的有机整体得到有力的诠释,中医的整体观与辨证论治,就是建立在藏象学说的基础之上的。《内经》认为:五脏外应五体,所以形体病变与精神因素有很大影响。有些人肢体生病,是形体苦于过劳之故,但在形体无劳时,仍有肢体病变,病生于脉肉筋骨,其中有外邪的因素,也有志苦志乐,即情志悲喜失常的原因。如《灵枢·玉版》说:"病生之时,有喜怒不测,饮食不节,阴气不足,阳气有余,营气不行,乃发为痈疽。"正说明由于喜怒无度,破坏了机体阴阳气机的平衡,因而气血不通,发为痈疽。可发为痈疽的病机,亦可发为痹痿。要研究一下,看看是不是这个道理。

　　生:李大师以为,能导致痈疽发病的病机,也可以导致痹证的发病。精神因素在痹证发病的作用亦不容否认。机体阴阳气机的平衡一旦被打破,则可以"气缓",可以"气消",可以"气下",可以"气乱",可以"气结",结果就是"病生于脉"、"病生于筋"、"病生于肉"。需要探讨的是,精神因素导致的形体病变,病情的轻重程度究竟如何,与痹证的关系紧密程度如何? 在痹证的发病上,精神致病与环境致病,哪个起的作用大,治疗时的针对措施应该如何不同。

　　李大师进一步指出,精神情志活动的失调,不仅能引起神、脏、气、形的各种不同疾病,而且对外邪及环境因素致病亦产生很大影响,或改变其发病途径和部位,或加重其病情。《灵枢·百病始生》说:"卒然外中于寒,若内伤于忧怒,则气上逆,……而积皆成矣。"这种积皆成,即与痹的发病有关联。这里说的就是外邪与精神因素共同致病的典型病机。具体的病机为,六淫之一的严寒,适逢情志内伤而挟寒成积。忧怒先伤其内,寒邪卒中于外,怒则气上,则寒邪随上逆之气而上行,使经脉不通,温气不得下行全身,血因寒凝,著而不去。可见情志失调改变了寒邪发病途径和部位,从而发为积症。大师引张景岳《类经》注文加以说明,"此必情性乖戾者多有之也"。

　　《灵枢·本藏》亦说"志意者,所以御精神,收魂魄、适寒温、和喜怒者也……志意和者,则精神专直,魂魄不散,悔怒不起,五脏不受邪矣"。说明情志可以通过自我调节,以御外界不良刺激。后世医家在《内经》影响下,对情志致病高度重视。这种重视体现在痹证的发病上,精神致病因素也多有记录。如《续名医类案·麻木》"巴慈明妇,产后眩晕、心悸、神魂离散,若失脏腑之状,开眼则遍体麻木,如在云雾之中,必紧闭其目,似觉少可,昼日烦躁,夜则安静",这里的麻木,也是痹证的一种表现形式,虽然也可能是气血耗散造成筋脉失养,但睁眼闭眼形成的反差极大的症状表现,可以判明其为心因性、心理障碍为主的致病因素导致的麻木。换言之,是产后恐惧不安之心理障碍转变为麻木之躯体异常。这种现象,在《中藏经》中已上升到理论高度。如卷三十七《论筋痹》:"筋痹者,由怒叫无时,行步奔急,淫邪伤肝,肝失其气,因而寒热所客,久而不去,流入筋会,则使人筋急而不能行步舒缓也,故曰筋痹。"明确提出筋痹的发生与情志有关，为外邪与精神因素共同作用导致筋急不能行步舒缓。不仅是筋痹，气痹也可由情志失常所致。《中藏经》论气痹第三十四曰："气痹者，愁忧思喜怒过多，则气结于上，久而不消，则伤肺，肺伤则生气渐衰，则邪气愈胜，留于上，则胸腹痹而不能食，注于下则腰脚重而不能行，攻于左则左不遂，冲于右则右不仁，贯于舌则不能言，遗于肠中则不能溺，壅而不散则痛，流而不聚则麻。真经既损，难以医治。"从这种意义上来说，形体方面很多病都可因精神因素而起，如明人吴又可在论述温疫发病时也认为与情志有关："时疫初起，……然亦有触因而发者，或饥饱劳碌，或焦思气郁，皆能触动其邪，是促其发也。"此"焦思气郁"即是精神心理因素的作用。因此，痹证因精神因素而发，并非罕见。《张氏医通》记有这样的医案："妇人鹤膝风证，因胎产经行失调，或郁怒亏损肝脾，而为外感所伤，或先肢体筋挛，继而膝渐大，腿渐细，如鹤膝之状。"

在李大师看来，精神因素与发病的关系，绝不在社会环境因素之下。大师的这种思想不仅体现在学术观点上，也落实在临床实践中。因为人贵有精神，精神又是时刻处于变动状态，就是环境变化，也会造成精神因素的变化，从而精神因素与致病与否密切相关。李大师以《内经》为例指出，人们的发病情况会随着富贵贫贱的变化而不同。《素问·疏五过论》指出："尝贵后贱，虽不中邪，病从内生，名曰脱营。尝富后贫，名曰失精，五气留连，病有所并。……故贵脱势，虽不中邪，精神内伤，身必败之。始富后贫，虽不伤邪，皮焦筋屈，痿躄为挛。"此因社会地位由富贵变为贫贱，则病生于志意而不因于外邪。因为脾藏营，营舍意，肾藏精，精舍志，故志意和则营卫调，筋骨健强，腠理致密；意志失则精营脱，外使皮槁色夭，筋骨挛躄，内使五脏之气留郁，不得疏达，所以病于五脏。后世医家承《内经》之旨，也很注重社会因素与发病的密切关系，金代名医张子和在《儒门事亲》中载有："新寨马叟，年五十九，因秋欠税，官杖六十，得惊气，成风抽搐已三年矣。""一叟年六十，值役烦扰，而暴发狂。"均是社会因素致病的典型案例。在当今社会，社会地位的变化比古代要多得多，人的欲求也比古人要多得多，人的精神苦闷而引起的疾患更加多见。在精神致病原理下，当今的痹证受精神因素的影响，亦应该远远多于古代。所以，今后应当加大对精神因素在痹证发病过程中的影响研究及对精神因素在痹证治疗中的研究的力度。

关于痹与精神的关系问题，李大师在《济仁医录》中有专门的"《内经》养生调神理论札记"一文，其中的内容对认识与理解这种问题有帮助，熟悉并掌握相关内容，将对痹证的研究与临床有启示意义。下面将此文中与本研究相关的内容予以节录：

《内经》调神理论的主要内容

《内经》认为，精神是人体特殊功能，人赖此而立于天地之间。正如《灵枢·天年》所说："五脏已成，神气舍心，魂魄毕具，乃成为人。"精神健旺与否，关系到人的生死存亡，因而有"得神者昌，失神者亡"之说。由于精神对人体至关重要，故《内经》首重养神。《素问·灵兰秘典论》说："心者，君主之官，神明出焉……以此养生则寿。"意即要特别重视对心神的护养。心神为总体精神功能的集中体现，《内经》将精神活动划分为神、魂、魄、意、志并分属于心、肝、脾、肺、肾五脏，其中心神对于各脏之神具有统领作用，其功能活动对他脏之神有决定性影响，所以说："主明则下安，主不明则十二官危。"因此，《内经》强调"形与神俱"。那么，精神与形体间存在什么样的关系，它又如何影响形体？弄清这个问题将有助于理解《内经》调神理论。因此本文试从形体影响精神和精神作用于形体这两个方面来进行探讨。

（1）形体对精神的影响

辩证唯物主义认为，物质第一性，意识第二性，物质决定精神，精神反作用于物质。《内经》的形神观与上述观点是高度一致的。《内经》认为，形体是精神产生的物质基础，精神是形体的特殊机能形式，并且这种机能表现可由形体状况决定。也可以说，有什么样的物质基础，就有相应的精神状态。《内经》中形体影响精神主要从脏腑、禀赋及精气血水平三个方面来体现。

1）脏腑对神的影响：《内经》医学体系是以脏腑为中心，通过脏腑尤其是五脏的统摄调养，使人体各种机能包括精神在内得以配合协调。《内经》将人之意识、思维、记忆及感知等精神活动形式分别命名为神、魂、魄、意、志，认为这五种功能分藏于五脏，为五脏功能的组成部分，与五脏机能盛衰相关。如《灵枢·卫气》说："五脏者，所以藏精神魂魄者也。"《素问·宣明五气篇》说："心藏神，肝藏魂，肺藏魄，脾藏意，肾藏志。"这就是所谓的"五藏神"。它表明精神发源并藏于五脏，喜怒悲忧恐等情志也由五脏所主。《素问·阴阳应象大论》说："人有五脏化五气，以生喜怒悲忧恐。"五情志与五脏的关系不同于五藏神。后者为五脏固有功能，不易被觉察到，与五脏俱损俱荣，且可受到伤害。而前者则为五脏功能外观的倾向性，它们本身不会受损，且易被观察到。除五神、五志外，还有谋虑、决断等精神活动表现，是肝与胆的功能。尽管各种精神分归五脏主管，但由于心能总统精神，故而居主导地位。另因神又分属五脏，五脏状况对神有决定性影响，尤以心之变化对神的影响最为显著，并在脏腑发病时反应明显。因此五脏之中，以心与神的关系最密切、最为重要。

精神依附于形体，形体发生病变，必将在精神活动方面有所反映。《灵枢·平人绝谷》说："五脏安定，血脉平和，精神乃居。"这表明五脏之阴阳平和健强是正常精神活动的必要保证。由于精神的影响也集中体现在脏腑病变方面，一旦外邪入侵，血气痹阻，阴阳违和等因素打破这种安定状态，就会产生五脏病变，继而发生精神改变。如《素问·风论》之心风善怒吓，肝风善悲善怒；《灵枢·四时气》之邪在胆而见心中惕跳易惊，恐人之将捕等；即为外邪侵脏腑所致。五脏血脉痹阻，也导致神的变化。如《素问·痹论》之心痹而恐、肝痹而夜惊等，均为经络痹阻，气血运行失畅，脏腑功能包括其所藏之神受到抑郁使然。脏腑虚实变化也可影响精神，如《灵枢·本神》所说："心气虚则悲，实则笑不休。"《灵枢·天年》还描述了在人之一生中，精神与脏腑一样经历了由盛到衰的过程。因此可以说，脏腑状况对精神具有决定性影响，其任何变化都能在精神上有所反映。

2）形体禀赋对神的影响：神是形体的机能表现，有什么样的形就相应有什么样的神。因此，《素问·八正神明论》指出："故养神者，必知形之肥瘦，荣卫血气之盛衰。"人之形体因禀赋不同而有很大差异，这些差异可引起不同精神反应。禀赋差异可表现为脏腑之大小、高下、偏正、阴阳之多少、形体之强弱和不同外观等方面，《内经》分别论述这些差异引起的精神改变。《灵枢·本藏》对五脏禀赋的大小、高下、偏正的差异对精神的影响有较详尽的论述。这些论述还表明五脏禀赋的差异对精神的影响以心为最。禀赋的阴阳差异对精神很有影响，如《灵枢·通天》根据阴阳之气在人体的不同比例而将人分为阴阳五态，其精神表现各不相同。如该篇认为少阳之人禀赋特点为多阳少阴，血深气浅，经脉小，络脉大；在精神行为方面表现为自尊心强、高傲、精明。五脏外观上可见的禀赋差异也会造成精神的不同表现。《灵枢·阴阳二十五人》将不同的人以五行特点划分为二十五种类型，总括起来为木火土金水五型。木型之人外观为头小面长，肩背宽，身直，手足小；精神上表现为有才智，善用心计,好操劳。

应该看到,尽管《内经》将人之禀赋分为上述几个主要方面,但它们之间相互关联,不能截然分开,只有各自的侧重面不同而已。以上论述旨在表明,形体的各方面变异都可能造成精神之相应变化,这是调神时所必须注意的。

3) 精气血对神的影响:精与神相提并论,合称为精神,这表明二者关系密切。《灵枢·本神》说:"故生之来,谓之精,两精相抟谓之神",表明了人体各种机能包括精神是在精的基础上产生。可以认为神为精之功能外现,精为神之物质内守。《本神》说:"五脏主藏精者也,不可伤,伤则失守而阴虚,阴虚则无气,无气则死矣。"这里所说的伤五脏即为伤其所藏之精。精为形之本,神之基,精伤则形神俱伤。《素问·脉要精微论》和《灵枢·大惑论》所描述的感知觉障碍及判断失误即为精伤精耗所致。肾藏精,主骨生髓,故髓之充盈与否也反映精的状况。如《灵枢·海论》说:"髓海有余,则轻劲多力,自过其度。髓海不足……懈怠安卧。"髓海有余即为精旺,不足即为精亏。因此,精之盛衰对神的影响非常明显。

气血在人体中有着十分重要的作用。《素问·八正神明论》曰:"血气者,人之神。"这里的神系指机能。之所以言其为神,是因为其无处不在,保证人体机能的正常运转。有了气血,目才能视,耳才能听,指才能摄,足才能步。云其为神,非虚语也。而某些脏腑之病变,亦可认为该处气血状况发生变化所致。由于气血如此重要,其状况如充盈、亏衰、运行失常和局部盛衰等均可对神产生影响。《素问·调经论》和《灵枢·海论》讨论了血和血海有余或不足的现象,有余为盛,不足为衰。盛衰不同可表现为精神亢奋或卑怯之异。《素问·汤液醪醴论》认为:"气血衰竭,则精神不用。"这些论述表明了全身气血盛衰对精神的影响,而局部气血盛衰也可以产生相应的精神症状。如《素问·调经论》曰:"血并于阴,气并于阳,故为惊狂;血并于上,气并于下,乱而喜忘。"并即为盛,又相应产生偏衰。气之运行失常,也导致精神异常,可表现为"气乱于心……俯首静伏";或造成老年人睡眠及昼夜精神方面的改变;气上而不下,可造成记忆力减退等。此外,禀赋差异造成的血液混浊、卫气涩滞对精神亦有影响。应该注意,精气血三者相互关联,相互作用,其状况和变化是有联系的。因此,当它们其中有一种明显发生改变并影响精神时,需要考虑到,是否有不显著的其他二者的改变存在。

总而言之,脏腑、禀赋和精气血对精神的影响表明形体影响精神是多因素、多层次的。因此在调神时,不可不注意形体状况。尤其在形体发病或不适时,势必产生精神反应,从而干扰调神效果。当此之际,调摄形体就成为调神过程中必不可少的一环。

(2) 精神对形体的作用

精神由形体产生,依附于形体而存在。但在形神关系中,精神并非处于被支配地位。精神因素是活泼而积极的。其一经产生就可以对形体产生反作用,以致能在很大程度上支配和影响形体的生理机能。然而,这种反作用有利弊两面性。调神就是要利用其有利因素,避开有害因素,促进健康,延长寿命。《内经》对精神的作用有较充分的认识,现试从精神对形体影响、作用机理及其特点三方面论述之。

1) 精神对形体的影响:《内经》认为,精神诸因素中的神魂魄意志居于五脏本体功能。在正常状态下,它们反映生命活性及维持形体各种机能之运转;当它们受到伤害时,就可以改变形体状况。如《灵枢·本神》说:"神伤则恐惧自失,破䐃脱肉,毛悴色夭"等等。而情志、志意、欲望因素对形体影响也很大,并以情志因素,最为多见。人的情志因素不外乎喜、怒、忧、悲、恐、虑,以其错综性、持久性而在精神对形体的影响中起主要作用。情志由五脏主宰,受五脏状况影响,其活动又引起所主脏腑的变化,这种变化在病理状态下将更加明显。如《素问·五运行大论》曰:"怒伤肝,喜伤心,思伤脾,忧伤肺,恐伤肾。"这表明了情志因素对五脏的损害。《内经》认为,情志影响形体而成为致病的关键是因其扰乱了人体功能的正常秩序,导致抗病能力的降低,以致外邪易于侵入,或自身气血阴阳匀平的破坏。正如《素问·玉机真藏论》所说:"忧恐悲喜怒,令不得以其次,故令人有六病矣。"《内经》还用喜怒忧思恐等情志来治疗疾病,如《素问·五运行大论》说:"怒伤肝,悲胜怒,喜伤心,恐胜喜,思伤脾,怒胜思,忧伤肺,喜胜忧,恐伤肾,思胜恐。"这种情志相胜的论述,可以看作为调神理论在临床范围的延伸。

《内经》非常重视志意对人体的作用。这里的志意有信念、意志、处世态度和心境水平等意义。在某些场合,它又成为神的代名词。但在《内经》中,志意被置于精神诸因素之上,可以认为是精神的总和或总体趋势。《灵枢·本藏》说:"志意者,所以御精神,收魂魄,适寒暑,和喜怒者也。"这说明志意可对精神诸因素进行统摄协调,其对形体的影响有决定性意义。《素问·调经论》指出"志意通,内连骨髓而成身形五脏",表明意志可以决定五脏状况,但这一作用结果可能是通过对各种精神因素调适而得到的。正如《灵枢·本藏》所说:"志意和则精神专直,魂魄不散,悔怒不起,五脏不受邪矣。"这说明志意可影响脏腑的抗病能力。以上种种,说明良好的志意对人体有积极影响,而不健康的志意状态则从反面作用于人体。如《素问·血气形志篇》提到的"形乐志苦"与"形苦志乐",就是消极志意影响人体的典型。《素问·汤液醪醴论》中之"精神不进,志意不治,而病不可愈",表示颓废的志意使形体拒受治疗。此外,《内经》中还有"失志者死"、"人身与志不相有曰死"之说,表明了志意于形体至关重要。从以上论述中不难看出,神魂魄等精神因素与五脏息息相关,系维持生命所必要。情志则能从多方面影响形体,而志意则通过对所有精神的统摄调度,以总体决定着机体健康水平。

2) 精神作用于形体的机理:精神对形体的影响是通过脏腑实现的,但其作用的直接对象常常并非脏腑,而是精气血。精气血与脏腑的关系已如前述,它们在人体中功用非凡,但易受情志影响。精气血三者中,血受情志影响不甚突出,这可能与血气及心之关系有关。一些情志对血之影响可表现为心功能改变,或表明血与气共同的运动变化,如"大怒则形气绝,而血菀于上,使人薄厥"等。情志对气之影响最显著,对精的影响次之。对气的影响主要表现在三个方面。其一为气之运行方面。如《素问·举痛论》说:"喜则气和而志达,荣卫通利,故气缓矣。"这里的喜是适度的,它造成了气之良好的运行状态,对身体显然有积极意义。然而,过度之喜则带来危害,仍表现在气之运行改变方面,如《素问·调经论》认为,过度之喜将使阳气受损,表现为下而不上。《素问·举痛论》还有"怒则气上"、"悲则气消"、"恐则气下"、"惊则气乱"、"思则气结"等论述,都为情志因素使气运行改变的某些倾向。在特殊情况下,气可以不按上述方式循行。如《素问·奇病论》之孕妇大惊而致使气上而不下,影响胎儿正常发育的论述表明,精神方面的改变超过一定限度时,就使气之运行打破一般规律而发生变异。其二表现为运行通路之改变。《素问·通评虚实论》认为,暴忧可使经络闭塞隔绝,上下不通;《素问·痿论》及《素问·血气形志篇》认为,悲哀太甚或频繁惊恐会导致经络不通;《灵枢·五音五味》认为,忧怒使气上逆并可造成六俞不通。经络是营运气血、沟通上下内外表里的通道,一旦痹阻不畅,气血运行即可发生障碍,从而产生形体病变。

其三为对气自身的损害。包括过喜在内的各种情志都可对气造成直接伤害。这种伤害可以是对人体物质"气"而言,如"喜怒伤气";也可以是对脏腑之"气"而言,《素问·奇病论》认为经常谋虑不决会使胆气虚,《素问·五藏生成篇》认为过度思虑可造成心气虚。精神对精之影响主要表现在惊恐造成的精伤和心存喜恶时的精气乱等方面。《素问·经脉别论》及《本神》、《大惑论》中有这方面论述。

在某些情况下,精神也可以直接作用于脏腑。其对脏腑之作用,往往是通过影响脏腑所藏之精、气、神而实现的。心肝肺脾肾分藏神魂魄意志,某些过极情志可损害五脏所藏之神。《本神》认为,忧惕思虑可伤心神,造成整体精神失控;长时间忧愁可伤脾藏之意;过度悲哀可伤肝藏之魂;无节制的喜则伤肺藏之魄;怒气太甚则伤肾藏之志,并伴随出现相应病变。该篇还认为,过度恐惧可伤肾精。肾为精之源,精之室,肾精亏则五脏之精失养。另外,五脏神伤,也使其藏精功能受损。因此,尽管精神(情志)对五脏的直接作用较气、精为少,然其一旦发生,将造成严重后果。从以上论述可以看出,不论精神对脏腑是直接还是间接作用,其作用对象都是人体精微物质——精、气、血,以及它们所奉之神。可以认为,这些物质和功能就是精神作用于形体(五脏)的中间环节。

3) 精神作用于形体的特点:综前所述,精神(主要是情志)对形体之作用是广泛的,其作用特点可概括为这样两个方面,一是主动性,二是主导性。

大师上述文字的重点在于形体与精神的互动性,对于痹证研究也是有指导意义的。就痹证而言,就是形体疾病造成精神的病变,及精神出现病态时给形体造成的损害。在痹证的研究中,对精神因素的作用着力甚少,后面在发病学方面还将涉及到这类问题。我们今后在痹证研究中,要吃透大师的思想精髓,在全面掌握《内经》的相关精神内涵的前提下,将精神因素在痹证中的作用,一一揭示出来。

临床上我们已经注意到,因痹与精神的关系,相互有联系。正如"悲哀忧愁则心动,心动则五脏六腑皆摇",鉴于痹证的病程长期性,病情的复杂性,患者都存在有一定的心理问题,诸如焦虑、悲观。精神调摄不可小觑。现代医学认为,有关风湿疾病的自身免疫因素与人的精神状态关系密切,尤其在针对此类疾病的治疗过程中,患者都表现出不同程度的负面心理状态,临证时医者应注意帮助消除紧张、焦虑之不良心理,提高患者的自信心,这样对患者的治疗和康复可起到积极的作用。今后工作中如何通过调神来治疗痹证,还可以探求出更多更好的具体的办法与思路。

以下录几则古人医案中因精神因素为先导的痹证案例,作为大师医学思想的注脚。

缪希雍医案·厥证

顾仲恭心肾不交,先因失意久郁及平日劳心,致心血耗散。去岁十月,晨起尚未离床,突左足五趾麻冷,倏已至膝,便不省人事,良久而苏,乍醒乍迷,一日夜十余次。医者咸云痰厥。仲淳云:纯是虚火。服丸药一剂,今春觉体稍健,至四月后丸药不继,而房事稍过,至六月初十,偶出门,前症复发,扶归,良久方醒。是日止发一次。过六日,天雨稍感寒气,前症又发二次。见今两足无力,畏寒之甚,自腹以上不畏寒。仲淳云:人之五脏,各有致病之由,谨而察之,自不爽也。夫志意不遂则心病,房劳不节则肾病,心肾交病则阴阳将离,离则大病必作,以二脏不交故也。法当清热补心、降气豁痰以治其上,益精强肾、滋阴增志以治其下,则病本必拔,以心藏神、肾藏精与志故也。平居应独处旷野,与道流韵士讨论离欲之道,根极性命之源,使心境清宁,暂离爱染,则情念不起,真精自固,阴阳互摄,而形神调适矣。

生生子医案

崔百原公者,河南人也。年余四十矣,而为南勋部郎。患右胁痛,右手足筋骨俱痛,艰于举动者三月,诸医作偏风治之不效。驰书邑大夫祝公征余治。予至,视其色苍,其神固,性多躁急。诊其脉,左弦数,右滑数。时当仲秋。予曰:此湿痰风热为痹也。脉之滑为痰,弦为风,数为热。盖湿生痰,痰生热,热壅经络,伤其营卫,变为风也。公曰:君何以治?予曰:痰生经络,虽不害事,然非假岁月不能愈也。随与二陈汤加钩藤、苍耳子、薏苡仁、红花、五加皮、秦艽、威灵仙、黄芩、竹沥、姜汁饮之。数日手足之痛稍减,而胁痛如旧。再加郁金、川芎、白芥子,痛俱稍安。予以赴漕运李公召而行速,劝公请假缓治,因嘱其慎怒、内观以需药力。公曰:内观何为主?予曰:正心。公曰:儒以正心为修身先务,每苦工夫无下手处。予曰:正之为义,一止而已,止于一,则静定而妄念不生,宋儒所谓主静。又曰:看喜怒哀乐,未发以前,作何气象。释氏之止观,老子之了得一万事毕。皆此义也,孟子所谓有事勿正、勿忘、勿助长,是其工夫节度也。公曰:吾知止矣。遂上疏请告。予录前方,畀之北归,如法调养半年,而病根尽除。

傅青主男科

手足心腹一身皆痛,将治手乎,治足乎治肝为主,盖肝气一舒,诸痛自愈,不可头痛救头,足痛救足也,……此逍遥散之变化也,舒肝而又去湿去火,治一经而诸经无不愈也。

除了精神因素致痹之外,因痹而产生精神方面的症状亦为临床常见。其原因在于,患者长期受着关节、肌肉损害所致的疼痛、残疾、经济负担、心理压力、治疗不适反应,随之会产生精神方面的症状,较为突出表现为抑郁,及抑郁与焦虑交替。专业人员通过研究发现,身心疲惫、精神刺激、外伤及其引起的忧虑等,均会引起痹证。更何况任何疾病的发生与发展与人的精神活动状态有密切的关系。因此,保持精神愉快也是预防痹证的一个重要措施,遇事要注意不可过于激动或长期闷闷不乐。要善于节制不良情绪,努力学习,积极工作,心胸开阔,生活愉快,进而使身体健康,要记住"正气存内,邪不可干"。保持正常的心理状态,对维持机体的正常免疫功能是重要的。

八、《内经》论痹之七——论痹与体质

师：体质因素与发病的关系，古人早就注意到了。在《灵枢·论勇》中以黄帝问于少俞的形式提了出来，黄帝曰："有人于此，并行并立，其年之长少等也，衣之厚薄均也，卒然遇烈风暴雨，或病或不病，或皆病，或皆不病，其故何也？"这就是典型的发病学问题了。黄帝提出的这个问题，也可以作为体质差异与痹证的发病关系来讨论。体质主要指人的个体差异性，由先天禀赋和后天摄养所决定。《内经》对此有较多的论述。《灵枢·阴阳二十五人》依五行而将人大致分为五形人，根据阴阳五行学说，结合人的肤色、体形、精神常态，将人的体质归纳为木火土金水五种类型；并按五行配五音，又各分为五类，共有阴阳二十五人。我们今天都以为古代的分类方法很粗疏，但不能一概而论，像《灵枢·阴阳二十五人》的分类方法，甚至比我们今天的分类还要细。根据我的长期体验，体质可能是指个体在形态结构、脏腑性质、机体阴阳偏颇和对环境适应与否等方面的各种特殊性，这些特殊性往往决定着个体对某种病邪的易感性，发病的倾向性和特异性。这种二十五人的分法，不仅存在于《灵枢·阴阳二十五人》，《灵枢·本藏》亦有类似分法。这说明在《内经》撰写的过程中，人的体质因素与发病的关系，古人已不是一般地注意，而是注意到了相当重视的程度。体质因素与痹证的发病关系也应该如此思考。

生：李大师在《济仁医录》中对体质问题分成三个方面作过探讨。这三个方面分别是以《灵枢·阴阳二十五人》为基础，讨论五形人发病有季节性；以《灵枢·论勇》、《灵枢·五变》为基础，讨论皮肉厚薄色异，感邪不同；以《灵枢·本藏》为基础，讨论五脏有小大坚脆，病生有别；这些问题都是体质因素与发病的关键性问题。大师认为，关于体质因素与发病的关系，《灵枢·本藏》是一关键性文献。针对黄帝"人之血气精神者，所以奉生而周于性命者也；经脉者，所以行血气而营阴阳、濡筋骨、利关节者也；卫气者，所以温分肉，充皮肤，肥腠理，司开阖者也；志意者，所以御精神，收魂魄，适寒温，和喜怒者也。是故血和则经脉流行，营复阴阳，筋骨劲强，关节清利矣；卫气和则分肉解利，皮肤调柔，腠理致密矣；志意和则精神专直，魂魄不散，悔怒不起，五脏不受邪矣；寒温和则六腑化谷，风痹不作，经脉通利，肢节得安矣，此人之常平也。五脏者，所以藏精神血气魂魄者也；六腑者，所以化水谷而行津液者也。此人之所以具受于天也，无愚智贤不肖，无以相倚也。然有其独尽天寿，而无邪僻之病，百年不衰，虽犯风雨卒寒大暑，犹有弗能害也；有其不离屏蔽室内，无怵惕之恐，然犹不免于病，何也"之问，岐伯对曰："五脏者，所以参天地，副阴阳，而运四时，化五节者也；五脏者，固有小大、高下、坚脆、端正、偏倾者，六腑亦有小大、长短、厚薄、结直、缓急。凡此二十五者，各不同，或善或恶，或吉或凶，请言其方。"显

44

然古人已经认识到,寿夭病否,与内脏的"小大、高下、坚脆、端正、偏倾、长短、厚薄、结直、缓急"等质地密切相关,这种观点无疑是正确的,至少可以作为寿夭病否的一种解释。以痹证而言,是否就是肺大"善病胸痹、喉痹","肾大,则善病腰痛,不可以俯仰",这些内容尚待进一步考察。至于其所说的"肝合胆,胆者,筋其应",显然牵涉到痹证的发病机理,而且可以指导临床用药。与此相关的还有"五脏皆坚者,无病;五脏皆脆者,不离于病",这是禀赋明显差异。"不离于病",即与痹证的发病有关联了。

《灵枢·五变》也是有关体质与发病关系的重要篇章,其中也涉及到痹证。黄帝问于少俞曰:"余闻百疾之始期也,必生于风雨寒暑,循毫毛而入腠理,或复还,或留止,或为风肿汗出,或为消瘅,或为寒热,或为留痹,或为积聚。奇邪淫溢,不可胜数,愿闻其故。夫同时得病,或病此,或病彼,意者天之为人生风乎,何其异也?……一时遇风,同时得病,其病各异,愿闻其故。"留痹、积聚都与痹证密切相关。少俞以匠人作比答曰:"匠人磨斧斤,砺刀削断材木。木之阴阳,尚有坚脆,坚者不入,脆者皮弛,至其交节,而缺斤斧焉。夫一木之中,坚脆不同,坚者则刚,脆者易伤,况其材木之不同,皮之厚薄,汁之多少,而各异耶。夫木之蚤花先生叶者,遇春霜烈风,则花落而叶萎;久曝大旱,则脆木薄皮者,枝条汁少而叶萎;久阴淫雨,则薄皮多汁者,皮溃而漉;卒风暴起,则刚脆之木,枝折杌伤;秋霜疾风,则刚脆之木,根摇而叶落。凡此五者,各有所伤,况于人乎!……人之有常病也,亦因其骨节皮肤腠理之不坚固者,邪之所舍也,故常为病也。"少俞以为善病痹者粗理而肉不坚,理由是"䐃肉不坚,而无分理。理者粗理,粗理而皮不致者,腠理疏",五脏柔者易伤也。并指出"因形而生病,五变之纪也"。"人之有常病也,亦因其骨节皮肤腠理之不坚固者,邪之所舍也,故常为病也。"大师引用张景岳在《类经》"此天禀有出常之强者,有出常之弱者"作为这段经文的注脚。

李大师指出,《内经》对体质和发病关系的阐述是目前中医药文献中最全面的,认识也是最深刻的。不仅如此,体质与发病的关系的论述也超过了这个问题本身,与环境的、精神的因素亦颇多关联。像五形人发病有季节性的问题,就牵涉到前面所说的环境因素致病的发病学;而《灵枢·本藏》、《灵枢·五变》论及五脏大小脆坚等质地与精神的关系,又与精神致病因素密切相关。

大师将《内经》中的体质与发病的关系总结为,人群中人体有阴阳寒热虚实的偏盛偏衰,从而形成其各有所偏的体质类型;各种类型又有不同的特点,其发病有不同的倾向性:在病程中,邪气又朝着其所偏的方向发展,疾病的性质亦随之而变。联系我们的痹证研究,体质与发病学所涉及到的问题,应该有关于发病的,也有关于病程的,也有关于预后的,种种相关问题,可以深入研究。根据我们的现有条件,完全有能力有选择地从不同的方面,设计出相应的记录参数,找到适合的测量方式,记录下不同情况的资料,为整个痹证研究积累基本资料。

此外,《圣济总录》卷十九《诸痹门·诸痹统论》的论述对体质因素发病亦有启示意义。内容如下:

论曰:饮天和,食地德,皆阴阳也。然阳为气,阴为血;气为卫,血为营。气卫血营,通贯一身,周而复会,如环无端。岂郁闭而不流哉!夫惟动静居处,失其常,邪气乘间,曾不知觉。此风寒湿三气,所以杂至合而为痹。浅则客于肌肤,深则留于骨髓。阳多者,行流散徙而靡常;阴多者,凝泣滞碍而有着。虽异状殊态,然即三气以求之,则所谓痹者,可得而察矣。且痹害于身,其为疾也,初若无足治,至其蔓而难图,则偏废弗举,四体不随,皆自诒伊戚者也。可不慎哉!

九、《内经》论痹之八——论痹的发病学

师：我们搞临床的都会有体会，完全相同的条件，环境气候的、精神因素的、体质方面的、外力作用的，完全一致，但最终会出现有病有不病的情况，痹证的情况也毫不例外。这就要牵涉到发病机制的问题，而这种问题是最值得研究的。不搞清楚发病机制，无论是对疾病的认识，还是对疾病的治疗，都不能得到提高。

生：在前述内容中，李大师明确将《内经》发病学定义为是建立在"人与天地相应"和人体是一个统一整体基础上的一种独立的学说。如同历代中医大家一样，李大师将发病学进行了两分法，将社会、地理和气候环境对人类发病的影响定义为重要的外部条件，而将人的精神因素和体质因素定义为发病的内在依据。大师肯定了病邪在发病中有一定的作用，但又强调病邪终究还受着环境因素的影响，还得通过机体起作用。由于这些条件不同，发病亦明显不同。至于包括痹证在内的疾病有发病有不发病的情况，就如《内经》所说的"正气存内，邪不可干"、"阴平阳秘，精神乃治"这类综合因素在起关键作用了。大师一直强调，对于《内经》的发病学，一定要以整体观的观念来看待。我们在痹证研究时，也要持此整体观念，既要看到环境因素，又要看到机体因素；既要看到物质方面，又要看到精神方面，这才符合《内经》关于发病的总机制。《内经》关于发病的总机制的实质是，任何疾病的发生，都是机体阴阳失调的结果。

如果将痹证的发病机制与李大师曾作过"《内经》病机理论探讨"一文结合起来，可能会对我们的研究有所启发。李大师的"《内经》病机理论探讨"一文，其内容与发病学既相联系，又更深入，是大师研究《内经》的重要内容，在我们看来，这些研究虽然不是针对痹证而写，但对于我们当前的痹证研究，仍然有着重要与贴切的指导意义。我们认为，与痹证相关的病理病机，包含在大师文章中的下述内容中。

病机是疾病的发生、发展、变化的机理。一般病机理论是对具有普遍意义的病机规律的阐述，并以邪正斗争、阴阳失调、升降失常概括之。这是《中医基础理论》教材上的观点，是目前较普遍接受的认识。然而基本病机是否较为清晰完整地反映了邪正矛盾运动的一般规律？概括归纳是否严谨？却有商榷之必要。

首先从邪正斗争、阴阳失调、升降失常三个概念来看，阴阳失调与升降失常不宜对等并列。阴阳是相互关联的某些事物和现象对立双方的概括，阴阳概念的外延中有升降运动。阴阳和升降的关系，从逻辑学角度言之，属真包含关系，即属种关系。属概念和种概念不能并列使用，否则易致混淆。其次，邪正斗争是指致病因素与人体正气的相互作用，即邪正相互作用产生各种临床现象；而病机是一客观存在，是疾病现象内在的本质的必然联系，邪正斗争的规律才可能称为病机。径直将邪正斗争称为病机，是含混的提法。再次，若依照教材的说法，邪正斗争和阴阳失调是对等并列的两条病机规律。那么到了具体的病机，不是体现出邪正斗争的共性，便是体现阴阳失调的共性。但深入分析一下，二者也存在包含关系。邪

正的相互作用之具体表现为邪气对正气的损伤及正气抗邪之反应,以及由邪气导致脏腑阴阳气血等的功能紊乱和机体自我阴阳调节与代偿。其中脏腑气血阴阳津液等功能紊乱的概括即是阴阳失调,阴阳失调是邪正相作用的结果之一。由此可见,从逻辑学角度分析,作为基本病机之一的邪正斗争应该修正,并予以分化。再来分析一下基本病机的具体内涵,不难发现,邪正斗争所阐述的邪正消长、虚实进退,主要指疾病的病势变化,即传变转归问题;而阴阳失调、升降失常,实际上主要是疾病过程中机体病理改变的总括。但同时,基本病机不同概念的内容之间又有相互包容现象,以致界线不清。如疾病过程中的病理变化,像不足、郁滞等,属阴阳失调、升降失常概念范畴,但也属邪正斗争概念范畴;疾病的进退转归规律,邪正消长反映之,而阴阳消长也反映之,两者相互重叠,又不能画等号。由是对疾病过程的病理改变,疾病进退转归,可以从邪正斗争与阴阳失调两个不同的病机角度去认识,于是出现了概念内涵的交叉区和模糊区。这就说明基本病机概念,信息包容量过大,分化不全,也就不可避免地在某种程度上,含混邪正矛盾不同方面运动形式间实质的差别。把疾病过程中的病理改变、传变转归、机体自我阴阳调节代偿等事间的差异简化了。妨碍人们从更深、更广的层次与范围认识疾病的一般规律,不能更深刻地探索疾病的本质。因而基本病机所反映的病机规律是笼统、模糊的。

因此,对基本病机的内涵,根据邪正矛盾运动的不同方面的规律,进行某些必要的分化、定义,继而进行深入的研究是十分重要的。大师认为,基本病机可分化为三个主要方面:基本病理变化、病传规律(包括传变转归及因果变换规律)、自我阴阳调节与代偿。它们大体反映了邪正矛盾运动的一般规律。下面我们会接触到大师对这些内容的逐一分析。

正如大师所言,现代普遍接受的对病机理论的规律阐述,被概括为邪正斗争、阴阳失调、升降失常三个方面,大师以为这种认定不够妥当,提出了基本病机可分化为三个主要方面:基本病理变化、病传规律(包括传变转归及因果变换规律)、自我阴阳调节与代偿。具体的论证过程,已如前述。印证于痹证的临床研究,我们觉得大师对病机的界定观点更加贴近临床,因而也更加符合实际情况。基本病理变化是在邪正斗争的同期或稍后即可发生,随后是传还是不传,对病情的转归有指导意义。在痹证的临床研究中,我们要更多地运用李大师提出来的观点。这些观点,大师有很详细的阐述。现节略如下:

(1)基本病理变化

病理变化是指机体整体或局部的形态、功能及代谢的异常改变。表述它的术语很多,如阴阳失调、升降失常、气滞血瘀、寒热、虚实、郁滞、逆乱、不足、有余、亢胜、衰弱等。在不同的疾病过程中,机体的不同系统、不同部位可以出现共同的病理改变,即基本病理变化,这较易理解。但如前所述,阴阳失调、升降失常不能作为基本病理变化来看待,因此哪些变化是共同的,尚待研讨。

病理改变是病因病位内在作用的具体表现,也是病机的一个构成基础。因此,通过对具体病机的广泛分析,可以找出其中的病理变化,再经归纳、总结、抽象,便能得到对病理变化的一般认识。如若对1984年版《中医基础理论》教材整个脏腑病机一节进行分析的话,可知其病理变化可以分成四类。如心之心神失养、鼓动乏力、血不养心,肝之升发不及、藏血不足,脾之气虚不化、清气不升、气虚水停、统血之权,肺之宣肃无力、敷布乏权,肾之藏精不足、作强不能、精关不固、关门不利、关门失阖、纳气不能等,反映了功能低下、物质不足的病理改变;心之邪气犯脉、脉络痹阻,肝之疏泄不及,脾之气机阻滞,肺之宣肃受阻、气失宣畅等,反映了郁滞凝涩的病理变化;肝之疏泄太过、升发太过,肾之精室受扰、阳亢强中等,反映了功能亢进、作用过强之病理变化;肝之血失归藏、内风妄动等,反映了逆乱之病理改变。归纳之,上述四类不同的变化可以用源自《内经》的不足、有余、郁滞、逆乱概念表达。

1) 不足:不足是指机体之功能和物质的病理性衰减。就脏腑而言,机能发挥较差及生化作用低下,即是不足之表现。几乎所有病邪都可引起不足。如《内经》认为,五劳过度会令血气肉骨筋衰弱,五味偏颇、情志激烈、气候六淫会造成脏腑及机体组织的损伤;饮食不节、生活无常致使机体元气真精耗散;外伤出血、堕坠跌仆能致气血消亡;大暑酷热,津气耗散。

不足可发生于机体的各个功能系统,导致各类症状、病证。五脏不足所致症状,在肝可见"目䀮䀮无所见,耳无所闻,善恐";在心可见"胸腹大、胁下与腰相引而痛";在肺可见"喘,呼吸少气而咳";在肾可见"脊中痛,少腹满,小便变赤黄";在脾可见"腹满肠鸣;飧泄食不化"。脾又为胃行津液于四末,"形不足则四肢不用";肾为生气之源,"志不足则厥"。上述症状涉及了呼吸、消化、泌尿、运动、神经以及精神诸方面。此外,《素问·方盛衰论》还详述了脏腑不足与精神活动的另一形式——梦的关系,如肺气虚梦见白物等。

经络之六经不足可为病痹证,如厥阴生热痹、太阳病肾痹等。十五络脉不足则可因其部位、功能等不同,而出现纷杂证候。如手太阴别络病小便遗数;手少阳别络病不收;任脉别络病瘙痒等。《内经》对人身四海的功能较重视,气海不足则少气不足以言;血海不足则常想其身小,狭然不知其所病;水谷之海不足则饥不受谷食;髓海不足则脑转耳鸣,胫酸眩冒,目无所见,懈怠安卧。

机体物质不足导致的病理变化,典型地表现于阴阳营卫气血津液之虚亏。阴不足则热,阳不足则寒,营虚则不仁,卫虚则不用,血亏则不荣,津枯则不润等术语,均反映了体内物质不足引起的病理变化。

2) 有余:有余是指机体功能的病理性亢奋,如脏腑机能作用过强,生化功能亢进等。导致有余病理变化的因素很多,如"因于寒,欲如运枢起居如惊,神气乃浮","阳气者,烦劳则张","味过于甘,心气喘满,色黑,肾气不衡","风寒客于皮肤之内,分肉之间而发,发则阳气盛,阳气盛而不衰","诸躁狂越,皆属于火","肺,喜乐无极则伤魄","怒则气上"等等,上述征象都是在六淫、七情、五味等病因刺激下,机体发生的过亢激烈反应。它们大多有碍健康,但有的也具有保护性意义。如受寒时阳气之外浮发热,饮食不当的某些呕吐腹泻,精神刺激后的某些发泄,如哭、怒、笑等。这是功能亢奋而逐邪外出的一种本能调节反应。因此,医者宜按具体情况,审慎辨析有余病理的变化,分清利害关系,调动和维护机体的内在抗病能力。

五脏有余导致的病证十分广泛。肝有"善怒,忽忽眩冒而癫疾",肺有"喘咳逆气,肩背痛,汗出"等。神气形血志为五脏所藏,故有"神有余则笑不休","形有余则腹胀,胫溲不利"之类的论述,这实际上是五脏某一部分或某一方面功能有余的反映。脏腑有余同样也能导致相应的梦觉变化,出现噩梦纷纭、乱梦颠倒等临床症状。

经脉之六经有余,除了为痹之外,尚可为病瘾疹、寒中、身时热、胁满等。十五别络有余,病证更为复杂。如手太阳别络多节弛肘废,手阳明别络多龋聋,脾之大络多身尽痛等等。反映胃、冲脉、膻中、髓功能的四海发生有余病理改变,如气海则有"气满则胸中喘息",水谷之海则有"腹满"等症状。

有余导致的病理变化与寒热等也有内在联系。"气有余便是火"及"阴盛则寒,阳盛则热"等语就体现了这种联系。再从临床症状分析,有余病理改变之症状多与辨证学中实证的表现类似,因此,有余是导致实证的机制之一。

3) 郁滞:郁滞指机体的正常功能运动和物质流通、代谢途径的障碍。其既可是气滞血瘀、络脉痹阻,又可是六淫、痰湿、虫积等邪稽留,也可为精神情志抑郁。其病因复杂,为病广泛,存在于任何疾病过程之中。归纳《内经》对郁滞病因的广泛阐述,诸邪导致郁滞病理变化的作用机制主要有四:一为邪气抟结,壅遏阻滞,如风湿客忤、虫瘕蛟蛕;二为收引拘急,气涩血凝,如寒邪凝敛、酸咸涩滞;三为气行血运迟缓郁滞,如火热灼津、气壅血涩;四为情志怫郁,气机失畅,如思虑不舒、忧郁胸闷等。

积聚、痹证、水胀是脏腑郁滞导致的典型病证。五脏之积有伏梁、息贲、肥气、奔豚、痞气等。脏腑之痹有心痹、肾痹、胞痹、肠痹等。水胀是指脏腑气机郁滞而导致水湿潴留的病证,它也有五脏六腑之分。此外,脏腑郁滞为病尚多,如《素问·痿论》之痿,其病理为五脏郁热,尤以肺之郁热的关键。

郁滞发生于阴阳卫气营血,变化病症甚多。如"结阳者肿四肢,结阴者便血";"血凝于肤者为痹,凝于脉者为泣,凝于足者为厥";"有所结,气归之,津液留之,邪气中之,凝结日以益甚,连以聚居,为昔瘤,以手按之坚"。《素问·生气通天论》《灵枢·痈疽》等篇较为详细地指出了营卫之气郁滞不行为病痈疽的病理过程。

经络及五体的郁滞可为病积痹、疼痛诸证。积有筋瘤、骨瘤、肉瘤、肠覃、瘕聚等;痹有深痹、五体痹;痛如"邪客于足少阳之络,令人卒心痛,暴胀,胸胁支满;邪客于足厥阴之络,令人卒疝,暴痛"等。

《素问·六元正纪大论》尚有木火土金水五郁病变之记载。它对五郁病理变化的阐述,主要从运气立说,以五运联系五脏。五郁的病理变化首先影响到有关的脏腑和经络,及其既久,或在气分,或在血分;或郁于上,或郁于下;或病精神情志,或病气血脏腑;或归于阳,或归于阴;见证各有不同,然其郁滞之基本病理改变则一致。

4) 逆乱:逆乱指阴阳气血循行及脏腑气机升降活动方向的紊乱。肺气之宣发肃降,肝气之升发疏泄,脾气之升清与胃气之降浊,以及心火下降与肾水上升之间方向的失常,都为其具体表现。

诸邪引动气机是发生逆乱病理变化的重要机理。六淫风寒外袭,引动体内经气厥逆,致有风厥、厥疝、脑逆头痛之变。七情失调,引发脏腑气机逆乱,轻则伤肝、损气、视误、神惑,重则昏厥仆倒如薄厥之证。邪之扰乱逼迫也是产生逆乱的常见机理。如"因而大饮则气逆",寒气客胃,厥气上逆而见哕噫,火热之邪扰迫而见诸逆冲上、诸呕吐酸、暴注下迫等证候。

脏腑间功能协调异常重要,故《内经》有"不得相失"之告诫。相失含义之一便是逆乱。脏腑之生理作用颇为广泛,故当其发生逆乱之病理变化时,病证错杂繁复,诸如情志失调、梦幻纷扰、目不瞑、烦心密嘿、俯仰喘喝、霍乱、暴瘅、气上冲胸、腹中常鸣、善呕、长太息、厥心痛、真心痛,以及脏腑寒热相移之肺消、鬲消、隔中等皆为其例。

在阴阳气血发生逆乱的病证中,血气并走于上之大厥最为险笃,有甚于煎厥与薄厥。此类病证在《素问·厥论》中,还被认为与阳气逆乱有关,如言"阳气乱则不知人也"。阴阳诸气之敷布运行有一定秩序,若阴阳反作,逆从失秩,就会有飧泄、䐜胀、手足厥寒厥热等病变。此外里寒、内热、肉苛、骨痹、肉烁,"头脑户痛,延及囟顶"等病证均起于阴阳、水火、营卫之逆乱。

经脉逆乱病变以《厥论》记载为详,篇中一一胪列病证,如"巨阳之厥则肿首头重,足不能行,发为眴仆"等。《灵枢·经脉》篇认为,经气厥逆与肢体之气逆乱有关,而有臂厥等称谓。络脉逆乱,轻者如肺络之逆,起居如故而有瘠,重者如尸厥昏仆。由是,络脉气逆也不容忽视。逆乱为病尚多,如"黄疸暴痛,癫疾厥狂,久逆之所生也"等等,不一而足。

以上讨论从病因、病位、病症等不同角度出发,涉及了《内经》的大量篇章,充分证明了四个基本病理变化存在的普遍性和客观性。《内经》尽管没有基本病理变化的概念,但已意识到了大多数疾病均具有一些共同的病理改变,提出了诸如有余、不足、逆乱、郁滞等名词与概念,并运用这些概念对病证进行分析、归类,进而阐明病机。如《灵枢·四时气》之善呕苦水,心中儋儋之呕吐证,《内经》明确指出了其病机逆乱之改变,并提示了其为邪郁胆腑,胃气上逆。《内经》用大量、广泛的论述,无可非议地表明了基本疾病病理变化之在整个辨证论治研究中的重要地位和意义。

《内经》运气学中有内生五邪思想。有的认为内生五邪属于病因,其实它们仍是疾病过程中,由于气血津液、脏腑阴阳等生理功能失调而产生的类似六淫外邪的病理现象。由于病起于内,故分别称为内风、内寒、内湿、内燥、内火。因此,从某种意义上说,它们并非病因。如"诸暴强直,皆属于风","诸风掉眩,皆属于肝"。即明确了这些证候与风邪为病同类,也指出了内风主要与肝有关,揭示了风气内动是阳气亢盛、逆乱导致的一种病理状态。又如阳气不足可生内寒,阴气不足导致内热,津液不足变生内燥,脾运不足内湿潴留等,均表明了不足的病理变化与内生之邪的内在联系。

基本病理变化是产生各种寒热、虚实、阴阳证候的基础。所谓证,是疾病处于一定阶段一定部位时机体体质、反应状态、症状、体征以及病因、病机等临床资料的总括。一般而言病理改变是产生证的内在本质。不足导致的病理改变多表现为虚证,有余表现为实证,逆乱、郁滞多表现为实证或虚实夹杂证。四种病理改变均可导致寒热证候。虚实、寒热常可同时出现,表现出纷繁复杂的证候群,如不足可致虚寒或虚热证。阴阳证候是寒热虚实诸证之总括,分析时仍要落实到各具体证候中去。

病理改变与证的关系大体若此,但不可概言之。如有余病理改变可表现为机体之实性亢奋和虚性亢奋,虚性亢奋则多伴不足病理改变,属两种改变共存。像阴虚阳浮之动风证,便是多余、不足同时存在的证候,而辨证属虚证;不足改变能致实邪产生,如阳虚运化不及,可致痰湿潴留,此种痰湿即为实邪,证当属实。因此,不能将虚实证候与不足有余简单地划等号,而应细审病理变化后再行定论。同理,也不可将实证简单地归为逆乱、郁滞病理改变。寒证和热证与病理变化的具体关系较为复杂,更应详辨。

基本病理变化各不相同,但可在不同或相同的病位上并存。如肝胃失和病机中,可同时存在肝的郁滞与胃的逆乱;在脾胃运化不及的病机中,不足病理改变可同时存在于脾和胃;肝阴不足、肝阳浮动的病机中,并存着升发太过之有余及阴不敛阳之不足两种改变。不同的部位产生病理变化的倾向常有着较大的差异。如对脏腑经络病位而言,每表现肝有余,脾肾不足,经络郁滞、逆乱的改变。而仲景的六经病位中,太阳、阳明、少阳多有余,证候多为实;太阴、少阴、厥阴多不足,表现为虚寒证或虚热证。这种倾向差异主要源自各自生理基础之不同。

疾病过程中,病理改变间每相互关联,互相影响,互为因果。如脏腑功能不足、运化无力,可致某一部位产生郁滞。郁滞一经发生,便可作为原因导致机体气血阴阳运行障碍。于是,又进一步加深了脏腑功能之不足,成为不足—郁滞—进一步不足之恶性循环;再如气血偏聚之逆乱可导致为有余或不足的病理改变,而脏腑的有余或不足,也可导致气血逆乱的产生。

应该看到,上述四种基本病理变化中,郁滞、逆乱与痹证的关系最密切,而不足与有余又与体质因素相关,而体质与痹证的关系会在痹证的发病过程中起作用。

(2)病传规律

病传指疾病的传变与转归。它认为疾病过程中的病位、病性,病理改变等因素都变动不息,诸因素发展变化的各环节间,又有一定的因果关系与变化规律。病传充分体现了《内经》病机学整体恒动观。

1)基本传变途径:传变是由于正邪斗争发展的不平衡导致病情按某一趋向发展、变化。对此,《内经》设有专篇及专论予以阐述。归纳其所述,传变不外三种基本途径:即表里、上下及相关脏腑间的传变。

①表里传变表里为相对概念。"外内之应,皆有表里",病邪由肌表入体内,由腑入脏,由络入经,由阳经入阴经等,皆为由表向里之传变,反之则为由里出表的传变。前者传变趋势为由浅入深、由轻转重,后者则反之。

六淫之邪"从皮毛而入,极于五脏之次",是《内经》对外感疾病传变的一般认识,其传变途径是由皮毛而孙脉而络脉而经脉而腑而脏。后世医家将外感疾病主要分为伤寒与温病两大类,并形成了各自的传变学说。

伤寒传变,以《素问·热论》六经传变为基础,经张仲景发挥后渐趋于完善。它的传变规律是:伤寒病邪由皮肤肌腠而入,循太阳、少阳、阳明、太阴、少阴、厥阴诸经,传入所属脏腑,其传变趋势为由表入里,由阳转阴。故其证候特点,初见伤寒表证,继若风寒不解,里郁化热,转为里热实证;若伤寒日久不愈,正衰阳弱,则可见"但欲寐,脉微细、自利,腹满,四肢厥冷"等一系列脏腑损伤、阳气虚弱、邪气内陷的证候。

温病传变,主要以卫气营血传变为基础。"营气者,泌其津液,注之于脉,化而为血","壅遏营气,令无所避,是谓脉"。营气能化生为血,当与血相类,其行于脉管之内,位于机体较深层次;"卫气者,所以温分肉,充皮肤,肥腠理,司开阖者也","卫在脉外"。卫气为起着温煦、御邪作用的阳气之一,位于机体较外之分肉皮肤之间。故外邪侵入,卫气多首当其冲,然后波及营、血(营为血之气)。所以《内经》明确提出辨别病邪所在,要"定其血气,各守其乡",掌握病邪于气分血分的传变情况。清·叶天士《外感温热论》一书提出了完善的卫气营血病机理论,对病邪传变的层次,认为:"肺主气属卫,心主血属营","卫之后方言气,营之后方言血",其说当源自《内经》。概括之,温病传变规律为温邪由口鼻而入,循卫气营血而入所属脏腑,其传变趋势由浅而深,由火热转为伤阴烁液,甚则耗血动风。故其证候特点为卫分短暂,若恶寒解而高热不退则属气分;若热邪较甚,则能传入营血,出现谵语神昏,动风痉厥以及迫血妄行等危急证候。

②上下传变。《内经》认为,当机体感受某些阴阳邪气时,传变可依上下而行。"喉主天气,咽主地气,故阳受风气,阴受湿气。故阴气从足上行至头,而下行循臂指端,阳气从手上行至头,而下行至足。故曰阳病者,上行极而下,阴病者,下行极而上。"故伤于风者,上先受之,伤于湿者,下先受之,疾病之上下传变,是以脏腑经络的阴阳之气的上下升降为基础的,感受阳邪多由上至下传变,感受阴邪多由下往上传变。结合《内经》关于三焦之生理病理之

论述,上下相传的规律对后世三焦传变理论的提出,有很大的启迪。"上焦出于胃口,并咽以贯上膈而布胸中","中焦亦并胃中,出上焦之后,""下焦者,别回肠,注于膀胱而渗入焉"。《灵枢·小针解》篇说:"邪气在上者,言邪气之中人也高,故邪气在上也。浊气在中者,言水谷皆入胃,其精气上注于肺,浊留于肠胃,言寒温不适,饮食不节,而病生于肠胃,故命曰浊气在中也。清气在下者,言清湿地气之中人也,必从足始,故曰清气在下也。"根据上述,似可认为,上中下三部的划分即为三焦分部之肇始。上焦部位主要在胸中,中焦部位主要于胃脘,下焦部位主要在少腹。因此,病变的上下相传就是外感阳邪由于"天气通于肺",邪由鼻入肺,然后循脾胃肝肾之序而传;内受阴邪由于"地气通于嗌",邪自口入于脾胃,既后上传于肺,或下传肝胃、大肠。清人吴鞠通创立了温病三焦病机、其著《温病条辨》对温病三焦传变作了详述:"温病由口鼻而入,鼻气通于肺,口气通于胃,肺病逆传则为心包。上焦病不治则传为中焦,胃与脾也;中焦病不治即传为下焦,肝与肾也。始上焦,终下焦。"完善了三焦上下传变学说。

③由脾而肺为相生传变,此又称"间脏"传。《内经》认为这类传变病势较轻,容易治愈。《素问·藏气法时论》说:"夫邪之客于身也,以胜相加,至其所生而愈。"《难经·五十三难》也说:"间脏者生。"

脏腑间传变一般皆由腑传脏,但也有从脏传腑。如《素问·咳论》之五脏咳、六腑咳,"五脏之久咳,乃移于六腑"。此外,脏腑与躯体组织有连属关系,疾病也互为传变。如《素问·痹论》云:"五脏皆有合,病久而不去者,内舍其于合也。故骨痹不已,复感于邪,内舍于肾。"五体与五脏息息关联,痹由五体传至五脏,说明痹证日久不愈,有越传越深的趋势。上述五脏相传、脏腑相传、机体组织与脏腑间的传变,在《内经》中大多与外感邪相联系,而后世则作为内伤疾病的传变基础。

疾病之传变也并不都循前述次序,还有很多特殊表现。如《素问·玉机真藏论》就指出:"然其卒发者,不必治于传,或其传化有不以次,不以次入者忧恐悲喜怒,令不得以其次,故令人亦病矣。"说明情绪所致疾病可不按上述规律传变,且发病常十分剧烈。导致病气传变的原因很多,但根本则在于正气之不足,因此,必须倍加注意扶持和保持正气,以使疾病产生由里出表,由深变浅,由重转轻的转变,乃至痊愈。这对临床防治疾病有着极为重要的意义。

2) 因果变换规律:因果变换规律是自然和社会普遍存在的规律之一。疾病过程中的原因和结果经常处于一定的相互作用之中,相互交替,相互转化。这种因果交替的过程就形成了疾病过程,因此因果变换规律是疾病变化转归的规律。疾病的发生、发展、恶化、好转,都按因果变换的规律进行。《内经》虽未明确提出它的概念,但对其现象和内容却有一定的认识。

原始病邪作为"因",侵入机体后,引起机体邪正斗争之"果",正邪斗争之果又可成为疾病进一步发展的"因"。如《灵枢·本神》篇说:"心怵惕思虑则伤神,神伤则恐惧自失,破䐃脱肉,毛悴色夭,死于冬。"这是个具体的疾病因果交替发展变化的过程。情志病邪作为因,产生正不敌邪、心神不足之果;心神损伤又作为因,累及肺脾不足,而见肌肉消瘦、皮毛憔悴;而肺脾病变则又进一步加深了心神之亏虚,导致心火不足,令冬季寒水当旺时,病情恶化。如此原因与结果交替,形成了一个循环链,但它并非是上次循环之重复,而是呈现一个螺旋式的发展过程。在这一过程里,每一环节既是前一现象的后果,同时又是后一现象的原因。

再如《素问·风论》说："风者,善行而数变,腠理开则洒然寒,闭则热而闷,其寒也则衰食饮,其热也则消肌肉,故使人㑊栗而不能食。"其中寒热之机体阴阳有余与不足的病理改变,既是风邪侵入之结果,又是产生脾胃病变之原因。

随着因果交替的不断向前推进,疾病可出现明显的阶段性。例如疾病之前驱期、明显期、转归期,以及伤寒之六经,温病之卫气营血、三焦等阶段、层次之划分,均属于此。再如胃痛由肝气犯胃、肝胃郁热型逐渐发展至瘀血停滞、胃阴亏虚等型,就具有明显的阶段性。它如内伤杂病中的由噎—膈,由瘕—闭,由癫—狂,中风由闭证—脱证,以及肺痈由初期—成痈期—溃脓期恢复期等,其阶段性意义则格外显著了。这种因果交替的最终结局,可因为因果交替向坏的方向发展而形成恶性循环导致死亡,如由眩晕发至中风或黄疸病中的阳黄转阴黄等。或可向好的方向发展形成良性循环而恢复健康,如由积证变为聚证或由阴水转为阳水等。《素问·藏气法时论》阐述了五脏病在五脏之气盛衰生克等不同情况下的转归,将其发展过程分为"起"、"愈"、"加"、"持"四个不同阶段。其中"起"、"愈"是因果交替进入良性循环的结果,"加"则是进入恶性循环之结果,而"持"是正邪相当,因果交替处于暂时的相对静止的状态。

疾病过程中的因果联系是复杂的。同一原因可引起几个不同结果,多个原因也可导致同一结果。如《内经》认为肾为水脏,为水液代谢之本,肾气不足,排泄无权,水聚为病。水湿郁滞作为病因又可导致一系列不同之结果:若郁滞肌腠,则卫气运行不畅,易招致外邪侵袭;郁于肺,则宣发肃降失责,而见喘促,不得卧;滞留于腹,则可为腹大臌瘕等。可见肾气不足之病理改变,可导致机体多处的病理改变。痹证的基本病理变化是局部气血之郁滞,而导致郁滞,则是四种病邪——风寒湿热杂至的结果。

疾病过程中因果交替的各个环节所起的作用并不相同,有些环节是主要的,有些则是次要的。因此,在施治上只有抓住疾病过程中的主导环节,才能提出有效的治疗措施,打断其恶性循环,建立良性循环,使疾病向痊愈方向发展。

《内经》中有及早打破疾病恶性循环的观点,如"邪风之至,疾如风雨,如善治者治皮毛,其次治肌肤,其次治筋脉,其次治六腑,其次治五脏。治五脏者,半死半生也","上工救其萌芽,下工救其已成,救其已败",都强调了早期截断病邪发展的重要性,即一方面可及时控制病邪蔓延深入,一方面可避免正气的过度损耗。张仲景《金匮要略》首篇之"见肝之病,知肝传脾,当先实脾"论述,亦是这种思想的具体表现。当代一些医家提出的"截断扭转"的治疗方法,在临床上收效较好,这也是受病机学疾病传变转归思想启发的结果。

（3）自我阴阳调节

《内经》认为,机体正常的生理状态为体内外阴阳平衡协调,不然则为疾病。此亦所谓"阴平阳秘,精神乃治,阴阳离决,精气乃绝"。《内经》还认为,疾病过程中机体内部存在着恢复阴阳平衡的调节能力。《素问·调经论》说:"血之与气并走于上,则为大厥,厥则暴死,气复返则生,不返则死矣。"血气在病邪刺激下,发生逆乱性病理改变,升降运行失去平衡,但若调节奏效,则返生有望。《素问·脏气法时论》等篇章,便讨论了一些疾病的自然好转与阴阳五行间的关系,如"病在肝,愈于夏,起于春","心病者,愈在戊己,起于丙丁","脾病者,日昳慧,下晡静"等,这是机体固有的维持体内外阴阳平衡协调的自控本能,即自我阴阳调节。自我调节是在心神统率下,通过脏腑的紧密配合,经络的相互联属,气血的周流循环而完成的。《内经》阴阳学说从生命运动内在的动因与源泉角度,阐述了对机体功能、物质运动平衡调节之理解,强调了阴阳自我协调是整体动态平衡之最一般的规律。五行学说是对阴阳学说的补充,它主要从五行制化与胜复的角度阐明了机体客观存在的自行调节制与途径。

《素问·六微旨大论》说:"亢则害,承乃制,制则生化。"张景岳《类经》说:"造物之机,不可无生,亦不可无制。无生则发育无由,无制则亢而为害。"必须生中有制,制中有生,才能生化不息,相反相成。如在正常情况下,一方面木受金之制约,但木又能通过生火而反制金,使金对己之制不致过甚;另一方面,木受水滋,木又通过生火加强对金的制约以消弱金生水的作用,使水对己之资助与促进不致过分。两方面的结合,使木处于不亢不衰的状态,而木的不亢不衰又使火得以正常生化发展,这是制化调节的大致情形。但仅以相生相克的制化调节,尚不足说明事物发生某些异常变化时,在一定限度内能保持自身相对稳定的情况,必须还要胜复制化调节。《素问·六节藏象论》说:"太过,则薄所不胜,而乘所胜也。……不及,则所胜妄行,而所生受病,所不胜薄之也。"《素问·至真要大论》则说:"有胜之气,其必来复也。"有胜气出现,必然有复气来调节,这便是胜复调节规律。如木太过为胜气,则乘土令其衰,土因而减弱了对水的制约,水盛使火偏衰,则减轻了对金的制约,金旺则克伐太过之木,使其恢复正常。相反,木不及则金侮,使木制土不力,导致土气偏盛,土制水加剧水之衰,从而火气偏亢加强了制金,金衰则消弱了对木的制约,使木不及之气变为平气;维持了五行系统的相对平衡。《素问·天元纪大论》说:"形有盛衰,谓五行之治,各有太过不及也。故其始也,有余而往,不足随之,不足而往,有余从之。"便是指的这一调节过程。它又说:"夫五运阴阳者,天地之道也,万物之纲纪,变化之父母。"由此可见,阴阳五行学说是机体自我阴阳调节的理论核心。

在正常生理状态下,机体自我阴阳调节具体体现于气血阴阳的互根互制及脏腑经络间的五行生克制化,它使机体在不断变动的内外环境中,保持自身生命运动动态平衡,保证各种正常生理功能的发挥。在疾病过程中,病邪之侵扰是破坏机体内外平衡协调的重要因素。因而,此时自我阴阳调节作用具体反映在正气的抗邪纷争中,其抗争是全身性的,而首先表现于相应的病位上。在整个疾病过程中,体内正气通过与病邪的抗争,力图驱逐或消除病邪。并且纠正已经产生的平衡偏颇,维持协调。"阴者藏精而起亟也,阳者卫外而为固也。"机体阴阳之气是正气的集中概括,当正气强大时,疾病可以迅速恢复。如《伤寒论》说:"太阳病,脉浮紧,发热,身无汗,自衄者愈。"即说明侵于肌表的寒邪,可随着津血的外出而被机体阳气逐出,表证即瘥。当正邪相当,病邪可被阴阳正气局限于某一病位或机体浅表,并随正气的逐渐增强而消除。《伤寒论》中说:"太阳病,头痛,至七日以上自愈者,以行其经尽故也。"说明正能抗邪,就可平安度过自然病程。当正不敌邪,邪气对正气及脏腑产生了一定限度的损伤,此时自我阴阳调节作用,也能通过机体物质与功能的病理性代偿,最大限度地抵消病邪干扰,维持生化功能的继续进行。这种代偿作用,可表现于阴精、气血等物质的弥补与修复、功能的代替与维持等等。如一定程度之失血,气能生之;某种程度之津液耗损,阴精能补充之。若自我阴阳调节能力低下,则邪气易于扩散,或迅疾入里,病情可致恶化,甚则亢而无制,衍为大病,如身体素质较差和慢性病患者又得新病,一般总比常人严重。伤寒病寒邪直入三阴,呈现一派阴盛阳微证候等,即为是例。

此外,自我调节作用还具体体现于疾病康复阶段中阴阳正气的来复。《素问·五常政大论》"无代化,无违时,必养必和,待其来复"的论述便明确了这种思想。后世医家结合临床,对此有进一步的认识。《伤寒论》记载的"风家表解而不了了者,十二日愈","凡病若发汗,若吐下,若亡血,亡津液,阴阳自和者,必自愈"等论述都是指邪气去后,机体靠阴阳自和的调节功能,使阴阳在新的基础上重归平衡,疾病向愈。

疾病过程中的自我阴阳调节,主要体现了机体正气对病邪的各种反应,它是疾病向愈的促进力量。因而,在临床病机辨析中,重视辨析它的状况,并合参病理改变与疾病传变,对制定最佳的治疗、调节方案有着十分积极的意义。

大师的这些医学思想,正是我们需要传承的重要内容。虽然上述内容并非为痹证而发,但完全包括了痹的发病机制。因此,我们希望通过学习揣摩,从中找到对痹证本质的深刻认识,从而为攻克痹证这种医学顽疾,做出贡献。

十、《内经》论痹之九——防未病

师：说到对痹的预防，通常总是从痹的发病说起。未病防病，已病防变，找出易感人群。对关节病变，西医有预防措施，中医这方面就要差一些了。其实中医也不是没有预防理论，在我看来，中医的预防理论比之于西医未必逊色，甚至更有特色，只是在痹证方面没有得到很好的陈述与发挥。今天公认中医的一大长处就是治未病，在痹证里面可不可以运用治未病思想。我一直在想，痹证的治未病思想应该如何体现。治未病的内涵，不外乎未病防病，已病防变。张仲景在《金匮要略》中说："夫治未病者，见肝之病，知肝传脾，当先实脾，四季脾旺不受邪，即勿补之；中工不晓其传，见肝之病，不解实脾，惟治肝也。"我在痹证研究上的心得是，由痹传痿应该是一个传变规律。我们在临床上治疗痹证的时候，就要有防止其向痿转化思想准备与治疗手段。

生：现在临床上对痹的预防主要是环境与体质，提出的主张为痹证是因正气不足，感受外在的风寒湿热之邪而成。因此，预防方面，锻炼身体，增强机体御邪能力；创造条件，改善阴冷潮湿等不良的工作、生活环境，避免外邪入侵；一旦受寒、冒雨等应及时治疗，如服用姜汤、午时茶等以祛邪等措施都有助于预防痹证的发生。病后调摄护理方面，更需做好防寒保暖等预防工作；应保护病变肢体，提防跌仆等以免受伤；视病情适当对患处进行热熨、冷敷等，可配合针灸、推拿等进行治疗；鼓励和帮助患者对病变肢体进行功能锻炼，有助痹证康复。这些措施，应该是一种原则上的指导，而李大师引用仲景思想指导的预防主张，明确提出痹证的一种转归是由痹转痿，在操作层面就更加具体了。故李大师于临床实践中，在这种指导思想下，遇到痹证患者，每于开具内服药和（或）外用药后，均向患者交代用药、生活起居、饮食宜忌、情绪调节等方面的注意事项，尤其注重培养患者的自我保健习惯，交代采用具体的康复保健手法，或拍打关节，或叩击胸骨，或下蹲，或步行……均为了防止出现这种由痹转痿的转归。李大师说，其实在达尔文发现著名的"生物进化论"之前，就有拉马克提出的"用进废退"学说，其代表性的例子就是关于长颈鹿的长颈是如何形成的。这个学说虽然没有成为科学，但给我们医务工作者的启示还是非常重要的：用进废退——认为生物在新环境的直接影响下，习性改变、某些经常使用的器官发达增大，不经常使用的器官逐渐退化。因此，我们不能因为有痹证一运动就引起关节疼痛，就真的减少运动，如果那样的话，肌肉、关节等均因废用而失去了功能，从而使痹转痿了，恢复起来就极其困难。故而，李大师采用多种措施并用，阻止或延缓这一严重后果。

根据《素问·痹论》提示的痹的方方面面，痹证的防未病还可以从病因上、病变部位上、传导通路上、病机转化上等等方面着眼。如外邪病因风、寒、湿所致之行、痛、着三痹（风寒湿三气杂至，合而为痹也。其风气胜者为行痹，寒气胜者为痛痹，湿气胜者为着痹），可以考虑如何阻止或转变这种三气盛条件。内因致痹涉及五脏(阴气者,静则神藏,躁则消亡,饮食自倍,肠胃乃伤。淫气喘息,痹聚在肺;淫气忧思,痹聚在心;淫气遗溺,痹聚在肾;淫气乏竭,痹聚在肝;淫气肌绝,痹聚在脾),应该考虑如何纠正痹前状态。

外邪内传至五脏六腑的内脏痹,可表现为浅表的皮、肌、脉、筋、骨五体痹,及心、肝、脾、肺、肾五脏痹(帝曰:其有五者何也? 岐伯曰:以冬遇此者为骨痹,以春遇此者为筋痹,以夏遇此者为脉痹,以至阴遇此者为肌痹,以秋遇此者为皮痹),在治未病方面,针对前者可以提前做季节性防范,针对后者防止其传(帝曰:内舍五脏六腑,何气使然? 岐伯曰:五脏皆有合,病久而不去者,内舍于其合也。骨痹不已,复感于邪,内舍于肾。筋痹不已,复感于邪,内舍于肝。脉痹不已,复感于邪,内舍于心。肌痹不已,复感于邪,内舍于脾。皮痹不已,复感于邪,内舍于肺。所谓痹者,各以其时,重感于风寒湿之气也)。

至于痹之病程长短及预后(诸痹不已,亦益内也。其风气胜者,其人易已也。帝曰:痹,其时有死者,或疼久者,或易已者,其故何也? 岐伯曰:其入脏者死,其留连筋骨间者疼久,其留皮肤间者易已),完全可以划归为治未病的范畴。正如岐伯所说"五脏有俞,六腑有合,循脉之分,各有所发,各随其过,则病瘳也",其包含的种种缩短病程等努力,实则是治未病的内容。

十一、《内经》中有关痹的相关内容

提示： 大师以为，痹证的研究应该放在整个《内经》大背景下进行综合考察，那么就应该将《内经》中所有与痹有涉的内容都摸一遍。以下我们尽可能将前面涉及甚少的《内经》与痹相关条文列出。

素问

生气通天论篇第三

阳气者，精则养神，柔则养筋。开阖不得，寒气从之，乃生大偻。

金匮真言论篇第四

故冬不按跷，春不鼽衄，春不病颈项，仲夏不病胸胁，长夏不病洞泄寒中，秋不病风疟，冬不病痹厥、飧泄而汗出也。

阴阳别论篇第七

一阴一阳结谓之喉痹。阴搏阳别谓之有子。

五脏生成篇第十

人卧，血归于肝。肝受血而能视，足受血而能步，掌受血而能握，指受血而能摄。卧出而风吹之，血凝于肤者为痹，凝于脉者为泣，凝于足者为厥。此三者血行而不得反其空，故为痹厥也。

异法方宜论篇第十二

故其民皆致理而赤色，其病挛痹，其治宜微针。

移精变气论篇第十三

中古之治病，至而治之。汤液十日，以去八风五痹之病。十日不已，治以草苏草荄之枝。本末为助，标本已得，邪气乃服。

诊要经终论篇第十六

令人洒洒时寒。冬刺春分，病不已，令人欲卧不能眠，眠而有见。冬刺夏分，病不愈，气上，发为诸痹。

脉要精微论篇第十七

按之至骨脉气少者,腰脊痛而身有痹也。

平人气象论篇第十八

尺热曰病温,尺不热脉滑曰病风,脉涩曰痹。

玉机真藏论篇第十九

是故风者,百病之长也。今风寒客于人,使人毫毛毕直,皮肤闭而为热。当是之时,可汗而发也。盛痹不仁肿病,当是之时,可汤熨及火灸刺而去之。弗治,病入舍于肺,名曰肺痹,发咳上气弗治,肺即传而行之肝,病名曰肝痹,一名曰厥,胁痛出食。当是之时,可按若刺耳。弗治,肝传之脾,病名曰脾风,发痹,腹中热,烦心,出黄。当此之时,可按、可药、可浴。弗治,脾传之肾,病名曰疝瘕,少腹冤热而痛,出白,一名曰蛊。当此之时,可按、可药。弗治,肾传之心,病筋脉相引而急,病名曰瘛。当此之时,可灸、可药。弗治,满十日,法当死。肾因传之心,心即复反传而行之肺,发寒热,法当三岁死,此病之次也。

宣明五气篇第二十三

邪入于阳则狂,邪入于阴则痹。

逆调论篇第三十四

帝曰:人之肉苛者,虽近衣絮犹尚苛也,是谓何疾?岐伯曰:荣气虚,卫气实也。荣气虚则不仁,卫气虚则不用,荣卫俱虚则不仁且不用,肉如故也。人身与志不相有,曰死。

帝曰:人有身寒,汤火不能热,厚衣不能温,然不冻慄,是为何病?岐伯曰:是人者素肾气胜,以水为事,太阳气衰,肾脂枯不长,一水不能胜两火。肾者水也而生于骨,肾不生则髓不能满,故寒甚至骨也。所以不能冻慄者,肝一阳也,心二阳也,肾孤脏也,一水不能胜二火,故不能冻慄,病名曰骨痹,是人当挛节也。

风论篇第四十二

风气与太阳俱入行诸脉俞,散于分肉之间,与卫气相干,其道不利,故使肌肉愤 而有痹,卫气有所凝而不行,故其肉有不仁也。

长刺节论篇第五十五

病在筋,筋挛节痛,不可以行,名曰筋痹,刺筋上为故,刺分肉间,不可中骨也,病起筋炅病已止。病在肌肤,肌肤尽痛,名曰肌痹,伤于寒湿,刺大分小分,多发针而深之,以热为故,无伤筋骨,伤筋骨,痛发若变,诸分尽热病已止。病在骨,骨重不可举,骨髓酸痛,寒气至,名曰骨痹,深者刺无伤脉肉为故,其道大分小分,骨热病已止。

皮部论篇第五十六

阳明之阳,名曰害蜚。上下同法。视其部中有浮络者,皆阳明之络也。其色多青则痛,多黑则痹,黄赤则热,多白则寒,五色皆见则寒热也。络盛则入客于经。阳主外,阴主内。

气穴论篇第五十八

积寒留舍,荣卫不居,卷肉缩筋,肋肘不得伸,内为骨痹,外为不仁,命日不足,大寒流于豁谷也。

四时刺逆从论篇第六十四

厥阴有余病阴痹,不足病生热痹。少阴有余病皮痹隐轸,不足病肺痹。太阴有余病肉痹寒中,不足病脾痹。阳明有余病脉痹身时热,不足病心痹。太阳有余病骨痹身重,不足病肾痹。少阳有余病筋痹胁满,不足病肝痹。

冬刺经脉,血气皆脱,令人目不明。冬刺夏分,病不愈,气上,发为诸痹;泄脉气故也。冬刺络脉,血气外泄,留为大痹。冬刺秋分,病不已,令人善渴。肺气不足,故发渴。

气交变大论篇第六十九

岁火不及,寒乃大行,痿痹,足不任身。

至真要大论篇第七十四

太阴司天,肘肿骨痛阴痹。除痹者,按之不得。
少阴在泉,主胜则厥气上行,心痛发热,膈中,众痹皆作。

灵枢

邪气脏腑病形篇第四

心脉微大为心痹,引背,善泪出。肺脉微大为肺痹,引胸背,起恶日光。肝脉微大为肝痹,除缩,欬引小腹。

寿夭刚柔篇第六

病在阳者名日风,病在阴者名日痹,阴阳俱病名日风痹。病有而不痛者,阳之类也;无形而痛者,阴之类也。无形而痛者,其阳完而阴伤之也,急治其阴,无攻其阳。有形而不痛者,其阴完而阳伤之也,急治其阳,无攻其阴。阴阳俱动,乍有形,乍无形,加以烦心,命日阴胜其阳,此谓不表不里,其形不久。

厥病篇第二十四

风痹淫泺,病不可已者,足如履冰,肘如入汤中,股胫淫泺,烦心头痛,时呕时闷,眩已汗出,久则目眩,悲以喜恐,短气不乐,不出三年死也。

五变篇第四十六

黄帝曰:何以候人之善病痹者? 少俞答曰:粗理而肉不坚者,善病痹。黄帝曰:痹之高下有处乎? 少俞答曰:欲知其高下者,各视其部。

五色篇第四十九

雷公曰:小子闻风者百病之始也,厥逆者寒湿之起也,别之奈何?黄帝曰:常候阙中,薄泽为风,冲浊为痹,在地为厥,此其常也,各以其色言其病。

五禁篇第六十一

黄帝曰:何谓五逆?岐伯曰:热病脉静,汗已出,脉盛躁,是一逆也;病泄,脉洪大,是二逆也;着痹不移,䐃肉破,身热,脉偏绝,是三逆也;淫而夺形、身热,色天然白,乃后下血衄,血衄笃重,是谓四逆也;寒热夺形,脉坚搏,是谓五逆也。

阴阳二十五人篇第六十四

足阳明之下,……血少气多则肉而善瘃;血气皆少则无毛,有则稀枯悴,善痿厥足痹。足少阳之上,……血气皆少则无须,感于寒湿则善痹,骨痛爪枯也。

邪客篇第七十一

脉大以涩者,为痛痹。

论疾诊尺篇第七十四

尺肤涩者,风痹也。诊血脉者,多黑为久痹。

九针论篇第七十八

邪入于阴则为血痹。

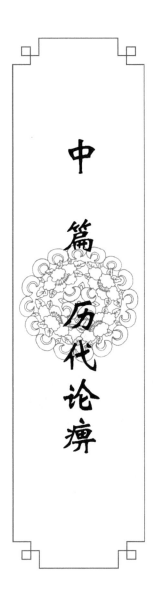

中篇 历代论痹

提示　自从《内经》奠定了痹证的基本认识后,历代医家对痹证也多有发展。大师对此也下过一番工夫,取得了较为深刻的认识。根据大师的指点,我们也花了大量时间梳理古代医学文献中与痹有关的部分,辑为此篇。

师:《内经》之后,根据现有文献,最重要的痹证传承是张仲景的《伤寒杂病论》与华佗的《中藏经》。《伤寒杂病论》后又析为《伤寒论》与《金匮要略》。《伤寒论》与《金匮要略》中都有痹证内容,只是以《金匮要略》中更多更全面一些。关于仲景治痹的学术研究,我想结合新安医家的治痹经验一起讲。

生:现在认为,张仲景的《伤寒杂病论》后又析为《伤寒论》与《金匮要略》。其中《金匮要略》是有关杂病的部分,它在《内经》痹证理论基础上,把理论与实践相结合,创制了许多治痹的有效方剂。可以说,《金匮要略》奠定了五体痹证治疗的方剂学基础。大师要将仲景治痹经验结合新安医家的治痹经验一起讲,是因为新安医家在仲景学说研究方面建树甚多,同时,新安医家的治痹经验,也多来自于仲景学说。

一、《中藏经》之痹论

师:《中藏经》有六个专篇论痹。《中藏经》旧传为华佗所撰,其真实性待考,但《中藏经》的写作年代与《伤寒杂病论》相当接近应该是没有问题的。而且《内经》之后,最为集中论痹的较早典籍要属《中藏经》了。《中藏经》也提示了《内经》之后,对痹证的传承路数。

生:《中藏经》的成书年代,自古就没有定论。清代学术大家孙星衍认为:"此书文义古奥,似是六朝人所撰。"则其成书年代较早当无疑问。《中藏经》自第三十三《论痹》起,至第三十八《论骨痹》为论痹专篇。《中藏经》第三十三《论痹》,相当于一篇总纲。它既讲了病因病机,也讲了五脏归属、痹之分型、基本特点、症状表现。

《中藏经》论痹分气血肉筋骨,与《内经》较为接近。其"痹者,风寒暑湿之气,中于人脏腑之为也"的痹证发病说,与《内经》相比,《中藏经》在风寒湿的基础上,多了一个暑字,也较为符合实际。总体来看,《中藏经》对症状的表述较《内经》更具体,表明经过《内经》到《中藏经》这段时间,医家对痹证的了解更加精细化了。这也标示着疾病的研究过程,它总是在持续发展着,所以我们也要不断发展对疾病的深入了解。大师的学生马继松等人以为,李老视《中藏经》有关五体痹的论述为一条经线,将其贯穿于五种痹证的"名义"、"源流"、"病因病理"、"诊查要点"、"辨证论治"、"其他疗法及效方"等六大研讨范围的始终,如此重视《中藏经》者,在历代前贤和近贤的论著中诚属少见。这表明,大师对《中藏经》在痹证方面的重视程度,是仅次于对《内经》的重视的程度。而且《中藏经》论痹较三痹说多出一个暑字,对于临床也是有启发意义的。另外,《中藏经》认为肝肾亏损是筋痹形成的内因,其病机是本虚标实,故将《中藏经》提出的"活血以补肝,温气以养肾"作为具体治则,以指导对筋痹的分型治疗,也拓宽了痹证治疗的方法。

《中藏经》有关痹的论述大致如下:

论痹第三十三

痹者,风寒暑湿之气,中于人脏腑之为也。入腑则病浅易治,入脏则病深难治。而有风痹,有寒痹,有湿痹,有热痹,有气痹,而又有筋骨血肉气之五痹也。

大凡风寒暑湿之邪,入于肝则名筋痹,入于肾则名骨痹,入于心则名血痹,入于脾则名肉痹,入于肺则名气痹。感病则同,其治乃异。

痹者,闭也。五脏六腑感于邪气,乱于真气,闭而不仁,故曰痹。病或痛,或痒,或淋,或急,或缓而不能收持,或拳而不能舒张,或行立艰难,或言语謇涩,或半身不遂,或四肢拳缩,或口眼偏邪,或手足软侧,或能行步而不能言语,或能言语而不能行步,或左偏枯,或右壅滞,或上不通于下,或下不通于上,或大腑闭塞(一作小便秘涩),或左右手疼痛,或得疾而即死,或感邪而未亡,或喘满而不寐,或昏冒而不醒,种种诸症,皆出于痹也。

痹者,风寒暑湿之气中于人,则使之然也。其于脉候,形证,治疗之法亦各不同焉。

论气痹第三十四

气痹者,愁忧思喜怒过多,则气结于上,久而不消,则伤肺,肺伤则生气渐衰,则邪气愈胜,留于上,则胸腹痹而不能食,注于下则腰脚重而不能行,攻于左则左不遂,冲于右则右不仁,贯于舌则不能言,遗于肠中则不能溺,壅而不散则痛,流而不聚则麻。真经既损,难以医治。邪气不胜,易为痊愈,其脉右手寸口沉而迟涩者是也。宜节忧思以养气,慎(一作绝)喜怒以全真,此最为良法也。

论血痹第三十五

血痹者,饮酒过多,怀热太盛。或寒折于经络,或湿犯于荣卫,因而血抟,遂成其咎,故使人血不能荣于外,气不能养于内,内外已失,渐渐消削,左先枯则右不能举,右先枯则左不能伸,上先枯则上不能制于下,下先枯则下不能克于上,中先枯则不能通疏,百证千状,皆失血也。其脉左手寸口脉结而不流利,或如断绝者是也。

论肉痹第三十六

肉痹者,饮食不节,膏粱肥美之所为也。脾者,肉之本,脾气已失,则肉不荣,肉不荣则肌肤不滑泽,肌肉不滑泽则腠理疏,则风寒暑湿之邪易为入,故久不治,则为肉痹也。肉痹之状,其先能食而不能充悦四肢,缓而不收持者是也。其右关脉举按皆无力,而往来涩者是也。宜节饮食,以调其脏;常起居,以安其脾;然后依经补泻,以求其愈尔。

论筋痹第三十七

筋痹者,由怒叫无时,行步奔急,淫邪伤肝,肝失其气,因而寒热所客,久而不去,流入筋会,则使人筋急而不能行步舒缓也,故曰筋痹。宜活血以补肝,温气以养肾,然后服饵汤丸。治得其宜,即疾瘳已,不然则害人矣。其脉左关中弦急而数,浮沉有力者是也。

论骨痹第三十八

骨痹者,乃嗜欲不节,伤于肾也。肾气内消,则不能关禁,不能关禁,则中上俱乱,中上俱乱,则三焦之气痞而不通,三焦痞而饮食不糟粕,饮食不糟粕则精气日衰,精气日衰则邪气妄入,邪气妄入则上冲心舌,上冲心舌则为不语,中犯脾胃则为不充,下流腰膝则为不遂,傍攻四肢则为不仁。寒在中则脉迟,热在中则脉数,风在中则脉浮,湿在中则脉濡,虚在中则脉滑,其证不一,要在详明,治疗法列于后章。

按,所谓治疗法列于后章,即 论治中风偏枯之法第三十九,其文曰:

人病中风偏枯,其脉数,而面干黑黬,手足不遂,语言謇涩,治之奈何?在上则吐之,在中则泻之,在下则补之,在外则发之,在内则温之、按之、熨之也。吐谓吐出其涎也,泻谓通其塞也,补谓益其不足也,发谓发其汗也,温谓驱其湿也,按谓散其气也,熨谓助其阳也。治之各合其宜,安可一揆?在求其本。脉浮则发之,脉滑则吐之,脉伏而涩则泻之,脉紧则温之,脉迟则熨之,脉闭则按之。要察其可否,故不可一揆而治者也。

附 《中藏经》对体、脏痹关系的认识

李济仁

　　《中藏经》十分强调脏虚在体痹发病中的决定性作用。其曰："痹者,风寒暑湿之气,中于脏腑之为也。"认为没有脏气之虚,就没有体痹之成,"大凡风寒暑湿之邪,入于肝则名筋痹,入于肾则名骨痹,入于心则名血痹,入于脾则名肉痹,入于肺则名气痹。"对每一体痹都详述其病因病机、证候及治法。如论筋痹"由怒叫无时,行步奔急,淫邪伤肝,肝失其气,因而寒热所客,久而不去,流入筋会,则使人筋急而不能行步舒缓也。故曰筋痹。宜活血以补肝,温气以养肾,然后服饵汤丸,治得其宜,即疾瘳已,不然,则害人矣。其脉左关中弦急而数、浮沉有力者是也。"所论较《内经》具体、全面而深刻。但有两点值得提出:一是五体痹的名称与《内经》有所不同,《内经》是皮、肌、脉、筋、骨痹,《中藏经》是气、肉、血、筋、骨痹。二是所论痹证包括了类中风的证候,如论痹证"或言语謇涩,或半身不遂……或口眼偏斜……"。这三大症状正是类中风的基本特征,不应归属于痹证。

　　《中藏经》认为肝肾亏虚是筋痹形成的内因,并提出了"活血以补肝,温气以养肾"这一治疗本虚标实型筋痹的重要治则。筋为肝所主,赖精血以濡养。肝藏血,肾藏精,肝肾不足,筋失所养,为外邪所客,遂发为筋痹。痹者不通,寒凝血滞,故温气活血以治其标;痹虽在筋,虚在肝肾,故补肝养肾以治其本。

　　《中藏经》详细分析了骨痹形成的病理机制。"骨痹者,乃嗜欲不节,伤于肾也。肾气内消则不能关禁,不能关禁则中上俱乱,中上俱乱则三焦之气痞而不通,三焦痞则饮食不糟粕,饮食不糟粕则精气日衰,精气日衰则邪气妄入,邪气妄入则上冲心舌,上冲心舌则为不语,中犯脾胃则为不充,下流腰膝则为不遂,傍攻四肢则为不仁,寒在中则脉迟,热在中则脉数,风在中则脉浮,湿在中则脉濡,虚在中则脉滑。其证不一,要在详明。"强调肾虚是引邪入客的关键,而嗜欲不节是造成肾虚的重要原因,因此,固护肾气,保养肾精是预防骨痹的首要环节。

　　《中藏经》把脉痹与心痹合称为血痹。"血痹者,饮酒过多,怀热太盛,或寒折于经络,或湿犯于荣卫,因而血抟,遂成其咎。故使人血不能荣于外,气不能养于内,内外已失,渐渐消削。左先枯则右不能举,右先枯则左不能伸,上先枯则上不能制于下,下先枯则下不能克于上,中先枯则不能疏通。百证千状,皆失血也。其脉左手寸口脉结而不流利,或如断绝者是也。"这里的血不流行,主要责之于"虚"。

二、隋唐时期医家论痹

隋唐时期的重要医学著作《诸病源候论》与《千金要方》对痹证的论述较多。其中又以《诸病源候论》的痹及其他与痹相关者更加集中,而且讲述得非常清楚,且符合《内经》之旨。可以从中看出古人对痹及其相关疾病的重视程度。其主要论述有:

风痉候

风痉者,口噤不开,背强而直,如发痫之状。其重者,耳中策策痛;卒然身体痉直者,死也。由风邪伤于太阳经,复遇寒湿,则发痉也。

诊其脉,策策如弦,直上下者,风痉脉也。(《诸病源候论》卷之一·风病诸候上·七)

风角弓反张候

风邪伤人,令腰背反折,不能俯仰,似角弓者,由邪入诸阳经故也。(《诸病源候论》卷之一·风病诸候上·八)

风口㖞候

风邪入于足阳明、手太阳之经,遇寒则筋急引颊,故使口㖞僻,言语不正,而目不能平视。诊其脉,浮而迟者可治。(《诸病源候论》卷之一·风病诸候上·九)

风腲退候

风腲退者,四肢不收,身体疼痛,肌肉虚满,骨节懈怠,腰脚缓弱,不自觉知是也。由皮肉虚弱,不胜四时之虚风,故令风邪侵于分肉之间,流于血脉之内使之然也。经久不瘥,即变成水病。(《诸病源候论》卷之一·风病诸候上·十二)

风偏枯候

风偏枯者,由血气偏虚,则腠理开,受于风湿,风湿客于半身,在分腠之间,使血气凝涩,不能润养,久不瘥,真气去,邪气独留,则成偏枯。其状半身不随,肌肉偏枯,小而痛,言不变,智不乱是也。邪初在分腠之间,宜温卧取汗,益其不足,损其有余,乃可复也。

诊其胃脉沉大,心脉小牢急,皆为偏枯。男子则发左,女子则发右。若不瘖,舌转者可治,三十日起。其年未满二十者,三岁死。又左手尺中神门以后脉足太阳经虚者,则病恶风偏枯,此由愁思所致,忧虑所为。其汤熨针石,别有正方,补养宣导,今附于后。(《诸病源候论》卷之一·风病诸候上·十三)

风四肢拘挛不得屈伸候

此由体虚腠理开,风邪在于筋故也。春遇痹,为筋痹,则筋屈,邪客关机,则使筋挛。

邪客于足太阳之络,令人肩背拘急也。足厥阴,肝之经也。肝通主诸筋,王在春。其经络虚,遇风邪则伤于筋,使四肢拘挛,不得屈伸。

诊其脉,急细如弦者,筋急足挛也。若筋屈不已,又遇于邪,则移变入肝。其病状,夜卧则惊,小便数。(《诸病源候论》卷之一·风病诸候上·十四)

风身体手足不随候

风身体手足不随者,由体虚腠理开,风气伤于脾胃之经络也。足太阴为脾之经,脾与胃合。足阳明为胃之经,胃为水谷之海也。脾候身之肌肉,主为胃消行水谷之气,以养身体四肢。脾气弱,即肌肉虚,受风邪所侵,故不能为胃通行水谷之气,致四肢肌肉无所禀受;而风邪在经络,抟于阳经,气行则迟,机关缓纵,故令身体手足不随也。

诊脾脉缓者,为风痿,四肢不用。又心脉、肾脉俱至,则难以言,九窍不通,四肢不举。肾脉来多,即死也。其汤熨针石,别有正方,补养宣导,今附于后。(《诸病源候论》卷之一·风病诸候上·十五)

风湿痹身体手足不随候

风寒湿三气合而为痹。其三气时来,亦有偏多偏少。而风湿之气偏多者,名风湿痹也。人腠理虚者,则由风湿气伤之,抟于血气,血气不行,则不宣,真邪相击,在于肌肉之间,故其肌肤尽痛。然诸阳之经,宣行阳气,通于身体,风湿之气客在肌肤,初始为痹。若伤诸阳之经,阳气行则迟缓,而机关弛纵,筋脉不收摄,故风湿痹而复身体手足不随也。(《诸病源候论》卷之一·风病诸候上·十六)

风痹手足不随候

风寒湿三气合而为痹。风多者为风痹。风痹之状,肌肤尽痛。诸阳之经,尽起于手足,而循行于身体。风寒之客肌肤,初始为痹,后伤阳经,随其虚处而停滞,与血气相抟,血气行则迟缓,使机关弛纵,故风痹而复手足不随也。其汤熨针石,别有正方,补养宣导,今附于后。(《诸病源候论》卷之一·风病诸候上·十七)

风半身不随候

风半身不随者,脾胃气弱,血气偏虚,为风邪所乘故也。脾胃为水谷之海,水谷之精化为血气,润养身体。脾胃既弱,水谷之精润养不周,致血气偏虚,而为风邪所侵,故半身不随也。

诊其寸口沉细,名曰阳内之阴。病苦悲伤不乐,恶闻人声,少气,时汗出,臂偏不举。

又寸口偏绝者,则偏不随;其两手尽绝者,不可治也。(《诸病源候论》卷之一·风病诸候上·十八)

偏风候

偏风者,风邪偏客于身一边也。人体有偏虚者,风邪乘虚而伤之,故为偏风也。其状,或不知痛痒,或缓纵,或痹痛是也。其汤熨针石,别有正方,补养宣导,今附于后。(《诸病源候论》卷之一·风病诸候上·十九)

风軃曳候

风軃曳者,肢体弛缓不收摄也。人以胃气养于肌肉经络也。胃若衰损,其气不实,经脉虚,则筋肉懈惰,故风邪抟于筋而使軃曳也。(《诸病源候论》卷之一·风病诸候上·二十)

风不仁候

风不仁者,由荣气虚,卫气实,风寒入于肌肉,使血气行不宣流。其状,搔之皮肤如隔衣是也。诊其寸口脉缓,则皮肤不仁。不仁,脉虚数者生,牢急疾者死。其汤熨针石,别有正方,补养宣导,今附于后。(略)(《诸病源候论》卷之一·风病诸候上·二十一)

风湿痹候

风湿痹病之状,或皮肤顽厚,或肌肉酸痛。风寒湿三气杂至,合而成痹。其风湿气多而寒气少者,为风湿痹也。由血气虚,则受风湿,而成此病。久不瘥,入于经络,抟于阳经,亦变令身体手足不随。其汤熨针石,别有正方,补养宣导,今附于后。(略)(《诸病源候论》卷之一·风病诸候上·二十二)

风湿候

风湿者,是风气与湿气共伤于人也。风者,八方之虚风;湿者,水湿之蒸气也。若地下湿,复少霜雪,其山水气蒸,兼值暖,腠退人腠理开,便受风湿。其状,令人懈惰,精神昏愦。若经久,亦令人四肢缓纵不随,入脏则痦痖,口舌不收;或脚痹弱,变成脚气。其汤熨针石,别有正方,补养宣导,今附于后。(略)(《诸病源候论》卷之一·风病诸候上·二十三)

风痹候

痹者,风寒湿三气杂至,合而成痹。其状:肌肉顽厚,或疼痛。由人体虚,腠理开,故受风邪也。病在阳曰风,在阴曰痹;阴阳俱病,曰风痹。其以春遇痹为筋痹,则筋屈。筋痹不已,又遇邪者,则移入肝。其状:夜卧则惊,饮多,小便数。夏遇痹者为脉痹,则血凝不流,令人萎黄。脉痹不已,又遇邪者,则移入心。其状:心下鼓,气暴上逆,喘不通,嗌干喜噫。长夏遇痹者为肌痹,在肉则不仁。肌痹不已,复遇邪者,则移入脾。其状:四肢懈惰,发咳呕汁。秋遇痹者为皮痹,则皮肤无所知。皮痹不已,又遇邪者,则移入于肺,其状,气奔痛。冬遇痹者为骨痹,则骨重不可举,不随而痛。骨痹不已,又遇邪者,则移入于肾,其状喜胀。

诊其脉大而涩者,为痹;脉来急者,为痹。其汤熨针石,别有正方,补养宣导,今附于后。

《养生方》云:因汗入水,即成骨痹。

又云:忍尿不便,膝冷成痹。

又云:大汗勿偏脱衣,喜偏风半身不随。

《养生经要集》云:大汗急敷粉,着汗湿衣,令人得疮,大小便不利。(略)(《诸病源候论》卷之一·风病诸候上·二十四)

血痹候

血痹者,由体虚,邪入于阴经故也,血为阴,邪入于血而痹,故为血痹也。其状,形体如被微风所吹。此由忧乐之人,骨弱肌肤盛,因疲劳汗出,卧不时动摇,肤腠开,为风邪所侵也。诊其脉自微涩,在寸口、关上小紧,血痹也。宜可针引阳气,令脉和紧去则愈。(《诸病源候论》卷之一·风病诸候上·二十五)

风惊邪候

风惊邪者,由体虚,风邪伤于心之经也。心为手少阴之经,心气虚,则风邪乘虚伤其经,入舍于心,故为风惊邪也。其状,乍惊乍喜,恍惚失常是也。(《诸病源候论》卷之一·风病诸候上·二十六)

风惊悸候

风惊悸者,由体虚,心气不足,心之腑为风邪所乘;或恐惧忧迫,令心气虚,亦受于风邪。风邪抟于心,则惊不自安。惊不已,则悸动不定。其状,目精不转,而不能呼。

诊其脉,动而弱者,惊悸也。动则为惊,弱则为悸。(《诸病源候论》卷之一·风病诸候上·二十七)

风惊恐候

风惊恐者,由体虚受风,入乘脏腑。其状,如人将捕之。心虚则惊,肝虚则恐。足厥阴为肝之经,与胆合;足少阳为胆之经,主决断众事。心肝虚而受风邪,胆气又弱,而为风所乘,恐如人捕之。(《诸病源候论》卷之一·风病诸候上·二十八)

风惊候

风惊者,由体虚,心气不足,为风邪所乘也。心藏神而主血脉,心气不足则虚,虚则血乱,血乱则气并于血,气血相并,又被风邪所乘,故惊不安定,名为风惊。

诊其脉至如数,使人暴惊,三四日自已。

《养生方》云:精藏于玉房,交接太数,则失精。失精者,令人怅怅,心常惊悸。(《诸病源候论》卷之一·风病诸候上·二十九)

历节风候

历节风之状,短气,白汗出,历节疼痛不可忍,屈伸不得是也。由饮酒腠理开,汗出当风所致也。亦有血气虚,受风邪而得之者。风历关节,与血气相抟交攻,故疼痛。血气虚,则汗也。风冷抟于筋,则不可屈伸,为历节风也。(《诸病源候论》卷之二·风病诸候下·三十)

风身体疼痛候

风身体疼痛者,风湿抟于阳气故也。阳气虚者,腠理易开,而为风湿所折,使阳气不得发泄,而与风湿相抟于分肉之间,相击,故疼痛也。

诊其脉,浮而紧者,则身体疼痛。(《诸病源候论》卷之二·风病诸候下· 三十一)

风入腹拘急切痛候

风入腹拘急切痛者,是体虚受风冷,风冷客于三焦,经于脏腑,寒热交争,故心腹拘急切

痛。(《诸病源候论》卷之二·风病诸候下·三十二)

刺风候

刺风者,由体虚肤腠开,为风所侵也。其状,风邪走遍于身,而皮肤淫跃。邪气与正气交争,风邪击抟,如锥刀所刺,故名刺风也。

《养生方》云:触寒来者,寒未解,食热物,亦成刺风。(《诸病源候论》卷之二·风病诸候下·三十四)

蛊风候

蛊风者,由体虚受风,其风在于皮肤,淫淫跃跃,若画若刺,一身尽痛,侵伤气血。其动作状如蛊毒,故名蛊风也。(《诸病源候论》卷之二·风病诸候下·三十五)

风冷候

风冷者,由脏腑虚,血气不足,受风冷之气。血气得温则宣流,冷则凝涩,然风之伤人,有冷有热。若挟冷者,冷折于气血,使人面青心闷,呕逆吐沫,四肢痛冷,故谓之风冷。

其汤熨针石,别有正方,补养宣导,今附于后。(《诸病源候论》卷之二·风病诸候下·三十六)

风瘙痒候

此由游风在于皮肤,逢寒则身体疼痛,遇热则瘙痒。(《诸病源候论》卷之二·风病诸候下·五十三)

风身体如虫行候

夫人虚,风邪中于荣卫,溢于皮肤之间,与虚热并,故游奕遍体,状若虫行也。(《诸病源候论》卷之二·风病诸候下·五十四)

风痒候

邪气客于肌肉,则令肌肉虚,真气散去,又被寒抟皮肤,外发腠理,闭毫毛。淫邪与卫气相抟,阳胜则热,阴胜则寒;寒则表虚,虚则邪气往来,故肉痹也。凡痹之类,逢热则痒,逢寒则痛。(《诸病源候论》卷之二·风病诸候下·五十五)

虚劳阴痛候

肾气虚损,为风邪所侵,邪气流入于肾经,与阴气相击,真邪交争,故令阴痛。但冷者唯痛,挟热则肿。其汤熨针石,别有正方,补养宣导,今附于后。(《诸病源候论》卷之四·虚劳病诸候下·七十)

腰痛不得俯仰候

肾主腰脚,而三阴三阳、十二经、八脉,有贯肾络于腰脊者。劳损于肾,动伤经络,又为风冷所侵,血气击搏,故腰痛也。阳病者,不能俯;阴病者,不能仰。阴阳俱受邪气者,故令腰痛

而不能俯仰。(《诸病源候论》卷之五·腰背病诸候·二)

风湿腰痛候

劳伤肾气,经络既虚,或因卧湿当风,而风湿乘虚抟于肾经,与血气相击而腰痛,故云风湿腰痛。(《诸病源候论》卷之五·腰背病诸候·三)

卒腰痛候

夫劳伤之人,肾气虚损,而肾主腰脚,其经贯肾络脊,风邪乘虚卒入肾经,故卒然而患腰痛。(《诸病源候论》卷之五·腰背病诸候· 四)

久腰痛候

夫腰痛,皆由伤肾气所为。肾虚受于风邪,风邪停积于肾经,与血气相击,久而不散,故久腰痛。(《诸病源候论》卷之五·腰背病诸候·五)

肾著腰痛候

肾主腰脚,肾经虚则受风冷,内有积水,风水相抟,浸积于肾,肾气内著,不能宣通,故令腰痛。其病状,身重腰冷,腹重如带五千钱,如坐于水,形状如水,不渴,小便自利,饮食如故。久久变为水病,肾湿故也。(《诸病源候论》卷之五·腰背病诸候·六)

䏶腰候

䏶腰者,谓卒然伤损于腰而致痛也。此由损血抟于背脊所为,久不已,令人气息乏少,面无颜色,损肾故也。(《诸病源候论》卷之五·腰背病诸候·七)

腰脚疼痛候

肾气不足,受风邪之所为也。劳伤则肾虚,虚则受于风冷,风冷与真气交争,故腰脚疼痛。(《诸病源候论》卷之五·腰背病诸候·八)

背偻候

肝主筋而藏血。血为阴,气为阳。阳气,精则养神,柔则养筋。阴阳和同,则气血调适,共相荣养也,邪不能伤。若虚则受风,风寒抟于脊膂之筋,冷则挛急,故令背偻。(《诸病源候论》卷之五·腰背病诸候·九)

五指筋挛不得屈伸候

筋挛不得屈伸者,是筋急挛缩,不得伸也。筋得风热则弛纵,得风冷则挛急。(《诸病源候论》卷之三十·四肢病诸候·九)

四肢痛无常处候

四肢痛无常处者,手足指节皆卒然而痛,不在一处。其痛处不肿,色亦不异,但肉里掣痛,如锥刀所刺。由体虚受于风邪,风邪随气而行,气虚之时,邪气则胜,与正气交争相击,痛

随虚而生,故无常处也。(《诸病源候论》卷之三十·四肢病诸候·十)

另按:《备急千金要方》也是集唐以前医学大成之作,其卷十三《心脏方中治胸痹论方》,对痹证研究亦有重要影响。

论曰:胸痹之病,令人心中坚满痞急痛,肌中苦痹,绞急如刺,不得俯仰,其胸前皮皆痛,手不得犯,胸中愊愊而满,短气咳唾引痛,咽塞不利,习习如痒,喉中干燥,时欲呕吐,烦闷,白汗出,或彻引背痛,不治之,数日杀人。

其治胸痹之栝蒌汤[栝蒌实(一枚) 半夏(半升) 薤白(一斤) 枳实(二两) 生姜(四两)],枳实薤白桂枝汤[枳实(四枚) 薤白(一斤) 桂枝(一两) 厚朴(三两) 栝蒌实(一枚)],橘皮枳实生姜汤[橘皮(一斤) 枳实(四枚) 生姜(半斤)],治胸痹达背痛短气之细辛散[细辛 甘草(各二两) 枳实 生姜 栝蒌实 干地黄 白术(各三两) 桂心 茯苓(各二两)],治胸中逆气,心痛彻背,少气不食之前胡汤[前胡 甘草 半夏 芍药(各二两) 黄芩 当归 人参 桂心(各一两) 生姜(三两)大枣(三十枚) 竹叶(一升)],治胸背疼痛而闷之熨背散[乌头 细辛 附子 羌活 蜀椒 桂心(各五两) 川芎(一两六铢)]等方剂,其组方思想在现在的临床诊疗中还有重要意义。李大师的临床方剂中,依稀还能看出这种思想的痕迹。

三、宋以来历代医家痹证医论选

《济生方》(宋·严用和)

五痹历节

风寒湿三气杂至,合而为痹。皆因体虚,腠理空疏,受风寒湿气而成痹也。痹之为病,寒多则痛,风多则行,湿多则著;在骨则重而不举,在脉则血凝而不流,在筋则屈而不伸,在肉则不仁,在皮则寒;逢寒则急,逢热则纵。此皆随所受邪气而生证也。大率痹病,总而言之,凡有五种,筋痹、脉痹、皮痹、骨痹、肌痹是也。筋痹之为病应乎肝,其状夜卧则惊,饮食多,小便数。脉痹之为病应乎心,其状血脉不流,令人萎黄,心下鼓气,卒然逆喘不通,嗌干善噫。肌痹之为病应乎脾,其状四肢懈怠,发咳呕吐。皮痹之为病应乎肺,其状皮肤无所知觉,气奔喘满。骨痹之为病应乎肾,其状骨重不可举,不遂而痛,喜胀。诊其脉大而涩为痹,脉来急者亦为痹,脉涩而紧者亦为痹。又有风血痹,阴邪入于血经故也。外有支饮,亦令人痹。当随证施治。(《重订严氏济生方·诸痹门》)

白虎历节论治

夫白虎历节病者,世有体虚之人,将理失宜,受风寒湿毒之气,使筋脉凝滞,血气不流,蕴于骨节之间,或在四肢,肉色不变。其病昼静夜剧,其痛彻骨,如虎之啮,名曰白虎之病也。痛如掣者为寒多,肿满如脱者为湿多,汗出者为风多。巢氏云:饮酒当风,汗出入水,遂成斯疾。久而不愈,令人骨节蹉跌为癫病者,诚有此理也。(《重订严氏济生方·诸风门》)

> **知识链接**
>
> 严用和,字子礼,南宋庐陵(今江西吉安)人。一生行医50余年,博采历代经典和各家之说,著成《济生方》10卷、《济生续方》8卷,此书特点是立论于前,而以所处诸方,次列于后,分门别类,条列甚备,故向为后世所重。

《宣明论方》(金·刘完素)

痹气证

身非衣,寒中非受寒气。痹者气血不行,如从水中出,不必寒伤而作也。附子丸主之。(《宣明论方》卷一)

骨痹证

身寒,大衣不能热,肾脂枯涸不行,髓少筋弱冻慄,故挛急。附子汤主之。(《宣明论方》

卷一)

肉苛证

近衣絮,肉苛也。荣气虚则不仁,其证瘫重,为苛也。以前胡散主之。(《宣明论方》卷一)

行痹证

风寒湿三气合而为痹,风气胜者行痹,上下左右无留,随所至作。防风汤主之。(《宣明论方》卷二)

痛痹证

寒气胜者为痛痹,大宜宣通。阴寒为痛,宜通气温经而愈。加减茯苓汤主之。(《宣明论方》卷二)

著痹证

湿气胜者为著痹,湿地水气甚重,著而不去,多汗而濡者。茯苓川芎汤主之。(《宣明论方》卷二)

周痹证

周痹,《黄帝针经》云:在血脉之中,随上下,本痹不痛,今能上下周身,故以名之。大豆蘖散主之。(《宣明论方》卷二)

胞痹证

小腹膀胱,按之内痛,若沃以汤,涩于小便,上为清涕;太阳直行,从巅入循于脑,气下灌于鼻,时出清涕不止。肾著汤主之。(《宣明论方》卷二)

肠痹证

虽多饮不得溲,不成大便,使糟粕不化,故气喘急而飧泄。木香丸主之。(《宣明论方》卷二)

热痹证

阳气多,阴气少,阳热遭其阴寒故痹,脏腑热燔然而闷也。升麻汤主之。(《宣明论方》卷二)

诸痹证

痹乃风寒湿三气相合而为痹。风者,百疾之长,善行数变,当汗恶风,目睊胁痛,或走注四肢,皮肤不仁,屈伸不便。升麻前胡汤主之。(《宣明论方》卷二)

> ///知识链接
>
> 　　刘完素,字守真,自号"通玄处士",为金代医学家(金与宋时代交集),金元四大家之一。撰有《素问玄机原病式》《宣明论方》等。是中医历史上著名"寒凉派"的创始人,但其治痹仍着眼于风寒湿并重,不避热药。其提出的肠痹热痹的病机方药,得《内经》之旨,殊为可贵。

《儒门事亲》(金·张从正)

指风痹痿厥近世差玄说二

夫痹之为状，麻木不仁，以风湿寒三气合而成之。故《内经》曰风气胜者为行痹。风则阳受之，故其痹行，旦剧而夜静。世俗莫知，反呼为走注疼痛虎咬之疾。寒气胜者为痛痹，寒则阴受之，故其痹痛，旦静而夜剧。世俗不知，反呼为鬼忤。湿气胜者为著痹，湿胜则筋脉皮肉受之，故其痹著而不去，肌肉削而著骨。世俗不知，反呼为偏枯。此疾之作，多在四时阴雨之时，及三月九月，太阳寒水用事之月，故草枯水寒为甚。或濒水之地，劳力之人，辛苦失度，触冒风雨，寝处津湿，痹从外入。况五方七地，寒暑殊气，刚柔异禀，饮食起居，莫不相戾。故所受之邪各有浅深，或痛或不痛，或仁或不仁，或筋屈而不能伸，或引而不缩，寒则虫行，热则缩缓，不相乱也。皮痹不已而成肉痹，肉痹不已而成脉痹，脉痹不已而成筋痹，筋痹不已而成骨痹。久而不已，内舍其合。若脏腑俱病，虽有智者，不能善图也。凡病痹之人，其脉沉涩。今人论方者见诸痹证，遽作脚气治之。岂知《内经》中本无脚气之说。或曰：诸方亦有脚气统论，又有脚气方药，若止取《素问》，则诸方皆非耶？曰：痹病以湿热为源，风寒为兼，三气合而为痹。奈何治此者不问经络、不分脏腑、不辨表里，便作寒湿脚气，乌之附之，乳之没之，种种燥热攻之，中脘灸之，脐下烧之，三里火之，蒸之熨之，汤之炕之，以至便漩涩滞，前后俱闭，虚燥转甚，肌肤日削，食饮不入，邪气外侵，虽遇扁华，亦难措手。若此者何哉？胸膈间有寒痰故也。痹病本不死，死者医之误也。虽亦用蒸之法，必先涌去其寒痰，然后诸法皆效。《内经》曰：五脏有俞穴，六腑有合穴。循脉之本分，各有所发之源，以砭石补之，则痹病瘳。此其《内经》中明白具载，如之何不读也？陈下酒监魏德新，因赴冬选，犯寒而行。真气元衰，加之坐卧冷湿，食饮失节，以冬遇此，遂作骨痹。骨属肾也。腰之高骨坏而不用，两胯似折，面黑如炭，前后廉痛，痿厥嗜卧。遍问诸医，皆作肾虚治之。余先以玲珑灶熨蒸数日，次以苦剂，上涌讫，寒痰三二升。下虚上实，明可见矣。次以淡剂，使白术除脾湿，令茯苓养肾水，责官桂伐风木。寒气偏胜，则加姜、附，否则不加。又刺肾俞、太溪二穴，二日一刺。前后一月，平复如故。仆常用伤寒汗、下、吐三法治风痹，愈者多矣。(《儒门事亲》(卷一))

夫大人小儿，风寒湿三气合而为痹(以下略)(《儒门事亲》(卷四))

按：有关张从正治痹，大师曾有心得：攻下派张子和，善用汗、吐、下三法以治病，主张以祛邪为主，邪去正自安。《儒门事亲》为其代表作。历来治痹，用汗法有之，用吐、下法罕见，皆畏其竣烈恐伤正气。子和则独有心得，运用纯熟。他认为，种种燥热法治痹不效，是医者不识"胸膈间有寒痰故也。……必先涌去其寒痰，然后诸法皆效。"提出治痹的四个步骤，即吐、泄、汗、行经和血。其曰："夫大人小儿，风寒湿三气合而为痹，及手足麻木不仁者，可用郁金散吐之；吐讫，以导水丸、通经散泄之；泄讫，以辛温之剂发散；汗出，则可服当归、芍药、乳没行经和血等药。如不愈，则便不宜服此等药。"总之要"祛邪务尽"。观其治痹验案，多是一涌一泄一汗，往往数载沉疴，屡治罔效之证，数剂即效，能不信然！子和不囿于常法，大胆创新，独辟蹊径，开创了汗吐下三法和从痰治痹的先河。

《医学发明》(金·李杲)

泄可去闭葶苈大黄之属

臂痛有六道经络,究其痛在何经络之间,以行本经,行其气血,气血通利则愈矣。若表上诸疼痛,便下之则不可,当详细而辨之也。(《医学发明》(卷二))

明·楼英注曰:痛痹即痛风

上东垣云,臂痛有六道经络,以行本经药行其气血者,盖以两手伸直,其臂贴身垂下,大指居前,小指居后而定之。则其臂臑之前廉痛者,属阳明经,以升麻、白芷、干葛行之。后廉痛者,属太阳经,以藁本、羌活行之。外廉痛者,属少阳,以柴胡行之。内廉痛者,属厥阴,以柴胡、青皮行之。内前廉痛者,属太阴,以升麻、白芷、葱白行之。内后廉痛者,属少阴,以细辛、独活行之。并用针灸法,视其何经而取之也。(《医学纲目》卷之十二·肝胆部·诸痹)

> **///知识链接**
>
> 李杲,字明之,宋金时真定(今河北省正定县)人,晚号东垣老人(东垣,即今河北省石家庄市东古城村,原属正定县),金元四大家之一。撰《脾胃论》、《兰室秘藏》、《内外伤辨惑论》等。李杲对脾胃的生理、病理、诊断、治疗诸方面,形成了个人独成一家的系统理论,故而后世称其为"补土派"。由于其学说来源于实践,具有重要的临床意义,故后世宗其说者大有人在。其直接传人有王好古与罗天益,明代以后的薛立斋、张景岳、李中梓、叶天士等人,都宗其说,又各有发展。这充分体现了李杲的学术思想在历史上的地位。李杲重视"内伤脾胃,百病由生",认为脾胃虚弱,阳气不能上行充实皮毛,散布百脉,风寒湿乘虚而袭,经气郁而不行,不通则痛,证见痹证初起在上在表之候,治疗从脾胃入手,常用羌活、独活、蔓荆子、升麻、柴胡等升阳风燥药以辛香开泄,而风药又能除湿,湿除则经气流通,其病可疗。

《格致余论》(元·朱丹溪)

痛风论

气行脉外,血行脉内,昼行阳二十五度,夜行阴二十五度,此平人之造化也。得寒则行迟而不及,得热则行速而太过。内伤于七情,外伤于六气,则血气之运或迟或速而病作矣。彼痛风者,大率因血受热已自沸腾,其后或涉冷水,或立湿地,或扇取凉,或卧当风,寒凉外搏,热血得寒,污浊凝涩,所以作痛。夜则痛甚,行于阴也。治法以辛热之剂,流散寒湿,开发腠理,其血得行,与气相和,其病自安。然亦有数种治法稍异。(治法见医案中)或曰:比见邻人用草药研酒饮之,不过数贴,亦有安者。如子之言类皆经久取效,无乃太迂缓乎? 曰:此劫病草药。石上採石丝为之君,过山龙等佐之,皆性热而燥者,不能养阴,却能燥湿。病之浅者,湿痰得燥即开,热血得热则行,亦可取效。彼病深而血少者,愈劫愈虚,愈劫愈深也。

> **///知识链接**
>
> 朱丹溪,名震亨,字彦修,元代义乌人。医名素著,因所居丹溪村,被尊称为"丹溪先生"或"丹溪翁"。朱丹溪倡导滋阴学说,创立丹溪学派,对祖国医学贡献卓著,后人将他和刘完素、张从正、李东垣一起,誉为"金元四大医家"。对于痹证,卓识颇多,尤其是对治疗痛风有独到之处,对后世影响很大,其

治疗的主导思想是滋阴清热、活血通络,重点在阴分。其将痛风分为风热、风湿、血虚、有痰 4 种类型,并根据病邪类型提出了不同治疗。

《医学正传》(明·虞抟)

痛风(古名痛痹)

丹溪曰:因湿痰浊血流注为病,以其在下焦,道路远,非乌附气壮不能行,故用为引经。若以为主治之,非惟无益而有杀人之毒。此病必行气流湿舒风,导滞血,补新血,降阳升阴。治有先后,须明分肿与不肿可也。不可食肉,肉属阳,大能助火。素有火盛者,小水不能制,若食肉厚味,下有遗溺,上有痞闷,须将鱼腥、面酱、酒酢皆断去之。先以二陈汤加酒浸白芍药,少佐以黄连降心火。看作何应,又为区处也。(《医学正传》卷之四·痛风·方法)

麻木

《内经》曰:风寒湿三气合而为痹,故风气胜者为行痹,寒气胜者为痛痹,湿气胜者为著痹。河间曰:流著不去,四肢麻木拘挛也。《经》又曰:痛者寒气多也,有寒故痛也。其不痛不仁者,病久入深,荣卫之行涩,经络时疏,故不痛;皮肤不营,故为不仁。夫所谓不仁者,或周身,或四肢,唧唧然麻木不知痛痒,如绳扎缚初解之状,古方名为麻痹者是也。丹溪曰:麻是气虚,木是湿痰死血。然则曰麻曰木者,以不仁中而分为二也。虽然亦有气血俱虚,但麻而不木者;亦有虚而感湿,麻木兼作者;又有因虚而风寒湿三气乘之,故周身掣痛,麻木并作者,古方谓之周痹,治法宜先汗而后补也。医者宜各以类推而治之,不可执一见也。(《医学正传》卷之五·麻木·论)

///知识链接

虞抟,字天民,自号华溪恒德老人。今义乌市廿三里镇华溪村人,明代中期著名医学家。虞抟对丹溪杂病心法理解较深,对阳有余阴不足论亦独具心得。虞氏继承了丹溪治疗湿热痹证的经验,治痹喜用燥湿化痰清热、养血活血、养阴护胃、祛风通络之法,同时又有自己的发挥,对痛痹、着痹、风痹及肝肾亏虚、经年久痹等症的治疗有一定见解。

《证治要诀》(明·戴思恭)

痹

伤湿而兼感风寒者,汗出身重,恶风喘满,骨节烦疼,状如历节风,脐下连脚冷痹,不能屈伸,所谓风寒湿合成痹,宜防己黄芪汤、五痹汤。详五痹用药,于风湿最宜。若因浴出,未解裙衫,身上未干,忽尔熟睡,致及肾经,外肾肿痛,腰背挛曲。只以五苓散一帖入真坯少许,下青木香圆,如此三服,脏腑才过,肿消腰直,其痛自止。(《证治要诀》卷之二·诸伤门·伤湿附痹)

中风

筋骨疼者,俗呼为痛风;或痛而游走无定,俗呼为走注风。并宜乌药顺气散,和煎复元通气散,咽地仙丹或青龙丸。未效,用大防风汤,或五积散调乳香末。(《证治要诀》卷之一·

诸中门)

中风

遍身骨节疼痛,昼静夜剧,如虎之啮,名曰白虎历节风。并宜加减地仙丹,或青龙圆、乳香圆等。有于窗牖间梳洗,卒然如中,呼为檐风。五积散加防风一钱。有痛风而痛有常处,其痛处赤肿灼热,或浑身壮热,此欲成风毒,宜败毒散。(《证治要诀》卷之一·诸中门)

///知识链接

戴思恭,字原礼,号肃斋,明代医学家。诸暨马剑乡马剑村人。朱丹溪的优秀弟子,尽得丹溪真传而又有所发挥,有"国朝之圣医"之誉,对发扬丹溪之学居功至伟。其治疗痹证亦颇有特色。临证重审证用药,如其治臂痛曰:"臂痛有血虚一症,血不荣于筋,或致臂痛,宜蠲痹汤、四物汤各半煎服。若坐卧为风湿所抟,或睡后手在被外,为寒邪所袭,遂令臂痛,宜五积散及蠲痹汤、乌药顺气散。审知是湿,蠲痹汤加苍术、防己三四分。"

《医学纲目》(明·楼英)

行痹(即走注疼痛)

附骨疽,与白虎、飞尸、历节皆相类。历节痛,则走注不定;白虎、飞尸痛浅,按之则便止;附骨疽痛深,按之亦无益。又一说:白虎、飞尸亦能作脓,着骨而生,及其腐溃,碎骨出尽方愈。如是则附骨与白虎、飞尸同是一病,但浅深不同耳。(《医学纲目》卷之十二·肝胆部·诸痹)

风痹杂合病

《灵枢》:病在阳者命曰风。(寿夭刚柔篇)东垣云:此病在阳,因十二经各受风邪,以高言之气分也,故身半以上风之中也,用针当引而去之也。又曰:散而去之,用药以辛温发散,通因通用,又热因热用是也。

《灵枢》:病在阴者命曰痹。东垣云:身半以下湿之中也,命曰痹。饮食自倍,肠胃乃伤,得之劳倦,脾胃气虚而下陷,运气荣气不得升浮,经营心肺也。

阴阳俱病命曰风痹,尺肤涩者风痹也。(言阴阳气血俱病也)尺肤涩者,风痹也。(全文见诊法)《灵枢》云:风痹淫泺病不可已,足如履冰,时如入汤中,股胫淫泺,烦心头痛。(伤肾脾)时呕时悗,眩已汗出。(伤心)久则目眩。(伤肝)悲以善恐,短气不乐。(伤肺)不出三年死也。(一云三日死)(《医学纲目》卷之十二·肝胆部·诸痹)

///知识链接

楼英,一名公爽,字全善,号全斋,萧山楼塔人。生于医学世家,继承祖业,行医乡间。其自幼即承家教,博览群书,精究名家医说和历代名方,结合临床经验,以"阴阳五行生化万物"之说,提出诊病"必先分别血气、表里、上下、脏腑之分野,以知受病之所在;次察所病虚、实、寒、热之邪以治之"的中医原则。在行医中,重因人、因病、因时而异,施以药疗、理疗、针疗等法,因医术高超,故奏效多。对穷苦人治病,不收分文。足迹遍云南、贵州等地。洪武年间,太祖朱元璋患病,因临淮(今安徽凤阳)承孟恪的推荐,应召入宫,旋任职太医院。年老辞归故乡。

《医学入门》(明·李梴)

痛风

痛风历节分怯勇

形怯瘦者,多内因血虚有火;形肥勇者,多外因风湿生痰。以其循历遍身曰历节风,甚如虎咬曰白虎风。痛必夜甚者,血行于阴也。

痛多兼肿或不肿

痛多痰火,肿多风湿。然痰火虽内因六欲七情,或病后亡津,血热已自沸腾,亦必略感外邪而后发动,骨节痛极,久则手足踡挛。风湿虽外因涉冷坐湿,当风取凉,然亦必血热而后凝滞污浊,所以作痛,甚则身体块瘰。痰火风湿全者,古龙虎丹主之。

详分上下与周身

伤寒通身节痛,乃风寒侵入肌骨;杂病周身痛者,乃风痰壅滞。二陈汤加南星、羌活、苍术、白芷、酒芩、竹沥、姜汁;或挟瘀血者,再加桃仁、红花。湿痰瘀血,周身两胁走痛者,控涎丹加桃仁泥为丸,或小胃丹下之。如半身不遂,及左右手足踡挛者,乌头汤微汗之,虚者地仙丹(详中风门)。

上体痛者,宜祛风热豁痰,二陈汤主之。痰热客太阳,颈项强,动则微痛者,加酒芩、羌活、红花。湿痰钻注,肢节痛者,加二术、威灵仙、干姜、黄柏、羌活、白芍;结阳肢肿者,倍加黄芩;湿痰横行手臂痛,加南星、苍术、酒芩、香附、威灵仙;臂重难举者,加二术、羌活、桂枝、威灵仙、黄芩;臂软难举者,加南星、枳实、木香、姜黄。如臂痛不能举,或连指掌肿痛者,舒经汤。肩忽痛者,小柴胡汤去半夏,加防风、当归、生地、大黄、黄连、滑石。肩背痛因食积者,单龟板为丸,姜汤下。肩腿痛,用龟板一两,侧柏叶、香附各五钱,白芥子、凌霄花各一钱半为末,酒糊丸,四物汤加甘草、陈皮煎汤下。背心常一片冰冷者,导痰汤合苏子降气汤。

下体痛者,宜流湿行气,四物汤主之。阴虚臀尖痛者,膀胱有火,加知母、黄柏及桂少许。有痰合二陈汤加泽泻、前胡、木香为引;痛甚,加乳香、没药;热者合大承气汤下之。两腿痛者,加牛膝、陈皮,吞加味三妙丸。两腿痛甚,素虚性急,或痢后血流经络作痛者,加桃仁、牛膝、陈皮、甘草、姜汁煎熟,调潜行散。如两腿间忽一二点痛入骨,不可忍者,用芫花根为末,醋调敷痛处,以帕紧扎。产后有此疾者,亦宜。两足痛者,当归拈痛汤。凡痛风丸散佐使,在上加羌活、威灵仙,在下加牛膝、防己、木通、黄柏,在手臂加桂枝引至痛处。如遍身痛者,则问所起处加之。

风毒髓痛共一种

痛风,百节酸痛无定处,久则变成风毒,痛入骨髓,不移其处,虎骨散、麝香丸;如赤肿灼热者,败毒散;肢节肿痛挟湿热者,麻黄赤芍汤主之。

湿痛如脱风汗黄

外因湿证肿满身痛如脱者,除湿汤;寒湿者,附子六物汤、捉虎丸;湿热者,五苓散加苍术、防风、羌活、白芷、黄柏、竹沥、姜汁。走注者,四妙散;肢节肿脉滑者,如南星、木香、槟榔、苍术、黄柏、防己。

湿气背伛偻足挛成废者，用甘遂一钱为末，入猪腰内煨食之，上吐下泻。

风证黄汗出，面微红掣痛热者，防风通圣散，或小续命汤去附子加羌活、黄芩；虚者，乌药顺气散、独活寄生汤；上体，金枣丹；下体，换腿丸。

风中肩背，太阳气郁，不可回顾，或肺气郁热，小便数而欠伸，宜通气防风汤、羌活胜湿汤。

风湿相抟痛者，甜瓜子丸、神仙飞步丹、龙虎丹、活络丹、乳香黑虎丹、活血应痛丸。

风湿毒生疮者，单苍耳加羌活、防风十分之二为末，蜜丸梧子大，每百丸，酒下。或单豨莶丸一斤加四物汤料各五钱，防风、羌活各三钱，川乌一钱半为末，蜜丸，空心茶、酒任下。

风寒湿热成痹，臂髀腰脚骨热肿痛，行步艰难者，二妙苍柏散等分，加虎胫骨减半为末，水调服。

暑热烦疼寒掣骨髓

暑湿相抟，面赤尿赤者，五苓散合败毒散加当归、赤芍，或复元通圣散。

结阳肢肿，热毒流注，大便闭者，犀角汤。

寒证肢节掣痛，小筋急痹者，五积散合顺元散，加麝一厘。鹤膝痛者，五积散加松节、杉节。骨髓痛者，虎骨散。

七情刺痛食停痰

内因七情，肢节胸胁刺痛，初必眩晕自汗，二陈汤加香附、枳壳、木香。如腰背气动发痛者，枳甘散、流气饮子，俱加葱白煎服，后卧少时。如思虑伤心，痛从背起至胸胁者，用人参四分、木通二分煎汤，吞当归龙荟丸。

饮食积痛风，初必胸满呕吐，二陈汤加乌药、枳壳，或单苍耳丸。因食厚味，积痰脾胃，髀枢左右发痛一点，延及膝骭肿大恶寒，夜剧者，潜行散为主，加甘草梢、苍术、犀角、川芎、陈皮、牛膝、木通、白芍，入姜汁煎服。病稍减，去犀角加牛膝、龟板、归身尾。冬月加桂，夏加黄芩。又有遍身游走痒痛，状如虫啮，遇痒而进饮食，则虫亦餍饫其间，庶不致频频啮也，宜麝香丸。

留饮四肢历节，气短脉沉，久则令人骨节蹉跌，恐为癫痫，宜导痰汤加减。痰饮者，古半硝丸；气短倦怠者，六君子汤加南星。

酒湿痛者，用黄柏、威灵仙各五分，苍术二钱，陈皮、芍药各一钱，甘草三分，羌活二分，水煎服。

血气虚劳不荣_{养关节膝理}

血虚，四物汤加龟板、秦艽；有火者，调潜行散；有瘀血者，加大黄、桃仁、红花微利之；性急发热者，加酒芩、黄柏；肢节肿痛脉涩者，加桃仁；历年不愈者，倍加木通，出汗或发红丹即愈；若不愈者，痛风丸、二妙苍柏散、三妙丸。

气虚历节痛如锤锻者，四君子汤加桂、附、白芍。

血气俱虚挟痰火者，八物汤加羌活、防风、黄柏、龟板。劳伤者，趁痛散、血风丸，劫劳散。阴虚者，虎潜丸、补阴丸。

治外流湿与疏风

痛风因外风热、风湿得者，初起与伤寒相似，宜分表里治之：表证，九味羌活汤；气虚表实骨节痛者，六一散加香附、黄芩水煎，或姜汁糊丸服。

里证,五积交加散加大黄;痰湿热者,导水丸;病愈后大便闭,稍虚者,麻子仁丸;骤痛不可忍者,用枫寄生焙干,浸酒常服,微醉。通用史国公浸酒方、万应膏。

调内活血和气尔

属内因者,宜消瘀血,养新血,兼理痰火,则血自活,气自和,痛无不止。又不愈者,间用升降之剂,或专养血补脾。如久病及亡血,产后病此者,俱不宜纯用风药燥血。(《医学入门》外集卷四·杂病分类·外感·风类)

痹风_{附麻木}

五痹皮肤肌筋骨

痹者气闭塞不通流也,或痛痒,或麻痹,或手足缓弱,与痿相类。但痿属内因,血虚火盛,肺焦而成;痹属风寒湿三气侵入而成。然外邪非气血虚则不入,此所以痹久亦能成痿。又痹为中风之一,但纯乎中风,则阳受之;痹兼风寒湿三气,则阴受之,所以为病更重。观宋明医钱仲阳自患周痹偏废不能全愈可见。

上多风湿下寒湿

经言春为筋痹、夏为脉痹、仲夏为肌肉痹、秋为皮痹、冬为骨痹,言皮脉肌筋骨各以时而受风寒湿之邪也。大概风湿多侵乎上,肩背麻木,手腕硬痛;寒湿多侵乎下,脚腿木重;若上下俱得,身如板挟,脚如石坠。须分风寒湿多少治之。风多痛走不定;寒多掣痛,周身拘急,手足冷痹,与痛风无异;湿多浮肿,重着一处不移。风多,乌药顺气散、三痹汤、越婢汤、单豨莶丸;寒多,五积散加天麻、附子,或蠲痹汤;寒湿,五积交加散;湿多,川芎茯苓汤、当归拈痛汤、防己黄芪汤、羌活胜湿汤、续断丸。又冷痹身寒不热,腰脚沉冷,即寒痹之甚者,三痹汤合三五七散,或舒经汤、附子理中汤。又热痹或湿生热,或风寒郁热,身上如鼠走,唇口反纵,肌肉变色,宣明升麻汤。风寒湿热痹,二妙苍柏散等分,加虎胫骨,防风减半,水煎服。

皮顽脉涩证多烦,肌肉不仁筋骨屈

风寒湿三邪交侵,在皮则顽不自觉,遇寒则急,遇热则纵,应乎肺,其证气喘烦满;在脉则血滞,六脉涩而紧,面无色,应乎心,其证心烦上气,嗌干善噫;在肌肉则四肢不仁,应乎脾,其证怠惰呕吐;在筋则屈而不伸,应乎肝,其证夜卧多惊,溺涩小腹痛;在骨则重不能举,尻以代踵,脊以代头,应乎肾,其证心腹胀满。初入皮肤血脉,邪轻易治;留连筋骨,久而不痛不仁者难治。久久不愈,五痹复感三邪,入五脏,卧不起床,泻多食少,亦如中风入脏者,死。

祛邪后分气血痰

初起强硬作痛者,宜疏风豁痰;沉重者,宜流湿行气;久病须分气血虚实,痰瘀多少治之。气虚痹者,关节不充,一身如从水中出,阳虚阴盛也,四君子汤加肉桂、生附,或川附丸。血虚痹者,皮肤不仁,济生防风汤,或黄芪建中汤去饴加桂枝。挟瘀血者,四物汤加桃仁、红花、竹沥、姜汁。挟痰者,手足麻痹,多睡眩运,济生茯苓汤,或二陈汤加竹沥、姜汁。肾脂枯涸不行,髓少筋弱,冻栗挛急者,十全大补汤、地仙丹,通用五痹汤,擦痹法。

补早反令经络郁

初病骤用参芪归地,则气血滞而邪郁经络不散,虚者乌头粥、行湿流气散主之。

麻属气虚木_{痰瘀此概言之耳}。有因虚而风寒湿三气乘之,麻木并作者;有气血俱虚,但麻而不木者。盖麻犹痹也,虽不知痛痒,尚觉气微流行。在手多兼风湿,在足多兼寒湿。木则非惟不知痛痒,气亦不觉流行。常木为瘀血碍气,间木为湿痰,皆经络凝滞,血脉不贯,谓之不仁。或兼虚火,则肌肉瞤动,不可误作风治。

周身掣痛麻木者,谓之周痹,乃肝气不行也。宜先汗后补,黄芪汤。开目麻木暂退,闭目甚者,升阳和中汤。皮肤麻木者,补气汤。手足麻气虚者,补中益气汤去当归、陈皮,加五味子、白芍、生甘草。虚甚挟风者,补中益气汤正料,加乌药、附子、羌活、防风、天麻。十指麻木,胃有湿痰死血者,二陈汤加二术、红花、桃仁,少加附子以行经。左手脚腿偏麻疼痛,右口角并眼牵引侧视者,表有风也,宜天麻黄芪汤。两腿麻木者,导气汤。两脚麻木如火热者,三妙丸。

治同痹风戒酒醋

凡味酸伤筋则缓,味咸伤骨则痿,令人发热,变为痛痹麻木等证。慎疾者须戒鱼腥、面酱、酒醋。肉属阳助火,但可量吃;若厚味过多,下必遗溺,上必痞闷,先用二陈汤加芍药、黄连降火,然后用本证药。

> **知识链接**
>
> 李梴,字健斋,江西南丰县人,明代著名儒医。其医学专著《医学入门》简明实用,不仅适合初学中医者,也因包容了多种古人著作精华,其中的历代医家传略、保养、运气、经络、脏腑、诊断、针灸、本草、方剂等,更因为便于掌握,而受到后世的学者的普遍重视。

《医学六要》(明·张三锡)

痛风

三锡曰:痛风,即《内经》痛痹。上古多外感,故云三气合而为痹。今人多内伤,气血亏损,湿痰阴火,流滞经络,或在四肢,或客腰背,痛不可当,一名白虎历节风是也。大抵湿多则肿,热多则痛,阴虚则脉弦数而重在夜,气虚则脉虚大而重在日。(《医学六要》病机部卷上)

痹

三锡曰:四肢肌肉不为我用,似偏枯而多痛着,与痛风相类者,痹也。分虚实标本治。

俞子木曰:痹者闭也,五脏六腑正气,为邪气所闭,则痹而不仁。《灵枢经》曰:病人一臂不遂,时复移于一臂者痹也,非风也。《要略》曰:风病半身不遂,若但闭不遂者痹也。经曰:风寒湿三气合而为痹,风多则行,寒多则痛,湿多则着,故痹多重痛沉着。(《医学六要》病机部卷下)

> **知识链接**
>
> 张三锡,字叔承,号嗣泉,明代医学家,原为盱江(今属江西),后居南京。世医出身,行医三十年。博采群书,著成《医学六要》,其中包括《四诊法》《经络考》《病机部》《治法汇》《本草选》《运气略》。影响甚大,名医王肯堂称赞之,并称张为"医圣"。

《医宗必读》(明·李中梓)

痹

筋痹即风痹也,游行不定,上下左右,随其虚邪与血气相抟,聚于关节,或赤或肿,筋脉弛纵,古称走注,今名流火。防风汤主之,如意通圣散、桂心散、没药散、虎骨丸、十生丹、一粒金丹、乳香应痛丸。(《医宗必读》卷之十)

瘴

肌痹,即着痹、湿痹也,留而不移,汗多,四肢缓弱,皮肤不仁,精神昏塞,今名麻木。神效黄芪汤主之。(《医宗必读》卷之十)

▎▎▎知识链接

李中梓,字士材,号念莪,明末华亭人。为明末一大家,一生对中医理论研究十分重视,兼取众家之长。著有《内经知要》《药性解》6卷、《医宗必读》10卷、《伤寒括要》诸书,多能通俗易懂,在中医学的普及方面作出较大贡献。李氏的教学亦颇见功,叶天士、尤在泾等为其传人。

《景岳全书》(明·张介宾)

论证

风痹

风痹一证,即今人所谓痛风也。盖痹者闭也,以血气为邪所闭,不得通行而病也。如《痹论》曰风气胜者为行痹,盖风者善行数变,故其为痹,则走注历节,无有定所,是为行痹,此阳邪也。曰寒气胜者为痛痹,以血气受寒则凝而留聚,聚则为痛,是为痛痹,此阴邪也。曰湿气胜者为著痹,以血气受湿则濡滞,濡滞则肢体沉重而疼痛顽木,留着不移,是为著痹,亦阴邪也。凡此三者,即痹之大则也。此外如五脏六腑之痹,则虽以饮食居处皆能致之,然必重感于邪而内连脏气,则合而为痹矣。若欲辨其轻重,则在皮肤者轻,在筋骨者甚,在脏俯者更甚。若欲辨其寒热,则多热者方是阳证,无热者便是阴证。然痹本阴邪,故为寒者多而热者少,此则不可不察!

观《痹论》曰:风寒湿三气杂至合而为痹。而《寿天刚柔篇》又曰:在阳者命曰风,在阴者命曰痹。何也? 盖三气之合,乃专言痹证之所因也。曰在阳为风,在阴为痹,又分言表里之有殊也。如风之与痹,本皆由感邪所致。但外有表证之见,而见发热头疼等证,或得汗即解者,是皆有形之谓,此以阳邪在阳分,是即伤寒中风之属也,故病在阳者,命曰风。若既受寒邪而初无发热头疼,又无变证,或有汗或无汗而筋骨之痛如故,及延绵久不能愈,而外无表证之见者,是皆无形之谓。此以阴邪直走阴分,即诸痹之属也,故病在阴者命曰痹。其或既有表证而疼痛又不能愈,此即半表半里,阴阳俱病之证,故阴阳俱病者命曰风痹。此所以风病在阳而痹病在阴也。然则诸痹者皆在阴分亦总由真阴衰弱,精血亏损,故三气得以乘之而为此诸证。经曰:邪入于阴则痹,正谓此也。是以治痹之法,最宜峻补真阴,使血气流行,则寒邪随去。若过用风湿痰滞等药,而再伤阴气,必反增其病矣。(《景岳全书》卷之十二从集·杂证谟·风痹)

风痹治法

痹因外邪,病本在经而深则连脏。故其在上则有喘呕有吐食,在中则为胀满为疼痛,在下则为飧泄为秘结诸病,此皆风痹之兼证也。凡见此者,当于各门权其缓急先后,而随证治之。

一、痹证之风胜者,治当从散,宜败毒散、乌药顺气散之类主之。若以风胜而兼微火者,宜大秦艽汤或九味羌活汤之类主之。

一、痹证之寒胜者,但察其表里俱无热证,即当从温治之,宜五积散,或小续命汤、甘草附子汤之类主之。若寒甚气虚者,宜《三因》附子汤之类主之。

一、痹证之湿胜者,其体必重,或多寒,或多痰,或多汗,皆脾弱阴寒证也。若羌活胜湿汤乃驱风散湿之剂也,五积散乃温经散湿之剂也,真武汤乃温中除湿之剂也,《三因》附子汤乃补脾燥湿之剂也,调气平胃散乃行气行湿之剂也,五苓散乃利水导湿之剂,二陈汤、六君子汤乃化痰去湿之剂也。大抵治湿者欲其燥,欲燥者宜从暖。盖脾土喜燥而恶湿,喜暖而恶寒,故温脾即所以治湿也。然又有湿热之为病者,必见内热之证,滑数之脉,方可治以清凉,宜二妙散及加味二妙丸、当归拈痛汤之类主之。其有热甚者,如抽薪饮之类,亦可暂用,先清其火,而后调其气血。

一、风痹之证,大抵因虚者多,因寒者多。惟血气不充,故风寒得以入之;惟阴邪留滞,故经脉为之不利。此痛痹之大端也。惟三气饮及大防风汤之类方能奏效。凡治痹之法,惟此为最。其有宜酒者,即以三气饮浸酒服之,亦妙法,见本方。或用易老天麻丸亦可。(《景岳全书》卷之十二从集·杂证谟·风痹)

历节风痛

历节风痛,以其痛无定所,即行痹之属也。《病源》云:历节风痛,是气血本虚;或因饮酒腠理开,汗出当风所致;或因劳倦调护不谨,以致三气之邪遍历关节,与气血相搏而疼痛非常。或如虎之咬,故又有白虎历节之名。《中藏经》曰:历节疼痛者,因醉犯房而得之。此其概也。大都痛痹之证,多有昼轻而夜重者,正阴邪之在阴分也。其有遇风雨阴晦而甚者,此正阴邪侮阳之证也。或得暖遇热而甚者,此湿热伤阴之火证也。有火者宜从清凉,有寒者宜从温热。若筋脉拘滞,伸缩不利者,此血虚血燥证也,非养血养气不可,凡诸治法,总宜如前。

一、凡诸痹作痛者,俱宜用火龙膏贴之。(《景岳全书》卷之十二从集·杂证谟·风痹)

湿证论证

一、湿之为病,有出于天气者,雨雾之属是也。多伤人脏气。有出于地气者,泥水之属是也。多伤人皮肉筋脉。有由于饮食者,酒酪之属是也。多伤人六腑。有由于汗液者,以大汗沾衣,不皇解换之属是也。多伤人肤腠。有湿从内生者,以水不化气,阴不从阳而然也。悉由乎脾肾之亏败。其为证也,在肌表则为发热,为恶寒,为自汗;在经络则为痹,为重,为筋骨疼痛,为腰痛不能转侧,为四肢痿弱酸痛;在肌肉则为麻木,为胕肿,为黄疸,为按肉如泥不起;在脏腑则为呕恶,为胀满,为小水秘涩,为黄赤,为大便泄泻,为腹痛,为后重、脱肛、疝等证。凡肌表经络之病,湿由外而入者也。饮食血气之病,湿由内而生者也。此其在外者为轻,在内者为甚,是固然矣。然及其甚也,则未有表湿而不连脏者,里湿不连经者,此其湿病之变,不为不多。故凡治此者,必当辨表里,察虚实,而必求其本也。然湿证虽多,而辨治之法,其要惟二:则一曰湿热、一曰寒湿而尽之矣。盖湿从土化,而分旺四季,故土近东南,则火土合气,而湿以化热;土在西北,则水土合德,而湿以化寒,此土性之可以热,可以寒。故病热者谓之湿热,病寒者谓之寒湿。湿热之病,宜清宜利,热去湿亦去也;寒湿之病,宜燥宜温,非温不能燥也。知斯二者,而湿无余义矣。何今之医家,动辄便言火多成热,而未闻知有寒多生湿者,其果何也?岂寒热之偏胜,原当如是耶;抑阴阳之显晦,察有易难也?且夫阴阳之理,本无轩轾,犹权衡也,此而不知,乌云明慧,创一偏之说,以遗患后人。则金元诸公,有不得辞其责者矣。(《景岳全书》卷之三十一·贯集·湿证)

湿证论治

一、湿热证,必其证多烦渴,小水赤涩,大便秘结,脉见洪滑、实数者,方是热证,治宜清利。如热甚者,宜以清火为主,而佐以分利;热微者,宜以分利为主,而佐以清火,如四苓散、小分清饮,或大分清饮、茵陈饮之类,皆可择而用之。如果湿热之甚,或元气无损而兼秘结不通者,方可或行推荡。若无实结等证,则不宜妄行攻击。

一、寒湿证,凡诸病湿而全无热脉热证者,便多寒湿之属。盖水之流湿,本缘同气,惟湿中有火,则湿热熏蒸,而停郁为热。湿中无火,则湿气不化,而流聚为寒。故凡病内湿等证者,多属气虚之人。气属阳,阳虚则寒从中生,寒生则湿气留。此阴阳之性,理出自然,有不必外中于湿而后为之湿也。此之变病,惟肿胀、泄泻、痰饮、呕吐等证多有之。病之微者,宜温、宜利、宜燥。如五苓散、平胃散、渗湿汤、六味地黄丸之类是也;病之甚者,必用温补,俟阳气渐复,则阴邪始退。如八味丸、理中汤、圣术煎,或佐关煎、胃关煎、薛氏加减《金匮》肾气汤之类,皆当随证加减用之。

一、寒湿之气中于外者,此与内生之湿自有不同,宜温而兼散。如五积散、平胃散、加味五苓散、不换金正气散之类主之。

一、寒湿之证,凡气令阴寒,及阳气不足之人,多有其证。而丹溪谓六气之中,湿热为病者,十居八九,亦言之过矣。

一、治湿之法,凡湿从外入者,汗散之。湿在上者,亦宜微汗之。湿在中下二焦,宜疏利二便,或单用淡渗以利小便。

一、治湿之法,古人云宜理脾、清热、利小便为上。故曰治湿不利小便,非其治也,此固然矣。然湿热之证,多宜清利;寒湿之证,多不宜利也。何也?盖凡湿而兼寒者,未有不由阳气之虚,而利多伤气,则阳必更虚,能无害乎?但微寒微虚者,即温而利之,自无不可。若大寒大虚者,则必不宜利。此寒湿之证,有所当忌者也。再若湿热之证,亦有忌利者,以湿热伤阴者也。阴气既伤,而复利之,则邪湿未清,而精血已耗。如汗多而渴,热燥而烦,小水干赤,中气不足,溲便如膏之类,切勿利之,以致重损津液,害必甚矣。故凡治阳虚者,只宜补阳,阳胜则燥,而阴湿自退。阴虚者,只宜壮水,真水既行,则邪湿自无所容矣。此阴阳二证。俱有不宜利者,不可不察。

一、湿证之见,凡黄胆、肿胀、泄泻、痰饮、呕吐、痹痛、淋秘之类,皆有湿证。当于各门详察治之。(《景岳全书》卷之三十一·贯集·湿证)

湿证述古

《金匮要略》曰:太阳病,关节疼痛而烦,脉沉而细缓者,此名湿痹。湿痹之候,小便不利,大便反快,但当利其小便。○湿家之为病,一身尽疼,发热,身色如熏黄也。○湿家,但头汗出,背强,欲得被覆向火。若下之早则哕,或胸满,小便不利,舌上如胎者,以丹田有热,胸上有寒,渴欲得饮而不能饮,则口燥烦也。○湿家下之,额上汗出,微喘,小便不利者,死。若下利不止者,亦死。○风湿相抟,一身尽疼痛,法当汗出而解,值天阴雨不止。医云:此可发汗,汗之病不愈者,何也? 盖发其汗,汗大出者,但风气去,湿气在,是故不愈也。若治风湿者,发其汗,但微微似欲出汗者,风湿俱去也。

治法曰:湿家身烦疼,可与麻黄加术汤发其汗为宜,慎不可以火攻之。○病者一身尽疼,发热,日晡所剧者,名风湿。此病伤于汗出当风,或久伤取冷所致也,可与麻黄杏仁薏苡甘草汤。○风湿脉浮身重,汗出恶风者,防己黄芪汤主之。○伤寒八九日,风湿相搏,身体疼痛,不能自转侧,不呕不渴,脉浮虚而涩者,桂枝附子汤主之;若大便坚,小便自利者,白术附子汤主之。○风湿相搏,骨节疼烦,掣痛不得屈伸,近之则痛剧,汗出短气,小便不利,恶风不欲去衣,或身微肿者,甘草附子汤主之。

陈无择曰:脾虚多痹湿,内因酒面积多,过饮汤液,停滞膻物,烧炙膏粱过度,气热熏蒸,浊液不行,涌溢于中,此湿从内作。○外因坐卧湿地,雾露阴雨所客,澡浴为风所闭,涉水为湿所郁,郁于表膝则发黄。故经云:地之湿气,感则害人皮肤筋脉,此湿从外生。可见内外所感,皆由脾气虚弱,而湿邪乘而袭之。故曰:壮者气行则愈,怯者着而为病。(《景岳全书》卷之三十一·贯集·湿证)

脚气论证

一、脚气之说,古所无也。自晋苏敬始有此名。然其肿痛麻顽,即经之所谓痹也;其纵缓不收,即经之所谓痿也;其甚而上冲,即经之所谓厥逆也。逮夫后世,则有类伤寒四证,而以脚气居其一。谓凡头痛发热,身痛便闭,而但见脚膝屈弱无力者,便是脚气。此说太混,予不然之。夫脚气本水湿下壅之病,而实非阳邪外感证也。若诸证之兼见者,则或有之,若以外感之脚软者,便认作脚气,则淆乱意见,大不通也。兹予删诸繁琐,述其节要,法既无遗,庶便理会。

一、脚气之证,其初甚微,饮食动作,无不如故,或无他疾而忽得之,或因病后而渐得之,及其病也,则自膝至足,或见麻痹,或见冷痛,或见痿弱,或见挛急,或肿,或不肿,或日渐枯细,或蒸蒸恶热,或洒洒恶寒,或如冰冷,或如火热,或到底能食,或不能食,或有物如指,发自踹肠,而气上冲心,是皆脚气之正病也。其有为发热头痛,寒热往来,或腹内作痛,或见饮食则呕吐,或恶闻食气,或不欲见明,或语言错乱,精神昏愦,是皆脚气之兼证也。大抵此证有缓急:缓者,其来渐,或二三月而日甚;急者,其来速,或一二日而即起。治之若缓,恐其气上冲心,亦能杀人。

一、脚气之因有二:一则自外而感,一则自内而致也。自外而感者,以阴寒水湿雨雾之气,或坐卧湿地,致令湿邪袭人皮肉筋脉。而凡清湿袭虚,则病始于下,致为腿足之病,此外因也。自内而致者,以肥甘过度,酒醴无节,或多食乳酪湿热等物,致令热壅下焦,走注足胫,而日渐肿痛,或上连手节者,此内因也。然在古人,谓南方卑湿,病多外因,北方嗜酒酪,病多内因,此固一说;然北方亦有寒湿,南方岂少酒湿,此固不必分南北。其或内或外,凡受邪气,有病始于足,而渐致他证者,即脚气之谓也,必察其因而治之,则自无失矣。

一、方书以肿为湿脚气,不肿者为干脚气。湿者,宜除湿。干者,宜行气。

陈无择曰:脚气不专主一气,亦不专在一经,兼有杂生诸病,未易分别,须寻经络之阴阳,再察脉息之虚实,以为治也。凡自汗、走注者,为风胜。无汗、挛急、掣痛者为寒胜,肿满重著为湿胜,烦渴燥热为暑胜。若四气兼中者,但察其多者为胜,分其表里,以施治也。(《景岳全书》卷之三十二·贯集·脚气)

脚气论治

一、脚气之病，实三气之所为也，然亦有虚实之异。又脚气本为壅疾，古云忌用补剂。然必下元不足及阳明之气有亏者，而后邪气得以犯之，此其中亦有虚证。总之，凡治此者，只因证施治，则万全也。但察其因于表者，以发散为主；因于里者，以疏利为主。外因者多寒湿，宜用温热；内因者多湿热，宜用清凉。若元气本虚，及病久致虚者，必当培补下元，不得以忌补之说为拘也。

一、脚气初起，无非湿滞，如无他证兼见，而身体重著者，单宜治湿，以分利为主。○凡脚膝中湿，或腰腿酸疼，重著肿痛者，宜除湿汤。不问久近干湿，并可用。○若脚膝酸软重著，而胃气不清，或见噫气吞酸胀满者，平胃散。○若脚气浮肿而兼泄泻者，宜五苓散，或胃苓汤。

一、寒湿外侵致成脚气者，十居六七，其证疼痛拘挛，恶寒清厥，脉多弦细。治宜以温经除湿为主。是以古人治此之法，大抵热药多，寒药少，故每用麻黄、川乌、桂、附、干姜之属。《内经》曰：湿淫于内，治以苦热。正以乌、附、麻黄走而不守，故能通行经络。干姜、官桂辛甘大热，故能助阳退阴，清湿既除，病无不愈。○凡感寒湿雨水，或四气流注，致成脚气，肿痛不可忍者，宜鸡鸣散如神。○若寒湿内侵，阳虚阴盛，胃气不强，经气不行，顽木浮肿，或疼痛不用者，独活汤。○若寒邪入腹，喘急疼痛，或筋急上冲闷乱，危急欲绝者，茱萸丸，或茱萸木瓜汤。○若寒湿在经，血脉不和，腰脚筋骨酸软无力，或拘挛疼痛，脉弱而涩者，酒浸牛膝丸。○若寒湿壅肿，气滞不行，或冷或痛者，立效散。○若寒湿兼风者，如五积散、小续命汤皆宜用，详具后条。

一、湿热内蒸致成脚气者，多因酒食不节，其证必烦热多渴，脉见滑数，二便或多不利，治宜利湿清火为主。○若湿热下壅，足胫肿痛不消者，防己饮加减治之；或苍术黄柏丸，或二妙散，或加味二妙丸，俱妙。○若湿热气壅，上冲胸腹，烦渴闷乱，头痛口干者，《活人》犀角散。○若湿热流注经络，肢节烦痛，肩背沉重，手足遍身疼痛热肿者，当归拈痛汤。○若感冒暑湿，肢节疼痛，身热口渴，小便赤涩，气虚气促者，清暑益气汤。○若肝肾阴虚血热，脚瘔疼痛，行止艰难，小水不利者，续断丸。

一、脚气有壅滞气逆者，其证必喘满气急，上攻心腹，甚至危急可畏。治宜行滞降气为主。○凡脚气上冲心腹，喘急不得眠卧者，紫苏散、槟榔汤，或加减槟榔汤。甚者，四磨饮。○若脚气喘急，腹满脚肿者，桑白皮散，或木通散。○若脚气脐下气升冲心烦闷者，木香散，或槟榔散。○若脚气心胸壅闷，呕逆多痰不食者，半夏散，或紫苏汤。○若浮肿，心腹痞闷，小水不利，大腹皮散。

一、风湿合邪而为脚气者，其证必兼外感，而或为寒热往来，或为喘咳气急，或流走无常，或筋骨疼痛，治宜以散风除湿，通行经络为主。○若感四时风疫风湿，或处阴湿之地，致为脚气痿弱，筋骨疼痛，或寒热往来者，败毒散。○若寒热如疟，赤肿疼痛者，加味败毒散。○若脚气以风寒湿邪客于经络，而骨髓酸痛不可忍，或遍身疼痛，恶寒呕逆者，五积散；一法加全蝎三个，入酒煎服。○若脚气以风湿留滞，而阴寒外闭，表邪不解，或咳嗽喘满寒热者，小青龙汤。○若风湿留滞，肢节烦痛，心神壅闭者，大腹子散。○《千金》云：若脚气脉大而缓，宜服小续命汤二剂，立瘥。《活人》云：脚气属冷者，以小续命汤，煎成，入生姜自然汁服之，最快。○若脚气风湿胜，而兼发热咳嗽，肢体疼痛者，芎芷香苏散。○若脚气风湿流注，憎寒发热,无汗恶寒者,麻黄左经汤。

一、脚气有虚证。凡脾胃肝肾之脉,皆出于足,邪之易入,多有乘虚,故肝虚则筋病,肾虚则骨病,脾虚则肌肉病,胃虚则宗筋病。或以劳欲不节,或以酒湿太过,或以病后失调。凡内有亏损而外有脚气者,无非虚证。此当以调补为主,而兼察四气以治之。○若肝肾阴虚,感触四气,而瘫痪顽木,半身不遂,脚膝无力,遍体疼痛者,神应养真丹,或《三因》四斤丸,或虎骨酒,或八味地黄汤。○若脾胃大虚,阴寒在下,阳气不行而病脚气者,独活汤、附子八味汤。○若精血不足,阴虚于下,气不归精,而脚气上逆冲心者,地黄汤。○若脾胃虚寒,兼风湿外邪而成脚气者,风引独活汤,或追毒汤。○若脚气以脾肾虚寒,而兼咳嗽气逆呕吐者,兼补浓朴汤。

一、脚气有实邪。凡壅盛肿痛,而或为闭结,或为胀满者,治宜以疏导通利为主。○若风湿壅盛,脚气肿痛,便结腹满者,羌活导滞汤,或枳实大黄汤。○若四气流注,阳明风热,腰脚肿痛,大小便秘,喘满腹痛者,大黄左经汤。○若脚气饮食不消,心下痞闷,腿脚肿痛者,开结导饮丸。(《景岳全书》卷之三十二·贯集·脚气)

脚气述古

杨大受曰:脚气是壅疾,当用宣通之剂,使气不能成壅也。如羌活导滞汤之类,所宜通用。又如苍白术、防己、南星以去湿,羌活、独活、木瓜、槟榔,行气利关节以去壅,佐木通、牛膝以引经,当归、生黄地以和血,此必用之药也。又如东垣拈痛汤之类亦甚捷,余因证之虚实而辨治之,此即通变活法也。(《景岳全书》卷之三十二·贯集·脚气)

《医门法律》(清·喻昌)

风门杂法七条

痛风一名白虎历节风,实即痛痹也。经既言以寒气胜者为痛痹矣,又言凡伤于寒者皆为热病,则用药自有一定之权衡。观《金匮》用附子、乌头,必用于表散药中,合桂枝、麻黄等药同用,即发表不远热之义。至攻里必遵《内经》不远于寒可知矣。诸家方中不达此义,即攻里概不远热。独《千金》犀角汤一方,深有合于经意,特表之为例。(《医门法律》卷三·中风门)

风门杂法七条

更有内热,因血虚炽盛,始先表散药中蚕已不能用辛热者,即当取夏月治温热病之表法为例。诸家复无其方,独《本事方》中有牛蒡子散,先得我心,亦并表出。(《医门法律》卷三·中风门)

风痹

中风四证:其一曰风痹,以诸痹类风状,故名之也。然虽相类,实有不同。风则阳先受之,痹则阴先受之耳。致痹之因,曰风曰寒曰湿互相杂合,匪可分属。但以风气胜者为行痹,风性善行故也;以寒气胜者为痛痹,寒主收急故也;以湿气胜者为着痹,湿主重滞故也。

邪之所中,五浅五深,不可不察。在骨则重而不举,在经则屈而不伸,在肉则不仁,在脉则血凝而不流,在皮则寒,此五者在躯壳之间,皆不痛也。其痛者,随血脉上下,寒凝汁沫,排分肉而痛;虽另名周痹,亦隶于血脉之中也。骨痹不已,复感于邪,内合于肾;筋痹不已,复感于邪,内舍于肝;脉痹不已,复感于邪,内舍于心;肌痹不已,复感于邪,内舍于脾;皮痹不已,复感于邪,内舍于肺。此五者亦非径入五藏也,五藏各有合病,久而不去,内舍于其合也。盖风寒湿三气离合牵制,非若风之善行易入,故但类于中风也。

经论诸痹至详,然有大阙,且无方治。《金匮》补之,一曰血痹,二曰胸痹,三曰肾着。四曰三焦痹。

《金匮》论血痹谓尊荣人骨弱肌肤盛重,因疲劳汗出,卧不时动摇,加被微风,遂得之。但以脉自微涩,在寸口关上小紧,宜针引阳气,令脉和紧去则愈。血痹阴阳俱微,寸口关上微,尺中小紧,外证身体不仁,如风痹状,黄芪桂枝五物汤主之。经但言在脉则血凝而不流,《金匮》直发其所以不流之故,言血既痹,脉自微涩,然或寸或关或尺,其脉见小紧之处,即风入之处也。故其针药所施,皆引风外出之法也。

《金匮》论胸痹脉证并方治,绎明入胸寒痹痛条下,此不赘。

《金匮》肾着之病,其人身体重,腰中冷,如坐水中,形如水状,反不渴,小便自利,饮食如故,病属下焦,身劳汗出,衣里冷湿,久久得之,腰以下冷痛,腹重如带五千钱,甘姜苓术汤主之。经但言骨痹不已,复感于邪,内舍于肾。仲景知湿邪不能伤肾藏之真,不过舍于所合,故以身重腰冷等证为言,曰饮食如故,曰病属下焦,意可知矣。然湿土之邪,贼伤寒水,恐害两肾所主生气之原,关系尤大,故特举肾着一证立方,以开其痹着。

《金匮》复有总治三痹之法,今误编历节黄汗之下。其曰诸肢节疼痛,身体魁瘰,脚肿如脱,头眩短气,遇湿欲吐,桂枝芍药知母汤主之是也。短气,中焦胸痹之候也,属连头眩,即为上焦痹矣;遇湿欲吐,中焦痹也;脚肿如脱,下焦痹也;肢节疼痛,身体魁瘰,筋骨痹也。荣卫筋骨三焦俱病,又立此法以治之。合四法以观精微之蕴,仲景真百世之师矣!(《医门法律》卷三·中风门·中风论)

论《金匮》防己黄芪汤

《内经》云:湿胜为着痹。《金匮》独以属之肾,名曰肾着,……此证乃湿阴中肾之外廓,与肾之中脏无预者也。地湿之邪着寒脏外廓,则阴气凝聚,故腰中冷,如坐水中。实非肾脏之精气冷也。若精气冷,则膀胱引之从夹脊逆于中上二焦,营卫上下之病,不可胜言。今邪只着下焦,饮食如故,不渴,小便自利;且与肠胃之腑无预,况肾脏乎?此不过身劳汗出,衣里冷湿,久久得之,但用甘草、干姜、茯苓、白术,甘温从阳淡渗行湿足矣,又何取暖胃壮阳为哉!(《医门法律》卷四·热暑湿三气门·痉脉论)

律一条

凡治痹证,不明其理,以风门诸通套药施之者,医之罪也!

痹证非不有风,然风入在阴分,与寒湿互结,扰乱其血脉,致身中之阳不通于阴,故致痹也。古方多有用麻黄、白芷者,以麻黄能通阳气,白芷能行荣卫,然已入在四物、四君等药之内,非专发表明矣。至于攻里之法,则从无有用之者。以攻里之药皆属苦寒,用之则阳愈不通,其痹转入诸府而成死症者多矣,可无明辨而深戒欤?(《医门法律》卷三·中风门·中风论)

《医门法律》中的痹证诸方对今天也很有启示意义,故录如下:

三痹汤 治血气凝滞,手足拘挛,风寒湿三痹。人参 黄芪 当归 川芎 白芍药 生地黄 杜仲(姜汁炒)川续断 防风 桂心 细辛 白茯苓 秦艽 川牛膝 川独活 甘草(各等分)上水三盏,生姜三片,枣一枚,煎五分,不拘时服。按:此用参芪四物,一派补药内,加防风、秦艽以胜风湿,桂心以胜寒,细辛、独活以通肾气。

凡治三气袭虚而成痹患者,宜准诸此。

痹在上,用桂枝五物汤 黄芪(三两) 桂枝(三两) 芍药(三两) 生姜(六两) 大枣(十二枚)上五味,以水六升,煮取二升,温服七合,日三服。一方有人参。按:此乃《金匮》治血痹之方也。血痹而用桂枝汤加黄芪,以其风邪独胜,风性上行,故其痹在上也。其脉微涩,寸口关上小紧,紧处乃邪着之验也。然又曰寸口关上微,尺中小紧,外症身体不仁,如风痹状,此方主之。又可见风性善行,随其或上或下,一皆主以此方矣。

痹在臂,用十味锉散 原治中风血弱臂痛,连及筋骨,举动难支。附子(炮) 黄芪 当归 白芍药(各一钱) 川芎 防风 白术(各七分) 茯苓 肉桂(各五分) 熟地黄(酒洗焙干二钱) 上水二盏,姜三片,枣二枚,食后临卧服。按:臂痛乃筋脉不舒。体盛者,可去其筋脉中之风,然既已血痹,所受风燥之累不浅,故取此方。养血之中,加附子之力,通其阳气;而用防风,反佐黄芪,出其分肉腠理之风也。

痹在手足、风淫末疾,则用乌头粥 原治风寒湿,麻木不仁。乌头(生研为末) 每用香熟白晚米二合,入药末四钱,同米以砂罐煮作稀粥,不可太稠。下生姜汁一匙,白蜜三匙,搅匀,空心温啜之为佳。如中湿多,更加薏苡仁末三钱。服此粥,大治手足不随,及肿痛不能举者,服此预防之。按:四肢为诸阳之本。本根之地,阳气先已不用,况周身经络之末乎?故用乌头合谷味,先从荣卫所生之地注力,俾四末之阳,以渐而充也,用方者知之。

痹在手足、湿流关节,则用薏苡汤 原治手足流注,疼痛麻木不仁,难以屈伸。薏苡仁 当归 芍药 桂心 麻黄(各一钱) 甘草(五分) 苍术(米泔浸炒二钱) 上水二钟,姜五片,煎八分,食前服。有汗去麻黄,有热去桂心。按:此方以薏苡仁为君,舒筋除湿,其力和缓,当三倍加之。至于麻黄,虽能通其阳气,然在湿胜方中,即无汗不可多用,减其大半可也。

痹在身半以下,用通痹散 原治腰以下至足,风寒湿三气,合而成痹。两足至脐冷如冰,不能自举,或因酒热立冷水中,久成此疾。天麻 独活 当归 川芎 白术 藁本(等分) 上为细末,每服二钱,热酒调下。按:此方因风寒湿三气,混合入于阴股。其邪已过于营卫,故变桂枝五物汤之制,而用此散,缓缓分出其邪也。

痹在遍身、走痛无定,用控涎丹 原治人忽患胸、背、手、脚、腰、胯,痛不可忍,牵连筋骨,坐卧不宁,走移无定。乃痰涎伏在胸膈上下,变为此疾。或令人头重不可举;或神意昏倦多睡;或饮食无味,痰唾稠黏,口角流涎,卧则喉中有声,手脚肿痹,气脉不通,疑似瘫痪,但服此药数服,其病如失。甘遂 大戟 白芥子 上等分为末,曲丸桐子大。食后临卧姜汤下五七丸,或十丸,量人服。按:风寒湿三痹之邪,每借人胸中之痰为奥援。故治痹方中,多兼用治痰之药。昌于中风第四十一方,取用《三因》白散子之用半夏,已见大意。但彼治浊气上干,此治浊痰四注,以浊痰不除,则三痹漫无宁宇也。凡遇痰积极盛之症,此方亦不可少,实非谓子和之法,足胜治痹之用也。学人辨诸。

又方 用白茯苓(二两) 半夏(四两) 枳壳(一两) 风化硝(三钱) 姜汁糊丸,梧桐子大。每服五十丸,姜汤下。然治痹以开通阳气,补养阴血为贵,著意治痰,必转燥其血,不可以为此善于彼而渎用之。

痹在脉,用人参丸 人参 麦门冬 茯神 赤石脂 龙齿 石菖蒲 远志 黄芪(各一两) 熟地黄(二两)

上为末,炼蜜和捣五百杵为丸,梧桐子大。每服三十丸,食远清米饮送下。按:心主血脉,《内经》脉痹不已,复传于心。

可见五脏各有所主,各有所传也。此方安心神,补心血,先事预防,功效更敏。加当归、甘草、姜、枣、粳米汁煎服更效。

痹在胸,用栝蒌薤白半夏汤 治胸痹不得卧,心痛彻背。栝蒌实(一枚捣) 薤白(三两) 半夏(三两) 白酒(四升) 上四味同煮,取一升五合。分三服,温服半升,一日服之。按:胸痹之症,人所通患。仲景于《金匮》出十方以治之,然不明言也。盖胸如中太空,其阳气所过,如离照当空,旷然无外。设地气一上,则窒塞有加。故知胸痹者,阳不主事,阴气在上之候也。仲景微则用薤白、白酒以通其阳;甚则用附子、干姜以消其阴,以胸痹非同他患,补天浴日,在医之手眼耳。后世总不知胸痹为何病,昌特发明于乙集胸寒痹痛条下。文学钱尊王,胸中不舒者经年,不能自名其状,颇以为虑。昌投以薤白汤,次日云:一年之病,一剂而顿除。抑何神耶? 昌不过以仲景之心法为法耳,何神之有? 然较诸家之习用白豆蔻、广木香、诃子、三棱、神曲、麦芽等药,坐耗其胸中之阳者,亦相悬矣。

痹在胞,用肾沥汤 原治胞痹小腹急痛,小便赤涩。麦门冬 五加皮 犀角(镑各一钱) 杜仲 桔梗 赤芍药 木通(各一钱五分) 桑螵蛸(一两) 上水盏半,加入羊肾一只,去脂膜切细,竹沥少许,同煎一盏。去渣,空心顿服,日再服。一方有桑皮,无螵蛸。按:此方名肾沥者,形容其胞中之气,痹而不化。外肾之溺,滴沥不出之苦也。乃因虚热壅其膀胱,肺气不能下行所致。桑皮、螵蛸,咸为治肺而设。此方大意,聊见一斑。不可误认为其人内肾素虚,而小便淋滴也。

痹在肠,用吴茱萸散 原治肠痹,寒湿内抟,腹痛满,气急,大便飧泄。吴茱萸(汤泡焙干) 干姜(炮) 甘草(炙) 肉豆蔻(煨各五钱) 砂仁 神曲 白术(各一两) 厚朴(姜汁炒) 陈皮 良姜(各一两) 上为末,每服一钱,食前米饮下。按:肠痹之证,总关于脾胃。寒邪湿邪,先伤其太阴之脾;风邪先伤其阳明之胃。太阴伤,故腹满;阳明伤,故飧泄。《内经》谓胃风久蓄为飧泄,明非朝夕之故也。脾胃有病,三痹互结于肠,此宜以辛辣开之。非如胞痹为膀胱之热,当用清凉之比矣。

痹在筋,用羚羊角散 原治筋痹,肢节束痛。羚羊角 薄荷 附子 独活 白芍药 防风 川芎(各等分)

上水盏半,姜三片,煎五分服。按:此方治筋痹之义,美则美矣,未尽善也。以七味各用等分,漫无君臣佐使之法耳。

盖筋痹必以舒筋为主,宜倍用羚羊角为君。筋痹必因血不荣养,宜以白芍、川芎,更加当归为臣。然恐羚角性寒,但能舒筋,不能开痹,必少用附子之辛热为反佐,更少用薄荷、独活、防风,入风寒湿队中,为之使可也。用方者必须识此。

痹在皮,用羌活汤 原治皮痹,皮中状如虫走,腹胁胀满,大肠不利,语不出声。羌活 细辛 附子(炮去皮脐) 沙参 羚羊角(镑) 白术 五加皮 生地黄 官桂 枳壳(麸炒) 麻黄(去节) 白蒺藜 杏仁 丹参 萆薢 五味子 石菖蒲 木通 槟榔 郁李仁(泡去皮) 赤茯苓(各等分) 上水盏半,姜五片,煎七分,不拘时温服。

按：皮痹不已，传入于肺，则制方当以清肺气为主。此方杂沓，不适于用。今取沙参、羚羊角、麻黄、杏仁、白蒺藜、丹参、五味子、石菖蒲八味，去羌活、细辛、附子、白术、五加皮、生地黄、官桂、枳壳、草薢、木通、槟榔、郁李仁、赤茯苓九味，而加石膏以清肺热，甘草以和肺气，更加干姜少许为反佐，以干姜得五味子，能收肺气之逆也。

热痹，用升麻汤 原治热痹，肌肉极热，体上如鼠走，唇口反缩，皮毛变红黑。升麻(三钱) 茯神 人参 防风 犀角(镑) 羚羊角(镑) 羌活(各一钱) 官桂(三分) 上水二钟，姜三片，入竹沥半酒盏，不拘时服。

按：此方乃刘河间所制，后人治热病，遵用河间，诚足法矣。方中以升麻为君，除阳明肌肉之热，然热甚必乱其神识，故以人参、茯神、犀角、羚羊角为臣而协理之，以官桂三分为反佐，以羌防为使。如秋月寒潭，碧清可爱。鄙意羌防使药，更少减其半，匪故饶舌，无非欲为引掖后来之助耳。

冷痹，用巴戟天汤 原治冷痹，脚膝疼痛，行步艰难。巴戟天(去心一钱) 附子(制) 五加皮(各七分) 川牛膝(酒炒一钱) 石斛 甘草(炙) 草薢 白茯苓 防风 防己(各五分) 上水二盏，姜三片，煎八分，空心服。按：冷痹之证，其风寒湿三痹之气，皆挟北方寒水之势，直有温之而不易热者。方中之用巴戟天为君，韪矣。

其附子、茄皮、牛膝、石斛、白茯苓、甘草，亦大小臣工之意。然不用当归、肉桂，温其血分，辅君之药，尚有未切。草薢反佐，防风、防己为使，则俱当也。

心痹，用犀角散 原治心痹，神恍惚恐畏，闷乱不得睡，志气不宁，语言错乱。犀角 羚羊角 人参 沙参 防风 天麻 天竺黄 茯神 升麻 独活 远志 麦门冬 甘草(各一钱) 龙齿 丹参(各五分) 牛黄 麝香 龙脑(各一分) 上为末，和诸药重研，令极细。每服钱半，不拘时，麦门冬汤调下。按：此散，每服中脑麝才得一厘五毫，且有人参、甘草和胃固气，庶几可用。然二物不过藉以通心开窍耳，原不必多，更减三之一为长也。

肝痹，用人参散 原治肝痹气逆，胸膈引痛，睡卧多惊，筋脉挛急，此药镇邪。人参 黄芪 杜仲(酒炒) 酸枣仁(微炒) 茯神 五味子 细辛 熟地黄 川芎 秦艽 羌活(各一两) 丹砂(五钱另研) 上为极细末，入丹砂再研匀。每服一钱，不拘时调下，日二服。按：厥阴肝脏，所生者血也，所藏者魂也。血痹不行，其魂自乱。今不通其血，而但治其惊，此不得之数也。方中用参芪益气以开血，当矣。其诸养血宁神镇惊之药，多泛而不切。昌尝制一方，以人参为君，黄芪、肉桂、当归、川芎为臣，以代赭石之专通肝血者，佐参芪之不逮，少加羌活为使。盖气者，血之天也，气壮则血行，然必以肉桂、当归大温其血，预解其凝泣之势，乃以代赭之重坠，直入厥阴血分者，开通其瘀壅，而用羌活引入风痹之所。缘厥阴主风，风去则寒湿自不存耳，录出以质高明。

脾痹，用温中法曲丸 原治脾痹，发咳呕涎。法曲(炒) 麦芽(炒) 白茯苓 陈皮(去白) 厚朴(制) 枳实(麸炒各一两) 人参 附子(制) 干姜(炮) 当归(酒洗焙) 甘草(炙) 细辛 桔梗(各五钱) 吴茱萸(汤泡三钱) 上为细末，炼蜜为丸，梧桐子大。每服七八十九，食前热水送下。按：脾为太阴之脏，其痹必寒湿多而风少。此方温中理气，壮阳驱阴，种种有法。但既曰发咳呕涎，半夏似不可少。

肺痹，用紫苏汤 原治肺痹，心膈窒塞，上气不下。紫苏子(炒) 半夏(制) 陈皮(去白各一钱) 桂心 人参 白术(各五分) 甘草(二分) 上水盏半，姜五片，枣二枚，煎七分，不拘时温服。按：肺为相傅之官，治节行焉。管领周身之气，无微不入，是肺痹即为气痹，明矣。苏子虽能降气，其力甚轻，且桂心、半夏之燥，人参、白术之泥，俱非肺痹所宜。其陈皮虽能下气，然必广东化州所产,口中嚼试,其辣气直入丹田者为贵。今肆中药无道地,下气亦非陈皮所胜矣。夫心火之明克肺金者,人之所知;而脾土之暗伤肺金者,多不及察。盖饮食入胃,必由脾而转输于肺。倘脾受寒湿,必暗随食气输之于肺,此浊气干犯清气之一端也。肝之浊气,以多怒而逆干于肺;肾之浊气,以多欲而逆于肺。三阴之邪,以渐填塞肺窍,其治节不行而痹成矣。开肺痹之法,昌颇有寸长,见《寓意》等集中,兹不赘。

肾痹,用牛膝酒 原治肾痹虚冷,复感寒湿为痹。牛膝 秦艽 川芎 白茯苓 防己 官桂 独活(各二两)五加皮(四两) 丹参 薏苡仁 火麻仁(炒) 麦冬 石斛 杜仲(炒各一两) 附子(制)地骨皮 干姜(炮各五钱) 上 咀,生绢袋盛之,好酒一斗浸。春秋五日,夏三日,冬十日。每服半盏,空心食前服,日二次。按:肾为北方寒水之脏,而先天之真火藏于其中。故谓生气之原,又谓守邪之神。今风寒湿之邪,入而痹之,去生渐远矣,此方防己、麦冬、丹参、地皮,迂缓不切。

///知识链接

喻昌,字嘉言,明末清初南昌新建人,因新建古称西昌,故晚号西昌老人。医学家,与张璐、吴谦一起被誉为清初三大名医。所著《尚论篇》《寓意草》《医门法律》在当时及后世影响极大,后人将三书合刊称《喻氏三书》,是中医学理论的重要文献。

四、历代医家医痹方选

提示: 古代治痹方药较多,仅择取《古今图书集成》之《医部全录》所收部分用方以资参考。由清政府组织编写的大型综合性书籍《古今图书集成》正文达 10000 卷之多,是中国最大的一部类书,原隶此书"博物汇编、艺术典"下之《医部全录》共 520 卷,约 950 万言,亦为古代最大的医学著作集成。其中,第 217 到 500 卷为临床各科疾病的证治。第 227 卷到 229 卷三卷为痹门方系痹病专卷。择录如下(方名后的仲景、宝鉴之类为其出处):

痹门方

附子八物汤(医学纲目) 治历节风,四肢疼痛,如锤锻不可忍。

附子炮去皮脐 干姜炮 芍药 茯苓 半夏 桂心 人参各三两 白术四两

右剉散,每服四钱,水二盏,煎至七分,去滓,食前服。

桂枝芍药知母汤(仲景) 治痛痹。

桂枝 知母 防风各四两 芍药三两 甘草 附子炮 麻黄各二两 白术 生姜各五两

右,水七升,煮取二升,温服七合,日三服。

导水丸(子和) 治湿痹。

滑石水飞 黑牵牛另取头末,各四两 大黄 黄芩各二两

右为细末,滴水丸梧桐子大,每服五十九,或加至百丸,临卧温水下。

通经散(子和) 治湿痹。

陈皮去白 当归各一两 甘遂面包不令透水,煮百余滚,取出,用冷水浸过,去面焙干

右为细末,每服三钱,温汤调下,临卧服。

潜行散(丹溪) 治痛风。

黄柏不拘多少,酒浸焙干为末

生姜汁和酒调服,必兼四物等汤相间服,妙。

苍术复煎散(东垣) 治痛痹。

苍术四两,水二碗,煎至三大盏,去滓,入下药 羌活一钱 黄柏三分 升麻 柴胡 藁本 泽泻 白术各五分 红花少许

右为粗末,用苍术汤二盏,煎至一盏,去滓,空心温服,微汗为效。忌酒面。

越婢汤(仲景) 治风痹脚弱。

附子一钱五分 麻黄二钱 甘草一钱二分 石膏三钱 白术三两

右,姜枣煎服。

三妙丸 治三阴血虚,足心如火热,渐烘腰胯,及温热麻痹疼痛痿软等证,皆效。

苍术六两 黄柏四两 牛膝二两

右为末,酒糊为丸如梧桐子大,每服七十九至一百九,空心姜汤或盐汤送下。

天麻黄芪汤 治手足麻木,兼有风证。

天麻 白芍药 神曲 羌活 白茯苓各三分 人参 黄连各四分 当归五分 黄芪 甘草 升麻 干葛 黄柏 苍术各六分 泽泻七分 柴胡九分

右,水煎温服。

单豨莶丸 治中风,口眼㖞斜,时吐痰涎,语言塞滞,四肢缓弱,骨节疼痛,腰膝无力,及诸风痹。

豨莶端午、七夕、重阳收,洗去土,摘叶晒干,铺甑中,用好酒和蜜层层匀洒,蒸之复晒,如此九次

右为末,炼蜜丸梧子大,每四十九,空心酒下。

蓖麻蒸痹法(千金方) 治风湿瘫痪,手足不仁,半身不遂,周身麻木酸疼,口眼歪斜,皆效。

蓖麻秋冬用叶,春夏用子一二十斤

右入甑内,蒸半熟取起。先将绵布数尺双折,浸入蒸汤内,取出乘热敷患处,将前蒸热药铺布上一层,候温,再换热药一层。如此换蒸,以汗出为度。重者蒸五次,轻者蒸三次,即愈。内服疏风活血之剂。

擦痹法 治风湿诸痹。

麝香一钱,捣烂于磁器内,勿泄气 蓖麻子三两,去油 活地龙七条,去土捣烂 甘草 甘遂各一两,俱为末

临用先将姜葱各一两,捣烂包患处,次用姜汁化此药,一鸡子黄大,擦半时久,一日三次。二三年者皆效,妇人尤神。

茯苓汤(济生方) 治停蓄支饮,及筋痹脉痹。

半夏汤泡 茯苓皮各一钱 甘草 桔梗 枳实各五分

姜煎温服。

冲和补气汤(医学正传) 治合眼则麻木,开则不麻,四肢无力,痿厥酢心,目昏头眩,神效。

羌活七分 独活 川归 黄柏各三分 柴胡 神曲 木香 草豆蔻各二分 人参 苍术 白术 芍药 泽泻 陈皮 猪苓各一钱 甘草 升麻各五分 黄芪制,二钱 黄连 麻黄不去节,各二分

右切,分作二服,每服用水一盏半,煎至一盏,温服。

活血应痛丸(宝鉴) 治痛痹。

狗脊去毛,六两 香附炒,十二两 陈皮九两 没药一两二钱 草乌炮,二两半 威灵仙三两 苍术米泔浸一宿,十两

右为细末,酒煮面糊为丸如桐子大,每服十五丸,温酒或热汤送下,不拘时候。常服和血脉,壮筋骨,使气脉宣通。忌桃、李、雀、鸽诸血物。

行湿流气散 治风寒湿痹,身如板夹,麻木不仁,或手足酸软。

苍术 羌活 防风 川乌各一两 薏苡二两 白茯苓一两五钱

右为末,每服二钱,温酒或葱汤下。

换腿丸 治足三阴经为风寒暑湿所乘,发为挛痹缓弱,上攻胸背,下注腰腿,足心发热,

行步艰难。

木瓜四两　薏苡仁　南星　石楠叶　石斛　槟榔　草薢　牛膝　羌活　防风　黄芪　当归　天麻　续断各一两

右为末,酒糊丸梧子大,每五十丸,温酒盐汤下。

麝香丸(医学纲目)　治白虎历节诸风疼痛,游走无定,状如虫啮,昼静夜剧,及一切手足疼痛。

川乌三枚　地龙五条　全蝎　黑豆各二十一个

右俱生为细末,入麝香半字研匀,糯米糊为丸如绿豆大,每服七丸,甚者十丸,夜卧令膈空,温酒下,微出冷汗一身,便瘥。予得此方,凡是历节及不测痰痛,一二服便瘥。

神效黄芪汤(医学正传)　治浑身麻木不仁,或头面手足肘背腿脚麻木,并皆治之;及两目羞明畏日,隐涩难开,视物昏花,睛痛,亦皆治之。

蔓荆子二分　陈皮五分　人参八分　炙甘草　白芍药各一钱　黄芪二钱

右细切,作一服,水二盏,煎至一盏,去粗,临卧热服。如麻木不仁,虽有热,不加黄柏,只加黄芪一钱、木通三钱。如麻木甚者,加芍药一钱、木通二钱。如小便淋涩,加泽泻五分,一服,去则止。如有大热证,加酒洗黄柏三分。

二妙苍柏散　治一切风寒湿热,脚气,骨间作热,四肢痛,令人痿躄,用之神效。

苍术盐炒　黄柏酒炙,各五钱

水煎服。二物皆有雄壮之气,如气实,加酒少许,气虚加补气药,血虚加补血药,痛甚加姜汁,或为末、为丸服,尤妙。

牛蒡子散(本事)　治前证。

牛蒡子　豆豉炒　羌活各三两　生地二两半　黄芪一两半

右为细末,汤调二钱,空心,食前,日三服。

四君子汤　治气虚麻痹。

人参一钱　白术　茯苓各二钱　甘草六分　生姜三片　枣子二枚

右水煎,不拘时温服。加半夏、陈皮,名六君子汤。

二陈汤　治痰痹麻木。

陈皮二钱　半夏一钱　茯苓八分　甘草四分

右加生姜三片,水煎温服。

补中益气汤　治湿热郁于脾土,不能荣于四肢,致痹痛麻木。

黄芪　人参　甘草各一钱　当归　白术　陈皮　柴胡　升麻各五分,虚甚者升柴各一分,汗多者全去

右水煎,巳、午、未时温服。伤之重者,连进二服,如得微汗即愈。忌多言劳役,静养一二时辰久,方进美膳以助之。常服去升麻,加黄柏三分以滋肾水,红花二分入心养血,多用则破血。

十全大补汤　治元阳大虚,不能荣于四肢,故作麻木或疼痛。

人参　白术　茯苓　甘草　当归　川芎　熟地　芍药　肉桂　黄芪各二分半

右,姜枣煎服。

趁痛散　治痛痹。

乳香　没药　桃仁　红花　当归　羌活　地龙酒炒　牛膝　甘草生　五灵脂酒炒　香

附童便浸

右为末,每服二钱,酒调。或加酒炒芩、柏。

小续命汤(千金方) 通治八风五痹痿厥等疾,以一岁为总,六经为别,春夏加石膏、知母、黄芩,秋冬加官桂、附子、芍药。又于六经别药内,随证细分加减。

麻黄去节 人参 黄芩 甘草炙 芍药 川芎 杏仁去皮尖炒 防风 官桂各一两 附子炮去皮脐,半两

右除附子、杏仁外,为粗末,后入二味和匀,每服五钱,水一盏半,生姜五片,煎一盏去滓,稍热服,食前。

史国公浸酒方 治左瘫右痪,四肢顽麻,骨节酸疼,诸般寒湿风气。

虎胫骨酒浸一日,焙干酥炙 当归 鳖甲炙 羌活 防风 萆薢 秦艽 牛膝 晚蚕沙 松节各二两 干茄根八两,蒸熟 枸杞子五两

用无灰酒一斗,绢袋盛药入酒内,封十日。取饮时不可面向坛口,恐药气冲人头面。饮酒不可间断,饮尽,药滓晒干为末,米糊丸梧子大,空心酒下五十丸。忌食发风动气之物。

加味二妙丸 治两足湿痹疼痛,或如火燎,从足跗热起,渐至腰胯,或麻痹痿软,皆是湿为病,此药主之。

苍术四两,米泔浸 黄柏二两,酒浸日干 牛膝 当归尾酒洗 萆薢 防己 龟板酒炙,各一两

右为细末,酒煮面糊为丸如梧桐子大,每服一百丸,空心姜汤或盐汤下。

三五七散(济生方) 治风寒湿痹,脚气缓弱等疾。

天雄炮去皮 细辛洗去土,各三两 干姜炮 山茱萸去核,各五两 防风 山药炒,各七两

右为细末,每服二钱,食前温酒调下。

起死神应丹(子和) 治瘫痪,四肢不举,风痹等疾。

麻黄去根节,河水五升,熬去滓,可成膏子,五斤 白芷 桑白皮 苍术 甘松 浮萍各二两 川芎三两 苦参三两五钱

以上各为细末,用膏子和丸如弹子大,每服一丸,温酒一盏化下,临卧服之,微汗出,勿虑。如未安,隔二三日再服,手足即时软快。

愈风丹(子和) 治痹。

甘草三钱 芍药 川芎 白殭蚕炒 桔梗 细辛 羌活各五钱 白芷 麻黄去节 防风 天麻 全蝎炙,各一两 南星生姜制用,五钱 硃砂为衣,五钱

右为末,蜜丸弹子大,每服一丸,细嚼茶酒吞下。

当归拈痛汤 治湿热为病,肢节烦疼,肩背沉重,胸膈不利,遍身疼痛,足胫肿痛等证。

白术一分五厘 当归 防风 猪苓 泽泻 茯苓 知母各三分 羌活 茵陈 甘草 黄芩各五分 升麻 干葛 苦参 人参 苍术各二分

水煎温服。

犀角汤(千金方) 治热毒流入四肢,历节肿痛。

犀角 羚羊角 前胡 黄芩 栀子仁 射干 大黄 升麻各四两 豉一升

右 咀,每服五钱,水二盏煎服。

茵芋丸(本事方) 治历节肿满,疼痛。

茵芋　硃砂　薏苡　牵牛一两半郁李仁半两

右为细末，炼蜜杵丸如桐子大，轻粉滚为衣，每服十九至十五丸，五更温水下。到晚未利，可二三服。快利为度，白粥将息。

经验九藤酒　治远年痛风，及中风左瘫右痪，筋脉拘急，日夜作痛，叫呼不已等证，其功甚速。

钩藤钩　红藤即理省藤　丁公藤即风藤　桑络藤　菟丝藤即无根藤　青藤　天仙藤即青木香　阴地蕨根各四两，即地茶　五味子藤即红内消　忍冬藤各二两

右细切，以无灰老酒一大斗，用磁罐一个盛酒，其药用真绵包裹，放酒中浸之，密封罐口，不可泄气，春秋七日，冬十日，夏五日。每服一盏，日三服。病在上，食后及卧后服；病在下，空心食前服。

木瓜虎骨丸（卫生宝鉴）　治风寒湿合而成痹，脚重不仁，疼痛少力，足下掣痛，不能踹地，脚膝筋挛，不能屈伸，及项背拘急，手臂无力，耳内蝉鸣，头眩目运诸证，脚气行步艰难，并皆服之。

木瓜　血竭研　虎胫骨酒炙　没药研　乳香　自然铜醋淬，各五钱　枫香脂　甜瓜子木香　败龟板酢炙去阑　骨碎补去毛　当归焙　桂各一两　安息香重汤酒煮　地龙去土，各二两

右为末，入研药和匀，酒糊丸如桐子大。每服三十九，温酒送下，煎木瓜汤送下亦得，渐加至五十九，空心食前。

茖葱丸（卫生宝鉴）　治寒湿筋骨冷疼，不能举动。

川乌去皮、尖，生　黑牵牛头末　盐豉各三钱　乳香研　没药研，各一钱

右为末，入研药匀，用肥葱一握洗去土，淡酢一升，不犯铜铁，文武火熬葱酢一半，去粗，慢火再熬成膏，滴水中不散为度。将前药末和丸如桐子大。每服十九加至二十九，温酒送下，大便微利则愈。

乌灵丸　治久患风虚麻痛，行步艰难。

川乌炮去皮，一两　五灵脂二两

右为末，酒糊丸如桐子大。每服十九加至五十九，空心温酒送下。忌一切冷物。

芍药补气汤（东垣）　治著痹。

黄芪一两　白芍药一两半　陈皮留白，一两　泽泻半两　甘草一两，炙

右剉，每服一两，用水二大盏，煎至一盏，去滓温服。

黄芪桂枝五物汤（仲景）　治著痹。

黄芪　芍药　桂枝各三钱　大枣十二枚　生姜六两

水六升，煮取二升，温服七合，日三服。一方有人参。

独活寄生汤（卫生宝鉴）　治肾气虚弱，冷卧湿地，腰背拘倦，筋骨挛痛，或当风取凉，风邪流入脚膝，为偏枯冷痹，缓弱疼痛，或腰痛牵引，脚重行步艰辛。

独活　寄生　杜仲　牛膝　细辛　秦艽　桂心　茯苓　防风　川芎　人参　甘草各一两五钱　当归　熟地黄　芍药各一两

右咀。每服三钱，水二盏，生姜五片，煎至一盏，去滓，稍热服，食前。

桂枝附子汤（仲景）　治湿痹，脉浮虚而涩者。

桂枝去皮，四两　附子三枚，炮去皮，破八片　生姜切，三两　甘草炙，二两　大枣十二

枚,擘

右五味,以水六升,煮取二升,去滓,分温三服。

甘草附子汤(仲景) 治痹证,风湿相抟,骨节烦疼掣痛,恶风不欲去衣。

甘草炙 白术各二两 桂枝四两 附子二枚,炮去皮,破八片

右四味,以水六升,煮取三升,去滓,温服一升,日三服。初服得微汗则解,能食,汗出复烦者,服五合。恐一升多者,宜服六七合妙。

风湿方(千金方) 治风湿,脉浮身重,汗出恶风。

甘草二两 黄芪五两 汉防己四两 生姜 白术各三两 大枣十二枚

右六味,咀,以水六升,煮取三升,分三服,服了坐被中,欲解,如虫行皮中,卧取汗。

黄芪汤(千金方) 治血痹,阴阳俱微,寸口关上微,尺中小紧,外证身体不仁如风状。

黄芪 人参要略少 芍药 桂心各二两 生姜六两 大枣十二枚

右六味 咀,以水六升,煮取二升,服七合,日三服,令尽。

补气升阳和中汤(东垣) 治气虚著痹。

黄芪五钱 人参 白芍药各三钱 甘草炙 佛耳草各四钱 陈皮 白术 当归身各二钱 苍术 草豆蔻各一钱半 黄柏酒洗 甘草根 升麻 白茯苓 泽泻 柴胡各一钱

每服三钱,水二大盏,煎至一盏,去滓稍热服,早饭后、午饭前服之。

白蔹散(千金方) 治风痹,肿筋急,展转易常处。

白蔹五钱 附子六铢

右二味,治下筛,酒服半刀圭,日三,不知,增至一刀圭,身中热行为候,十日便觉。

血痹大易方(千金方) 治风痹游走无定处。

草薢 薯蓣 牛膝 泽泻各二两 地肤子 白术各五钱 干漆 蛴螬 狗脊 车前子 天雄各十铢 茵芋六铢 山茱萸三十铢 干地黄二两五钱

右十四味为末,蜜和丸如梧桐子大。酒下十九,日三,后稍加。

诸风方(千金方) 治诸风痹。

防风 甘草生 黄芩 桂心 当归身 茯苓各一两 秦艽 葛根各二两 生姜五两 大枣三十枚 杏仁五十枚

右十一味 咀,以酒水各四升,煮取三升,分三服,取汗。

附子酒(千金方) 治大风冷痰癖胀满诸痹。

大附子一枚,重二两者;一作二枚 酒五升渍,春五、夏三、秋七、冬十日

每服一合,日再,以瘥为度。

除风湿羌活汤(东垣) 治风湿著痹。

羌活 防风各一两 茯苓二钱 独活五分 黄芪 苍术泔浸,各一钱 泽泻 猪苓各二分 柴胡 甘草炙各五分 藁本 川芎 陈皮 黄柏各三分 升麻七分 黄连去须,一分

每服三钱,或五钱,水二盏,煎至一盏,去滓,稍热服。量虚实施用。如不尽证候,依加减法用之。

附子汤(宣明方) 治肾脏风寒湿骨痹,腰脊疼不得俯仰,两脚冷受热不遂,头昏耳聋音浑。

附子炮 独活 防风 川芎 丹参 草薢 石菖蒲 天麻 官桂 当归各一两 黄芪

细辛　山茱萸　白术　甘菊花　牛膝酒浸　甘草炙　枳壳麸炒去穰,各五钱

　　右为末,每服三钱,水一大盏,生姜五片,煎至七分,去滓温服,不计时候,日进三服。

　　防风汤(宣明方)　治行痹行走无定。

　　防风　甘草　当归　赤茯苓去皮　桂心　杏仁去皮炒熟,各一两　麻黄去节,五钱　黄芩　秦艽　葛根各三钱

　　右为末,每服五钱,酒水合二盏,枣三枚,姜五片,煎至一盏,去滓温服。一方有羌活,无麻黄。一方有独活、赤芍,无葛根、麻黄。

　　茯苓汤(宣明方)　治痛痹,四肢疼痛,拘倦浮肿。

　　赤茯苓　桑白皮各二两　防风　官桂　川芎　芍药　麻黄去节,各一两五钱

　　右为末,每服五钱,水一盏,枣一枚,煎至八分,去滓温服。以姜粥投之,汗泄为度,效矣。

　　茯苓川芎汤(宣明方)　治著痹,留注不去,四肢麻木,拘挛浮肿。

　　赤茯苓　桑白皮　防风　官桂　川芎　麻黄　芍药　当归　甘草炙,各等分

　　右为末,每服二钱,水二盏,枣三枚,同煎至一盏,去滓,空心温服。如欲出汗,以粥投之。一方有苍术。

　　大豆蘖散(宣明方)　治周痹,注五脏留滞,胃中结聚。益气出毒,润皮毛,补肾气。

　　大豆蘖炒香熟,一斤

　　右为末,每服五钱,温酒调下,空心,加至一两,日三。

　　肾著汤(宣明方)　治胞痹,小便不利,鼻出清涕者。

　　赤茯苓去皮　白术各四两　甘草炙,三两　干姜炮,二两

　　右为末,每服五钱,水二盏,煎一盏,去滓温服,日三。

　　木香丸(宣明方)　治肠痹,腹痛,时发飧泻,气不消化,小便秘涩。

　　干姜三分　木香　白术　官桂　芫荑　良姜　诃子皮各一两　附子炮去皮　厚朴生姜制　肉豆蔻各二两　甘草五钱

　　右为末,曲面糊为丸如桐子大。每服二十九,姜汤空心下。

　　升麻汤(宣明方)　治热痹,肌肉热极,体上如鼠走,唇口反纵,皮色变,兼诸风皆治。

　　升麻三两　茯神去皮　人参　防风　犀角镑　羚羊角镑　羌活各一两　官桂五钱

　　右为末,每服四钱,水二盏,生姜二块碎,竹沥少许,同煎至一盏,温服,不拘时。

　　苦参丸(宣明方)　治著痹。

　　苦参二两,取粉　丹参炙　沙参　人参　防风　五加皮　蒺藜炒去刺　乌蛇肉酒浸　蔓荆子　败龟板酥炙黄　虎骨酥炙黄　元参各一两

　　右为细末,用不蛀皂角一斤剉碎,以水三升,接取汁去滓,于无油铁器内熬成膏,用炼蜜四两和丸如梧桐子大。每服十五九至二十九,食后、食久、夜卧其三服,荆芥薄荷酒下。

　　附子丸(宣明方)　治气痹中寒,阳虚阴盛,一身如从水中出。

　　附子炮　川乌头炮,二味通剉碎炒黄色入药　官桂　川椒　菖蒲　甘草各四两　骨碎补炒　天麻　白术各二两

　　右为末,炼蜜为丸如梧子大。每服三十九,温酒下,空心食前,日三服。

　　前胡散(宣明方)　治荣虚卫实,肌肉不仁,致令瘠重,名曰肉苛。

　　川椒去目闭口者,生,二钱　前胡　白芷　细辛　官桂　白术　川芎各三两　吴茱萸汤洗炒　附子炮　当归各二两

右剉捣,以茶酒三升拌匀,同窨一宿,以炼成猪脂膏五斤入药微煎,候白芷黄紫色,漉出滓成膏。于病处摩之至热,调此药樱桃大。

补气汤(东垣)　治皮肤间有麻木,乃肝气不行故也。

白芍药　橘皮不去白,各一两五钱　炙甘草　黄芪各一两　泽泻五钱

右　咀,每服一两,水二盏,煎至一盏,去粗温服。

蔓荆实丸(奇效良方)　治皮痹不仁。

蔓荆实七钱半　桔梗炒　附子炮　枳壳麸炒　蒺藜子炒去刺　羌活　防风各半两　皂角不蛀者,半斤,剉碎,用新汲水浸一宿,以热绢滤去滓,入面少许,同煎成膏

右为细末,以皂角膏和丸如梧桐子大。每服二十九,食后用热酒送下。

家宝丹(丹溪)　治一切风疾瘫痪,痿痹不仁,口眼㖞斜者,邪入骨髓可服。

川乌　南星　五灵脂姜汁制研　草乌各六两　白附子　全蝎　没药　辰砂各二两　羌活　天麻　乳香研　白僵蚕炒,各三两　片脑五钱　麝香二钱半　地龙四两　雄黄　轻粉各一两

右为末,作散,调三分,不觉,半钱。或蜜丸如桐子大,含化,茶酒皆可。

如神救苦散(丹溪)　治瘫痪,风湿痹走注,疼痛不止。此劫剂也,非痛不可服,痛止则已。

米壳去顶膜,蜜炒一两　陈皮五钱　虎骨酥炙　乳香研　没药研　甘草各二钱五分

右为末,每服三钱,水一盏煎,连渣服。病在上食后,在下食前。煎时须顺搅之。

又方(丹溪)　治上中下疼痛。

南星姜制　苍术泔浸　黄柏酒炒,各二两　神曲炒　川芎各一两　白芷　桃仁各五钱　威灵仙酒拌　桂枝　羌活各三钱　防己五钱　红花酒洗,一钱五分　草龙胆五分

右为末,曲煳丸梧子大。每服一百丸,空心白汤下。

萆薢丸(丹溪)　治血痹,手足痛麻不仁,游走无定,及风痹等证。

萆薢炮　山芋　牛膝酒浸　山萸炒　熟地焙　泽泻各一两　狗脊去毛　地肤子炒　白术各半两　干漆炒烟尽　天雄炮去皮脐　车前子炒　蛴螬研,各七钱五分　茵芋去皮茎,二钱五分

右,除蛴螬生研外,捣为细末,和令匀,炼蜜为丸如梧桐子大。每服十九至十五丸,空心用温酒送下,日二夜一。

臂痛方(丹溪)　治臂痛。

苍术一钱五分　半夏　南星　白术　香附　黄芩酒炒,各一钱　陈皮　白茯苓各五分　威灵仙三钱　甘草少许

右　咀,作一服,入生姜二三片。一本加羌活一钱。

八珍丸(丹溪)　治痛风走注,脚疾。

乳香　没药　代赭石　穿山甲生用,各三钱　羌活　草乌生用,各五钱　全蝎炒,二十一个　川乌不去皮尖,生用,一两

右为末,酢糊丸如梧子大。每二十一九,温酒送下。

四妙散(丹溪)　治痛风走注。

威灵仙酒浸,五钱　羊角灰三钱　白芥子一钱　苍耳一钱五分,一作苍术

右为末,每服一钱,生姜一大片擂汁,入汤调服。又二妙散同调服。

麻黄赤芍汤(医学入门) 治湿热流注,肢节肿痛。

麻黄 赤芍各一钱 防风 荆芥 威灵仙 羌活 独活 白芷 苍术 片芩 枳实 桔梗 葛根 川芎各五分 甘草 归尾 升麻各三分

下焦加酒炒黄柏,妇人加酒炒红花,肿多加槟榔、泽泻,痛加乳没,瘀血加桃仁、大黄,水煎服。

又方(丹溪) 治痛风不能行。

糯米一盏 黄蹂躅根一握 黑豆半合

右用酒水各碗煎,徐徐服之,大吐大泻,一服便能行动。

痛风丸(医学入门) 治上中下疼痛。

红花钱半 南星 苍术 黄柏各二两 木瓜 神曲各一两 白芷 桃仁各五钱 威灵仙 羌活 桂枝各三钱 防己 草龙胆各四钱

右为末,曲糊丸梧子大。每百丸,空心白汤下。

乳香丸(丹溪) 治痛风。

白附子炮 南星 白芷 没药 赤小豆 荆芥 藿香 骨碎补去毛 乳香另研,各一两 五灵脂 川乌炮去皮脐尖糯米炒,各二两 草乌头去皮尖 京墨煅,各五两 松脂研,五钱

右为末,酒糊丸如梧子大。每服十九至十五丸,冷酒吞下,茶亦得,不拘时。忌热物。

加味四物汤(医学正传) 治白虎历节风证。

生地 当归 川芎 白芍 加桃仁 牛膝 陈皮 茯苓 甘草 白芷 草龙胆

如痛在上者属风,加羌活、桂枝、威灵仙。在下者属湿,加牛膝、防己、木通、黄柏。气虚者加人参、白术、龟板。有痰者加南星、半夏、生姜。血虚者倍川归、川芎,佐以桃仁、红花,水煎服之。

防风天麻散(医学正传) 治风湿麻痹,肢节走注疼痛,中风偏枯,或暴瘖不语,内外风热,壅滞昏眩。

防风 天麻 川芎 羌活 白芷 草乌头 白附子 荆芥穗 当归 甘草炙,各五钱 白滑石二两

右为细末,每服五分,加至一钱,热酒化蜜少许调下搅,药力运行微麻为度;或炼蜜为丸如弹子大,每服半丸至一丸,热酒化下,白汤亦可。此药散郁开结,宣风通气之妙剂也。

神通饮(古今医鉴) 治感风湿,得白虎历节风,遍身抽掣疼痛,足不能履地者二三年,百方不效,身体羸瘦,服此神效。

川木通二两

右剉细,长流水煎汁,顿服。服后一时许,遍身发痒,或发红丹,勿惧,遍身上下出汗,即愈。

两手痹方(古今医鉴) 治两手疼痛麻木。

当归 川芎 白芷 黄芩酒炒 黄连 南星 半夏各姜汁炒 苍术 羌活 防风 桔梗 桂枝 甘草各等分

右剉,一剂,生姜煎服。

舒筋立安散(古今医鉴) 治四肢百节疼痛,名曰白虎历节风。

防风 羌活 独活 茯苓 川芎 生地黄 白芷 苍术 红花 桃仁 陈皮 半夏

南星　白术　威灵仙　牛膝　木瓜　防己　黄芩　连翘　木通　龙胆草酒浸　木香少许　大附子少许　甘草各等分

右剉,一剂,水煎,入姜汁、竹沥服。痛甚,加乳香、没药调服。

透骨膏(奇效良方)　治一切风湿,走注疼痛。

生地　马鞭草各半斤　吴茱萸　白面各三两　骨碎补　败龟板酒炙,各四两　鳖甲酒炙三个　蒲黄二两

右为细末,用米粉酢调似膏子,火上温热,摊于痛处,用纸裹,候冷再烘,于避风处用之。

八风九州汤(奇效良方)　治男子妇人,寒冷不自爱护,当风解衣,汗出卧冷湿地,半身不遂,或俯仰屈伸难,周身淫痹,四肢不收,状如风狂,饮食损少,手足苦冷,或不随。

麻黄去节,四两　甘草炙　干姜　附子炮　防风　独活各三两　石膏绵裹捣碎　茯苓　白术土炒　川芎　柴胡　当归身　人参　细辛各二两　杏仁去尖皮,四十九粒

右　咀,以水一斗,清酒五升,渍三夜,煮取四升,分为三服,一日令尽。若病羸瘦者,用水煎服,服讫厚覆,当汗出微微,去上衣,汗解,以粉扑之。忌生菜、菘菜、酢、桃、李、猪肉、雀肉。

除湿蠲痛汤(奇效良方)　治风湿痛痹。

苍术米泔浸炒,二钱　羌活　茯苓　泽泻　白术各一钱半　陈皮一钱　甘草四分

水二钟,煎八分,入姜汁、竹沥各二三匙服。在上痛者,加桂枝、威灵仙、桔梗。在下痛者,加防己、木通、黄柏、牛膝。

海桐皮散(奇效良方)　治白虎历节,走注,骨节疼痛。

独活　草薢盐水浸焙　川芎　当归各三分　桃仁去皮焙　天麻　辣桂　牛膝　麻黄去节　枳壳麸炒　海桐皮　白芍药　川乌炮去皮脐　松节　防风　杜仲姜制　甘草各五钱　麝香一分　虎胫骨酒炙黄,一两

右　咀,每服四钱,水一盏半,姜五片,枣二枚,煎六分,食前温服。

摄风酒(奇效良方)　治白虎历节风,及诸般风湿,流注四肢,大风鹤膝,一切风疾。

寻风藤三角尖石上生者　青藤根石薛荔石上生者,各一两　五加皮　生姜各一两五钱　虎胫骨　石楠叶　青木香　威灵仙　川续断　当归　乳香　羌活　细辛　南木香各二钱半　乌药　防风　甘草节　苏木　苍术各五钱　骨碎补七钱五分　生川乌一枚,四分之一　牛膝四钱

右剉碎,用无灰酒一坛,将药盛于布袋内,放酒坛中,油纸封缚,以锅内盛水,将酒坛坐于锅内,慢火自辰煮至午,连坛取出,放冷,每日不拘时,随意温服。药酒如夏恐停久作酸,自作半料,用小坛酒,依上法煮服。

五、古代痹门针灸选方

提示：针灸治痹，甚至早于方药，现在临床用针治疗似明显少于用药。现辑录部分古代针灸治痹方，以为今后临床之启发。

《黄帝内经》

素问·长刺节论

病在筋，筋挛节痛，不可以行，名曰筋痹。刺筋上为故，刺分肉间，不可中骨也。病起筋炅，病已止。

病在肌肤，肌肤尽痛，名曰肌痹，伤于寒湿。刺大分小分，多发针而深之，以热为故。无伤筋骨。伤筋骨，痛发若变。诸分尽热，病已止。

病在骨，骨重不可举，骨髓酸痛，寒气至，名曰骨痹。深者，刺无伤脉肉为故。其道大分小分，骨热，病已止。

素问·缪刺论

凡痹往来，行无常处者，在分肉间而刺之，以月生死为数。用针者，随气盛衰，以为痏数。针过其日数则脱气，不及日数则气不泻。左刺右，右刺左，病已止。不已，复刺之如法。月生一日一痏，二日二痏，渐多之；十五日十五痏，十六日十四痏，渐少之。

灵枢经·寿夭刚柔

病在阳者名曰风，病在阴者名曰痹，阴阳俱病，命曰风痹。病有形而不痛者，阳之类也；无形而痛者，阴之类也。无形而痛者，其阳完而阴伤之也。急治其阴，无攻其阳。……病九日者，三刺而已；病一月者，十刺而已。多少远近，以此衰之。久痹不去身者，视其血络，尽出其血。

灵枢经·寿夭刚柔

黄帝曰：余闻刺有三变，何谓三变？伯高答曰：有刺营者，有刺卫者，有刺寒痹之留经者。黄帝曰：刺三变者奈何？伯高答曰：刺营者出血，刺卫者出气，刺寒痹者内热。黄帝曰：营卫寒痹之为病奈何？伯高答曰：营之生病也，寒热少气，血上下行。卫之生病也，气痛，时来时去，怫忾贲响，风寒客于肠胃之中。寒痹之为病也，留而不去，时痛而皮不仁。

黄帝曰：刺寒痹内热奈何？伯高答曰：刺布衣者，以火焠之；刺大人者，以药熨之。黄帝曰：药熨奈何？伯高答曰：用淳酒二十斤，蜀椒一升，干姜一斤，桂心一斤。凡四种皆㕮咀，渍酒中。用绵絮一斤，细白布四丈，并内酒中，置酒马矢煴中，盖封涂，勿使泄。五日五夜，出布绵絮曝干之，干复渍，以尽其汁。每渍必晬其日，乃出干。干，并用滓与绵絮，复布为复巾，长六七尺,为六七巾。则用之生桑炭炙巾,以熨寒痹所刺之处,令热入至于病所。寒,复炙巾以熨之,三十遍而止。汗出,以巾拭身,亦三十遍而止。起步内中,无见风。每刺必熨。如此病已矣。此所谓内热也。

灵枢经·官针

病在经络痼痹者,取以锋针。……病痹气暴发者,取以圆利针。病痹气痛而不去者,取以毫针。……泻于井荥分俞,取以四时。

凡刺有十二节,以应十二经。一曰偶刺。偶刺者,以手直心若背,直痛所,一刺前,一刺后,以治心痹。刺此者,旁针之也。二曰报刺。报刺者,刺痛无常处也。上下行者,直内,无拔针,以左手随病所按之,乃出针复刺之也。三曰恢刺。恢刺者,直刺旁之,举之前后,恢筋急,以治筋痹也。四曰齐刺。齐刺者,直入一,旁入二,以治寒气小深者。或曰三刺,三刺者,治痹气小深者也。五曰扬刺。扬刺者,正内一,旁内四而浮之,以治寒气之博大者也。六曰直针刺。直针刺者,引皮乃刺之,以治寒气之浅者也。七曰输刺。输刺者,直入直出,稀发针而深之,以治气盛而热者也。八曰短刺。短刺者,刺骨痹,稍摇而深之,致针骨所,以上下摩骨也。九曰浮刺。浮刺者,旁入而浮之,以治肌急而寒者也。十曰阴刺。阴刺者,左右率刺之,以治寒厥。中寒厥,足踝后少阴也。十一曰旁针刺。旁针刺者,直入旁刺各一,以治留痹久居者也。十二曰赞刺。赞刺者,直入直出,数发针而浅之出血,是谓治痈肿也。

凡刺有五,以应五脏。一曰半刺。半刺者,浅内而疾发针,无针伤肉,如拔毛状,以取皮气,此肺之应也。二曰豹文刺。豹文刺者,左右前后针之,中脉为故,以取经络之血者,此心之应也。三曰关刺。关刺者,直刺左右尽筋上,以取筋痹,慎无出血,此肝之应也。或曰渊刺;一曰岂刺。四曰合谷刺。合谷刺者,左右鸡足,针于分肉之间,以取肌痹,此脾之应也。五曰输刺。输刺者,直入直出,深内之至骨,以取骨痹,此肾之应也。

灵枢经·经脉

黄帝曰:诸络脉皆不能经大节之间,必行绝道而出入,复合于皮中,其会皆见于外。故诸刺络脉者,必刺其结上。甚血者,虽无结,急取之,以泻其邪而出其血,留之发为痹也。

灵枢经·四时气

着痹不去,久寒不已,卒取其三里。

灵枢经·五邪

邪在肾则病骨痛阴痹。阴痹者,按之而不得,腹胀腰痛,大便难,肩背颈项痛,时眩,取之涌泉、昆仑,视有血者尽取之。

灵枢经·厥病

头痛不可刺者,大痹为恶,日作者可令少愈,不可已。

灵枢经·周痹

黄帝问于岐伯曰:周痹之在身也,上下移徙随脉,其上下左右相应,间不容空。愿闻此痛在血脉之中耶,将在分肉之间乎?何以致是?其痛之移也,间不及下针;其㞎痛之时,不及定治而痛已止矣。何道使然？愿闻其故。岐伯答曰：此众痹也，非周痹也。黄帝曰：愿闻众痹。岐伯对曰：此各在其处，更发更止，更居更起；以右应左，以左应右。非能周也，更发更休也。黄帝曰：善。刺之奈何？岐伯对曰：刺此者，痛虽已止，必刺其处，勿令复起。帝曰：善。愿闻周痹何如？岐伯曰：周痹者，在于血脉之中，随脉以上，随脉以下，不能左右各当其所。黄帝曰：刺之奈何？岐伯对曰：痛从上下者，先刺其下以过之，后刺其上以脱之。痛从下上者，先刺其上以过之，后刺其下以脱之。黄帝曰：善。此痛安生？何因而有名？岐伯对曰：风寒湿气客于外分肉之间，迫切而为沫，沫得寒则聚，聚则排分肉而分裂也。分裂则痛，痛则神归之，神归之则热，热则痛解，痛解则厥，厥则他痹发，发则如是。帝曰：善。余已得其意矣。此内不在脏，而外未发于皮，独居分肉之间，真气不能周，故命曰周痹。故刺痹者，必先切循其下之六经，视其虚实，及大络之血结而不通，及虚而脉陷空者而调之，熨而通之，其瘈坚转引而行之。黄帝曰：善。余已得其意矣，亦得其事也。九者经巽之理，十二经脉阴阳之病也。

灵枢经·血络论

阴阳相得而合为痹者，此为内溢于经，外注于络。如是者，阴阳俱有余，虽多出血而弗能虚也。

灵枢经·禁服

(人迎)紧则为痛痹，代则乍甚乍间。盛则泻之，虚则补之。紧痛则取之分肉，代则取血络且饮药。陷下则灸之，不盛不虚以经取之，名曰经刺。

(寸口)紧则痛痹，代则痛乍止。盛则泻之，虚则补之。紧则先刺而后灸之，代则取血络而后调之。陷下则徒灸之。陷下者，脉血络于中，中有著血，血寒，故宜灸之。不盛不虚，以经取之。

灵枢经·阴阳二十五人

黄帝曰：刺其诸阴阳奈何？岐伯曰：按其寸口人迎，以调阴阳，切循其经络之凝涩，结而不通者，此于身皆有痛痹，甚则不行，故凝涩。凝涩者，致气以温之，血和乃止。其结络者，脉结血不行，决之乃行。故曰，气有余于上者，导而下之。气不足于上者，推而休之。其稽留不至者，因而迎之。必明于经隧，乃能持之。寒与热争者，导而行之。其宛陈血不结者，则而予之。必先明知二十五人，则血气之所在，左右上下，刺约毕也。

灵枢经·邪客

黄帝曰：持针纵舍奈何？岐伯曰：必先明知十二经脉之本末，皮肤之寒热，脉之盛衰滑涩。其脉滑而盛者病日进，虚而细者久以持，大以涩者为痛痹，阴阳如一者病难治。其本末尚热者病尚在，其热已衰者其病亦去矣。持其尺，察其肉之坚脆大小滑涩寒温燥湿，因视目之五色，以知五脏而决死生；视其血脉，察其色，以知其寒热痛痹。

灵枢经·九针论

六日圆利针，取法于氂针，微大其末，反小其身，令可深内也，长一寸六分，主取痈痹者也。七日毫针，取法于毫毛，长一寸六分，主寒热痛痹在络者也。八日长针，取法于綦针，长七寸，主取深邪远痹者也。

《甲乙经》

卷十·阴受病发痹第一

骨痹举节不用而痛,汗注烦心,取三阴之经补之。

厥痹者,厥气上及腹,取阴阳之络,视主病者,泻阳补阴经也。

风痹注病不可已者,足如履冰,时如入汤中,肢胫淫泺,烦心头痛,时呕时闷,眩已汗出,久则目眩,悲以喜怒,短气不乐,不出三年死。

足痹不可举,侧而取之,在枢阖中,以员利针,大针不可。

骨痹烦满,商丘主之。足下热痛不能久坐,湿痹不能行,三阴交主之。……肤痛痿痹,外丘主之。……寒气在分肉间,痛上下,痹不仁,中渎主之。……风寒从足小指起,脉痹上下带胸胁痛无常处,至阴主之。

《千金方》

卷三十·针灸下·四肢第三

掖门,主手臂痛。

肩贞,主手麻小不举。

阴交,主手脚拘挛。

少商,主手不仁。

曲池,主手不举。

尺泽,主掣痛手不可伸。

前腋,主臂里挛急,手不上举。

曲池,主手不可举重,腕急,肘中痛,难屈伸。

阳谿,主臂腕外侧痛不举。

臑会、支沟、曲池、腕骨、肘髎,主肘节痹,臂酸重,腋急痛,肘难屈伸。

天井,主肩痛痿痹不仁,肩不可屈伸,肩肉麻木。

曲垣,主肩胛周痹。

阴陵泉,主足痹痛。

风府、腰腧,主足不仁。

阳辅、阳交、阳陵泉,主髀枢膝骨痹不仁。

至阴,主风寒从足小指起脉痹上下。

内庭、环跳,主胫痛不可屈伸。

阳间、环跳、承筋,主胫痹不仁。

涌泉、然谷,主五趾尽痛,足不践地。

凡髀枢中痛不可举,以毫针寒而留之,以月生死为息数,立已。

太冲,主膝、内踝前痛。

梁丘、曲泉、阳关,主筋挛,膝不得屈伸,不可以行。

犊鼻,主膝中痛不仁。

犊鼻,主膝不仁,难跪。

髀关,主膝寒不仁,痿痹不得屈伸。

卷三十·针灸下·风痹第四

风市,主缓纵,痿痹,腨肠疼,冷不仁。

中渎,主寒气在分肉间,痛苦痹不仁。

阳关,主膝外廉痛,不可屈伸,胫痹不仁。

悬钟,主湿痹流肿,髀筋急瘈,胫痛。

阳陵泉,主髀痹引膝股外廉痛不仁,筋急。

绝骨,主髀枢痛,胫膝骨摇,酸痹不仁,筋缩,诸节酸折。

曲泉,主卒痹病,引膝下节。

漏谷,主久湿痹不能行。

商丘,主骨痹烦满。

临泣,主身痹洒淅振寒。

凡身体不仁,先取京骨,后取中封、绝骨,皆泻之。

《医学纲目》

卷之十二·肝胆部·诸痹·行

"白虎历节风痛,两踝尖(在内外两踝尖灸之)。浑身疼痛,往来上下无常:阳辅。如足跟不得履地:风池。如膝盖肿起:曲池(一寸半)。阳陵泉(一寸半)。

卷之十二·肝胆部·诸痹·痛痹

浑身疼痛,但于痛处针,不拘经穴,须避筋骨,穴名天应穴。

臂膊疼痛:肩髃、手三里、外关。

臂膊疼痛,并麻痹:肩髃、肩井、曲池。

臂膊麻痹疼痛:肩髃、曲池、手上廉、合谷;不应,再取肩井、列缺。

臂痛连腕:液门(沿皮向后透阳池)泻、中渚(沿皮透腕骨泻)。

臂内廉痛:经渠(一分,忌灸)、灵道(一分,卧针,向前三分)、少海(五分)。

臂酸挛:肘髎、窍阴、尺泽、前谷、后溪。

腕痛:阳溪、曲池。

腕无力并痛:腕骨(横针入三分,痛则泻,无力则补)、曲池(补泻同上)。

五指拘挛:三间(一分,先泻后补灸)、前谷(一分,泻之,灸)。

五指皆痛:阳池、外关、合谷。

胯痛腿支风:环跳(在髀枢中,侧卧,伸下足屈上足方可针,可入三寸半,补少泻多,留八吸)、居髎(一寸二分,留八吸,泻之)、委中出血。

胯痛足蹙:环跳、悬钟(《摘英》作丘墟,针五分,留三呼,灸三壮)。

胯痛腿支风,不能转侧,举动艰难:环跳,三寸半,灸七七壮;风市,灸二七壮;居髎,三寸半,灸五七壮;委中、昆仑、三里、阳陵泉。不已,取五枢、阳辅。

腰脚痛:委中、昆仑、人中。

侧脚风:绝骨、太冲。

髀枢痛,足胫寒热,足外廉皮骨痛:临泣(一分)、足三阴(寸半)、阳辅。

髀筋急,胫痛,纵缓,痿痹,腨疼,膝冷,外廉不可屈伸,湿痹流肿:风市、中渎、阳关、悬钟。

腿痛:阳陵泉、三里、伏兔、阴市。

腿膝拘挛痛引胁,或青或焦,或瘈或枯,如腐木状:风市(灸)、阳陵泉、曲泉、昆仑。

腿膝外廉痛,股肿胻酸,转痿痹,或膝胫热不能行动:侠溪(五分)、髀关、光明(各一寸)。

髀痹引膝,股外廉急痛,胫酸,摇动有声,诸节酸不能行:阳陵泉、绝骨、中封。

腿膝内廉痛引膑,不可屈伸,连腹,引咽喉痛:太冲(五分)、中封、膝关。

胫酸寒,足下热,不能久立,湿痹不仁:中都、冲阳、承山、承筋。

胫寒,四肢重,少气难言,不得卧:至阳、三阴交。

草鞋风:昆仑(泻,留六呼)、太谿(泻,留六呼)、申脉(五分,补少泻多,留二吸,忌灸)。

草鞋风,足腕痛:昆仑(透太谿)、丘墟、商丘(各寸半,泻,灸)。

又法:昆仑、丘墟、商丘、照海(不已,取后穴)太冲、解溪。

足腕不用,痿躄坐不起,髀脚痛:光明(沿皮五分)、丘墟(直五分)。

外踝红肿痛:申脉(半寸,泻)。

绕踝风:曲池(如绕外踝痛,兼刺孙络,足少阳小指间三分;如绕内踝痛,兼刺大都三分;如腕前廉痛,刺行间六分)。

大拇指本节前骨疼:太冲(弹针出血)。

足五指尽痛不得践地:涌泉(二分)、然谷(一分)。

卷之十二·肝胆部·诸痹·一身尽痛

百节痛,实无所知里烧针绝骨(三棱针出血)。

《医学入门》

卷之一·针灸·穴法·附杂病穴法

冷风湿痹针环跳,阳陵三里烧针尾(痹不知痛痒者,用艾粟米大,于针尾上烧三五炷,知痛即止)。

按:古医著中所说的骨节痛腰腿痛,未必都是痹证,但可做借鉴。

六、痹门导引法选

提示:导引一法最古,《内经》记载了导引治病之法,所涉病种甚多。这方面对应于痹证的现代研究甚缺,现代用导引治疗痹证的记录更少。古代医家这方面的经验,对此或有所启发。

《古今医统》

卷之十一·痹证门·附导引法三条

一法:以右踵拘左足拇指,除风痹;以左踵拘右足拇指,除厥痹;以两手更引足趺至膝上,除体痹。

一法:踞坐伸腰,两手引两踵,鼻内气,自拯七息,布两膝头,除痹。

一法:凡人常觉腰脊拘急,手足举动不遂,以左右手朝拱迎面,呵气三口,足立直,蹬七数,踞坐,左右手抱膝摇二七遍,纳气七息,愈周身之痹。

《保生秘要》

利集·治症分科

手足麻木导引:将左足搭右膝上,以右手扳左脚尖,左手托脚跟,扳向右,头即转左;右亦如之。兼法运动,气脉自朝。

运功:气血两虚之症,起于归元,会意运法,渐行患处,多旋百回,以还原位。行住坐卧,得闲皆可运用。或时以指甲捻麻处,捻之觉疼,使血来朝之意。

遍身痹痛,外法用火推至尾闾,令人以手跪指摩热,至湿出如汗,即愈。

行痹,须摩涌泉及昆仑相交,又背膊处摩热,无论时刻,用此法渐解。

手足风痹,念脐行通关法,或念背再推散四肢去,于骨节疼处,想火烧之。

湿痹,于筋骨疼痛处,行发汗法,次行通关法。

手足不仁:目转脐轮并气海,夜翻背水溉昆仑。遍身汗出四肢瘥,要在勤行是妙功。还宜两足交相擦,更有三阴穴处同(自"遍身痹痛"至"更有三阴穴处同",转引于《古今图书集成医部全录》卷二百二十九)。

《诸病源候论》

《诸病源候论》中的导引术甚多,尤其可贵者,其分别得非常细,如痹证引起的身体手足不随候,都分为风湿身体手足不随候、风湿痹身体手足不随候、风痹身体手足不随候及风半身不随候。还有一种候,就会有若干种导引法可用。从中可以看出,同样是导引,但方法与

用途区别还是很大的,其中的潜力与蕴藏之丰富,可见一斑。其相关内容如下:

卷之一·风病诸候上·十三、风偏枯候

《养生方·导引法》云:正倚壁,不息行气,从头至足止。愈疟、疝、大风、偏枯、诸风痹。

又云:仰两足指,五息止。引腰背痹、偏枯,令人耳闻声。常行,眼耳诸根,无有挂碍。

又云:以背正倚,展两足及指,瞑心,从头上引气,想以达足之十趾及足掌心,可三七引,候掌心似受气止。盖谓上引泥丸,下达涌泉是也。

又云:正住倚壁,不息行气,从口趣令气至头始止,治疝、痹、大风偏枯。

又云:一足踏地,足不动,一足向侧相,转身欹势,并手尽急回,左右迭互二七,去脊风冷、偏枯不通润。

卷之一·风病诸候上·十四、风四肢拘挛不得屈伸候

《养生方·导引法》云:手前后递互拓,极势三七,手掌向下,头低面心,气向下至涌泉、仓门,却努一时取势,散气,放纵。身气平,头动,膊前后欹侧,柔膊二七。去膊井冷血。筋急,渐渐如消。

又云:两手抱左膝,伸腰,鼻纳气七息,展右足,除难屈伸拜起,胫中痛萎。

又云:两手抱右膝着膺,除下重难屈伸。

又云:踞坐,伸右脚,两手抱左膝头,伸腰,以鼻纳气,自极七息,展右足着外。除难屈伸拜起,胫中疼痹。

又云:立身,上下正直,一手上拓,仰手如似推物势,一手向下如捺物,极势,上下来去,换易四七。去膊内风,两膊井内冷血,两披筋脉挛急。

又云:踞坐,伸左脚,两手抱右膝,伸腰,以鼻纳气,自极七息,展左足着外。除难屈伸拜起,胫中疼痹。

卷之一·风病诸候上·十五、风身体手足不随候

《养生方·导引法》云:极力左右振两臀,不息九通,愈臀痛劳倦,风气不随。振两臀者,更互蹀蹜,犹言厥,九通中间,偃伏皆为之,名虾蟆行气,久行不已,愈臀痛劳倦,风气不随,不觉痛痒,作种种形状。

又云:偃卧,合两膝,布两足,伸腰,口纳气,振腹自极七息。除壮热疼痛,两胫不随。

又云:治四肢疼闷及不随,腹内积气,床席必须平稳,正身仰卧,缓解衣带,枕高三寸,握固。握固者,以两手各自以四指把手拇指,舒臂,令去身各五寸,两脚竖指,相去五寸,安心定意,调和气息,莫思余事,专意念气,徐徐漱醴泉。漱醴泉者,以舌舐略唇口牙齿,然后咽唾,徐徐以口吐气,鼻引气入喉。须微微缓作,不可卒急强作,待好调和。引气、吐气,勿令自闻出入之声。每引气,心心念送之,从脚趾头使气出。引气五息、六息,一出之,为一息;一息数至十息,渐渐增益,得至百息、二百息,病即除愈。不用食生菜及鱼肥肉。大饱食后,喜怒忧恚,悉不得辄行气。惟须向晓清静时行气,大佳,能愈万病。

卷之一·风病诸候上·十七、风痹手足不随候

《养生方·导引法》云:左右拱两臂,不息九通。治臂足痛,劳倦风痹不随。

卷之一·风病诸候上·十九、偏风候

《养生方·导引法》云：一手长舒，令掌仰，一手捉颐，挽之向外，一时极势二七。左右亦然。手不动，两向侧极势，急挽之，二七。去颈骨急强，头风脑旋，喉痹，膊内冷注，偏风。

又云：一足踏地，一手向后长舒努之，一手捉涌泉急挽，足努、手挽，一时极势。左右易，俱二七。治上下偏风、阴气不和。

卷之一·风病诸候上·二十一、风不仁候

《养生方·导引法》云：赤松子曰：偃卧，展两胫、两手，足外踵，指相向，以鼻纳气，自极七息。除死肌、不仁、足寒。

又云：展两足，上。除不仁、胫寒之疾也。

卷之一·风病诸候上·二十二、风湿痹候

《养生方·导引法》云：任臂，不息十二通。愈足湿痹不任行，腰脊痹痛。又正卧，叠两手着背下，伸两脚，不息十二通，愈足湿痹，不任行，腰脊痛痹。有偏患者，患左压右足，患右压左足。久行，手亦如足用行，满十方止。

又云：以手摩腹，从足至头，正卧，蜷臂导引，以手持引足住，任臂，闭气不息十二通，以治痹湿不可任，腰脊痛。

卷之一·风病诸候上·二十三、风湿候

《养生方·真诰》云：栉头理发，欲得多过，通流血脉，散风湿，数易栉，更番用之。

卷之一·风病诸候上·二十四、风痹候

《养生方·导引法》云：一曰以右踵拘左足拇趾，除风痹；二曰以左踵拘右足拇趾，除厥痹；三曰两手更引足趺，置膝上，除体痹。

又云：偃卧，合两膝头，翻两足，伸腰，口纳气，胀腹自极七息。除痹痛热痛、两胫不随。

又云：踞坐，伸腰，以两手引两踵，以鼻纳气，自极七息，引两手布两膝。除痹呕。

又云：偃卧，端展两手足臂，以鼻纳气，自极七息，摇足三十而止。除胸足寒、周身痹、厥逆。

又云：正倚壁，不息行气，从头至足止。愈大风、偏枯、诸痹。

又云：左右手夹据地，以仰引腰五息止，去痿痹，利九窍。

又云：仰两足指，五息止。引腰背痹、偏枯；令人耳闻声。久行，眼耳诸根无有挂碍。

又云：踞坐，伸右脚，两手抱左膝头，伸腰，以鼻纳气，自极七息，展右足着外。除难屈伸拜起、胫中疼痛痹。

又云：左右拱两臂，不息九通。治臂足痛、劳倦、风痹不随。

又云：凡人常觉脊背皆偃强而闷，不问时节，缩咽膊内，仰面努膊井向上，头左右两向挪之，左右三七，一住，待血行气动定，然始更用。初缓后急，不得先急后缓。若无病人，常欲得日起、午时、日没三辰如用，辰别二七。除寒热病，脊腰颈项痛、风痹、口内生疮、牙齿风、头眩尽除。

卷之二·风病诸候下·三十六、风冷候

《养生方·导引法》云：一足踏地，足不动，一足向侧，如丁字样，转身倚势，并手尽急回，左右迭互二七。去脊风冷、偏枯不通润。

又云：蹲坐，身正头平，叉手安颔下，头不动，两肘向上振摇，上下来去七七。亦持手三七，放纵身心。去乳房风冷肿闷、鱼寸不调、日日损。

又云：坐，两足长舒，自纵身，纳气向下，使心内柔和适散，然始屈一足，安膝下，长舒一足，仰足趾向上使急，仰眠，头不至席，两手急努向前，头向上努挽，一时各各取势，来去二七，迭互亦然。去脚疼、腰膊冷、血冷、风痹、日日渐损。

又云：长舒足，肚腹着席，安徐看气向下，知有去处，然始着两手掌拓席，努使臂直，散脊背气向下，渐渐尽势，来去二七。除脏腑内宿冷、脉急、腰膊风冷。

又云：欲以闭气出汗，拳手屈膝侧卧，闭气自极，欲息气定，复闭气，如此汗出乃止。复转卧，以下居上，复闭气如前，汗大出乃止。此主治身中有风寒。欲治股胫手臂痛法：屈一胫一臂，伸所病者，正僵卧，以鼻引气，令腹满，以意推之，想气行至上，温热，即愈。

又云：肚腹着席，长舒一足向后，急努足指，一手舒向前尽势，将一手向背上挽足倒极势，头仰蹙背，使急。先用手足斜长舒者，两向自相挽急，始屈手足共头，一时取势。常记动手足，先后交番，上下来去二七，左右亦然。去背项腰膝膊井风冷疼闷、脊里偏强。

又云：正坐，两手向后捉腕，反向拓席，尽势，使腹弦弦上下，七，左右换手亦然。损腹肚冷风宿气积，胃口冷，食饮进退，吐逆不下。

又云：凡学将息人，先须正坐，并膝头、足；初坐，先足趾相对，足跟外扒。坐上，欲安稳，须两足跟向内相对，足指外扒，坐上。觉闷痛，渐渐举身似款便，坐上。待共两坐相似不痛，始双竖足跟向上，坐上，足趾并反向外。每坐常学。去膀胱内冷、膝冷、两足冷疼、上气、腰痛，尽自消适。

又云：长舒一足，一脚屈，两手挽膝三里，努膝向前，身却挽，一时取势，气内散消，如似骨解。迭互换足，各别三七，渐渐去膊脊冷风冷血，筋急。

又云：两手向后，倒挽两足，极势。头仰，足指向外努之，缓急来去七，始手向前直舒，足自摇，膝不动，手足各二七。去脊腰闷风冷。

又云：身平正，舒两手向后，极势，屈肘向后空捺，四七。转腰，垂手向下，手掌四面转之。去臂内筋急。

又云：两手长舒，合掌向下，手高举与膊齐，极势，使膊闷痛，然始上下摇之二七。手下至髀还，上下缓急。轻手前后散振，双手前拓，努手合掌向下，七。去膊内风冷疼，日消散。

又云：两手掌倒拓两膊井前，极势，上下傍两披，急努振摇，来去三七，竟。手不移处，努向两肘向上急势，上下振摇二七，欲得拳两手七，因相将三七。去项膊筋脉急劳。一手屈拳向后左，一手捉肘头，向内挽之，上下一时尽势。屈手散放，舒指三，方转手，皆极势四七。调肘膊骨筋急强。两手拓，向上极势，上下来去三七。手不动，将两肘向上，极势七。不动手肘臂，侧身极势，左右回三七。去颈骨冷气风急。前一十二件有此法，能使气人行之，须在疾中可量。

卷之二·风病诸候下·三十八、风气候

风气者，由气虚受风故也。肺主气，气之所行，循经络，荣脏腑，而气虚则受风。风之伤

气,有冷有热,冷则厥逆,热则烦悗。其因风所为,故名风气。其汤熨针石,别有正方,补养宣导,今附于后。

《养生方·导引法》云:一手前拓使急,一手发乳房,向后急挽之,不得努用力气,心开下散,迭互相换手,三七,始将两手攀膝头,急捉,身向后极势,三七。去腕闷疼,风府、云门气散。

卷之二·风病诸候下·四十一、头面风候

头面风者,是体虚,诸阳经脉为风所乘也。诸阳经脉,上走于头面,运动劳役,阳气发泄,腠理开而受风,谓之首风。病状,头面多汗,恶风,病甚则头痛。又,新沐中风,则为首风。又,新沐头未干,不可以卧,使头重身热,反得风则烦闷。

诊其脉,寸口阴阳表里互相乘。如风在首,久不瘥,则风入脑,变为头眩。其汤熨针石,别有正方,补养宣导,今附于后。

《养生方》云:饱食仰卧,久成气病头风。

又云:饱食沐发,作头风。

又云:夏不用露面卧,露下堕面上,令面皮厚,喜成癣。一云作面风。

又云:人常须日已没食讫,食讫即更不须饮酒,终天不干呕。诸热食腻物,不饮冷醋浆,喜失声失咽。热食枕手卧,久成头风目涩。

《养生方·导引法》云:一手拓颐,向上极势,一手向后长舒急努,四方显手掌,一时俱极势,四七。左右换手皆然。拓颐,手两向共头欹侧,转身二七。去臂髆风、头风,眠睡。

又云:解发,东向坐,握固不息一通,举手左右导引,手掩两耳。以手复将头五,通脉也。治头风,令发不白。

又云:端坐伸腰,左右倾侧,闭目,以鼻纳气,自极七息止。除头风。

又云:头痛,以鼻纳气,徐吐出气,三十过休。

又云:抱两膝,自弃于地,不息八通。治胸中上至头诸病,耳目鼻喉痛。

又云:欲治头痛,偃卧闭气,令鼻极乃息,汗出乃止。

又云:又两手头后,极势,振摇二七,手掌翻覆安之二七,头欲得向后仰之,一时一势,欲得倚斜四角,急挽之,三七。去头披髆肘风。

卷之二·风病诸候下·四十二、风头眩候

风头眩者,由血气虚,风邪入脑,而引目系故也。五脏六腑之精气,皆上注于目,血气与脉并于上系,上属于脑,后出于项中。逢身之虚,则为风邪所伤,入脑则脑转而目系急,目系急故成眩也。

诊其脉,洪大而长者,风眩。又得阳维浮者,暂起目眩也。风眩久不瘥,则变为癫疾。其汤熨针石,别有正方,补养宣导,今附于后。

《养生方·导引法》云:以两手抱右膝,着膺,除风眩。

又云:以两手承辘轳倒悬,令脚反在其上元。愈头眩风癫。坐地,舒两脚,以绳绊之,大绳绊讫,拖辘轳上来下去,以两手挽绳,使脚上头下,使离地,自极十二通。愈头眩风癫。久行,身卧空中,而不堕落。

又云:一手长舒,令掌仰;一手捉颐,挽之向外。一时极势,二七。左右亦然。手不动,两

向侧,极势,急挽之,二七。去颈骨急强、头风脑旋、喉痹、膊内冷注、偏风。

又云:凡人常觉脊背倔强,不问时节,缩咽膊内,仰面,努膊井向上,头左右两向挪之,左右三七,一住,待血行气动住,然始更用,初缓后急,不得先急后缓。若无病人,常欲得旦起、午时、日没三辰,如用,辰别二七。除寒热病,脊腰颈项痛、风痹、口内生疮、牙齿风、头眩,众病尽除。

又云:坐地,交叉两脚,以两手从曲脚中入,低头,叉手项上。治久寒不能自温,耳不闻声。

又云:脚着项上,不息十二通,愈大寒不觉暖热,久顽冷患,耳聋目眩病。久行即成法,法身五六,不能变也。

又云:低头,不息六通。治耳聋、目癫眩、咽喉不利。

又云:伏,前,侧牢,不息六通。愈耳聋目眩。随左右聋伏,并两膝,耳着地,牢,强意多用力至大极。愈耳聋目眩病。久行不已,耳闻十方,亦能倒头,则不眩也。八件有此术,亦在病疾难为。

卷之二·风病诸候下·四十三、风癫候

风癫者,由血气虚,邪入于阴经故也。人有血气少,则心虚而精神离散,魂魄妄行,因为风邪所伤,故邪入于阴,则为癫疾。又人在胎,其母卒大惊,精气并居,令子发癫。其发则仆地,吐涎沫,无所觉是也。原其癫病,皆由风邪故也。其汤熨针石,别有正方,补养宣导,今附于后。

《养生方》云:夫人见十步直墙,勿顺墙而卧,风利吹人,必发癫痫及体重。人卧春夏向东,秋冬向西,此是常法。

《养生方·导引法》云:还向反望,不息七通。治咳逆、胸中病、寒热癫疾、喉不利、咽干咽塞。

又云:以两手承辘轳倒悬,令脚反在上元。愈头眩风癫。坐地,舒两脚,以绳绊之,以大绳绊讫,拖辘轳上来下去,以两手挽绳,使脚上头下,使离地,自极十二通。愈头眩风癫。久行,身卧空中,而不坠落。

卷之二·风病诸候下·四十六、风邪候

风邪者,谓风气伤于人也。人以身内血气为正,外风气为邪。若其居处失宜,饮食不节,致腑脏内损,血气外虚,则为风邪所伤。故病有五邪:一曰中风,二曰伤暑,三曰饮食劳倦,四曰中寒,五曰中湿。其为病不同。

风邪者,发则不自觉知,狂惑妄言,悲喜无度是也。其汤熨针石,别有正方,补养生宣导,今附于后。

《养生方·导引法》云:脾主土,土暖如人肉,始得发汗,去风冷邪气。若腹内有气胀,先须暖足,摩脐上下并气海,不限遍数,多为佳。如得左回右转,三七。和气如用,要用身内一百一十三法,回转三百六十骨节,动脉摇筋,气血布泽,二十四气和润,脏腑均调。和气在用,头动转摇振,手气向上,心气则下,分明知去知来。莫问平手、倚腰,转身、摩气,屈蹩回动,尽,心气放散,送至涌泉,一一不失气之行度,用之有益。不解用者,疑如气乱。

卷之三·虚劳病诸候上·三十七、虚劳体痛候

劳伤之人，阴阳俱虚，经络脉涩，血气不利。若遇风邪与正气相抟，逢寒则身体痛，值热则皮肤痒。

诊其脉，紧濡相抟，主体节痛。其汤熨针石，别有正方。补养宣导，今附于后。

《养生方·导引法》云：双手舒指向上，手掌从面向南，四方回之，屈肘上下尽势四七，始放手向下垂之，向后双振，轻散气二七，上下动两膊二七。去身内、臂、肋疼闷。渐用之，则永除。

又云：大跷坐，以两手捉足五指，自极，低头不息九通。治颈、脊、腰、脚痛，劳疾。

又云：偃卧，展两足指右向，直两手身旁，鼻纳气七息。除骨痛。

又云：端坐，伸腰，举右手，仰其掌，却左臂，覆左手。以鼻纳气自极七息，息间，稍顿左手。除两臂背痛。

又云：胡跪，身向下，头去地五寸，始举头，面向上，将两手一时抽出，先左手向身前长舒，一手向身后长舒，前后极势二七。左右亦然。去臂骨脊筋阴阳不和、痛闷疼痛。

又云：坐一足上，一足横铺安膝下押之；一手捺上膝向下，急；一手反向取势长舒，头仰向前，共两手一时取势，捺摇二七。左右迭互亦然。去髀、胸、项、披脉血迟涩、挛痛闷疼。双足互跪安稳，始抽一足向前，极势，头面过前两足指，上下来去三七。左右换足亦然。去臂、腰、背、髀、膝内疼闷不和，五脏六腑气津调适。一足屈如向前，使膀胱着膝上，一足舒向后，尽势，足指急势，两手向后，形状欲似飞仙虚空，头昂，一时取势二七，足左右换易一寸，去遍身不和。

又云：长舒两足，足指努向上；两手长舒，手掌相向，手指直舒；仰头努脊，一时极势；满三通。动足相去一尺，手不移处，手掌向外七通。须臾，动足二尺，手向下拓席，极势，三通。去遍身内筋节劳虚、骨髓疼闷。长舒两足，向身角上，两手捉两足指急搦心，不用力，心气并在足下，手足一时努纵，极势，三七。去踹臂腰疼。解溪蹙气、日日渐损。

卷之四·虚劳病诸候下·六十五、虚劳膝冷候

肾弱髓虚，为风冷所抟故也。肾居下焦，主腰脚，其气荣润骨髓。今肾虚受风寒，故令膝冷也。久不已，则脚酸疼屈弱。其汤熨针石，别有正方，补养宣导，今附于后。

《养生方·导引法》云：两手反向拓席，一足跪，坐上，一足屈如，仰面，看气道众处散适，极势振之四七。左右亦然。始两足向前双踏，极势二七。去胸腹病，膝冷脐闷。

又云：互跪，调和心气向下至足，意想气索索然，流布得所，始渐渐平身，舒手傍肋，如似手掌纳气出气不止，面觉急闷，即起背至地，来去二七，微减去膝头冷，膀胱宿病，腰脊强，脐下冷闷。

又云：舒两足坐，散气向涌泉，可三通，气彻到，始收右足屈卷，将两手急捉脚涌泉，挽。足踏手，挽，一时取势。手足用力，送气向下，三七，不失气之行度。数寻，去肾内冷气、膝冷脚疼。

又云：跪一足，坐上，两手髀内卷足，努踹向下，身外扒，一时取势，向心来去二七。左右亦然。去痔、五劳、足臂疼闷、膝冷阴疼。

又云：卧展两胫，足十指相柱，伸两手身旁，鼻纳气七息。除两胫冷，腿骨中痛。

又云：偃卧，展两胫两手，足外踵，指相向，以鼻纳气，自极七息，除两膝寒、胫骨疼、转筋。

又云：两足指向下柱席，两涌泉相拓，坐两足跟头，两膝头外扒，手身前向下尽势，七通。去劳损阴疼膝冷、脾瘦肾干。

又云：两手抱两膝，极势，来去摇之七七，仰头向后。去膝冷。

又云：偃卧，展两胫，两足指左向，直两手身旁，鼻纳气七息。除死肌及胫寒。

又云：立，两手揣腰遍，使身正，放纵，气下使得所，前后振摇七七，足并头两向，振摇二七，头上下摇之七，缩咽举两膊，仰柔脊，冷气散，令脏腑气向涌泉通彻。

又云：互跪，两手向后，手掌合地，出气向下。始，渐渐向下，觉腰脊大闷，还上，来去二七。身正，左右散气，转腰三七，去脐下冷闷、膝头冷、解溪内病。

卷之四·虚劳病诸候下·七十、虚劳阴痛候

《养生方·导引法》云：两足指向下柱席，两涌泉相拓，坐两足跟头，两膝头外扒，手身前向下尽势，七通。去劳损、阴痛、膝冷。

卷之四·虚劳病诸候下·七十五、风虚劳候

风虚者，百病之长。劳伤之人，血气虚弱，其肤腠虚疏，风邪易侵。或游易皮肤，或沉滞脏腑，随其所感，而众病生焉。其汤熨针石，别有正方，补养宣导，今附于后。

《养生方·导引法》云：屈一足，指向地努之，使急，一手倒挽足解溪，向心极势，腰、足解溪、头如似骨解、气散，一手向后拓席，一时尽势三七。左右换手亦然。去手足腰膊风热急闷。

又云：抑头却背，一时极势，手向下至膝头，直腰，面身正。还上，来去三七。始正身，纵手向下，左右动腰二七，上下挽背脊七。渐去背脊、臂膊、腰冷不和。头向下努，手长舒向背上高举，手向上，共头，渐渐五寸，一时极势，手还收向心前、向背后，去来和谐，气共力调，不欲气强于力，不欲力强于气，二七。去胸背前后筋脉不和、气血不调。

又云：伸左胫，屈右膝内压之，五息止。引肺气，去风虚，令人目明。依经为之，引肺中气，去风虚病，令人目明，夜中见色，与昼无异。

卷之五·腰背病诸候·一、腰痛候

肾主腰脚。肾经虚损，风冷乘之，故腰痛也。又，邪客于足太阴之络，令人腰痛引少腹，不可以仰息。诊其尺脉沉，主腰背痛。寸口脉弱，腰背痛。尺寸俱浮，直上直下，此为督脉腰强痛。

凡腰痛有五：一曰少阴，少阴申也，七月万物阳气伤，是以腰痛。二曰风痹，风寒着腰，是以痛。三曰肾虚，役用伤肾，是以痛。四曰臀腰，坠堕伤腰，是以痛。五曰寝卧湿地，是以痛。其汤熨针石，别有正方，补养宣导，今附于后。

《养生方》云：饭了勿即卧，久成气病，令腰疼痛。

又曰：大便勿强努，令人腰疼目涩。

又云：笑多，即肾转腰痛。

又云：人汗次，勿企床悬脚，久成血痹，两足重及腰痛。

《养生方·导引法》云：一手向上极势，手掌四方转回，一手向下努之，合手掌努指，侧身

歕形,转身向似看,手掌向上,心气向下,散适,知气下缘上,始极势,左右上下四七亦然。去膊井、肋、腰脊痛闷。

又云:互跪,长伸两手,拓席向前,待腰脊须转,遍身骨解气散,长引腰极势,然始却跪使急,如似脊内冷气出许,令臂膊痛,痛欲似闷痛,还坐,来去二七。去五脏不和、背痛闷。

又云:凡人常觉脊强,不问时节,缩咽膊内,仰面努搏井向上也。头左右两向挪之,左右三七,一住,待血行气动定,然始更用,初缓后急,不得先急后缓。若无病人,常欲得旦起、午时、日没三辰如用,辰别三七。除寒热,脊、腰、颈痛。

又云:长舒两足,足指努向上,两手长舒,手掌相向,手指直舒,仰头努脊,一时极势,满三通。动足相去一尺,手不移处,手掌向外七通。更动足二尺,手向下拓席,极势,三通。去遍身内筋脉虚劳,骨髓痛闷。长舒两足,向身角上,两手捉两足指急搦,心不用力,心气并在足下,手足一时努纵,极势三七。去、臂、腰疼、解溪蹇气、日日渐损。

又云:凡学将息人,先须正坐,并膝头足,初坐,先足指指向对,足跟外扒,坐上少欲安稳,须两足跟向内相对,坐上,足指外扒,觉闷痛,渐渐举身似款便,坐坐上,待共两坐相似,不痛,始双竖足跟向上,坐上足指并反而向外,每坐常学。去膀胱内冷、面冷风、膝冷、足疼、上气、腰痛,尽自消适也。

卷之五·腰背病诸候·二、腰痛不得俯仰候

《养生方·导引法》云:伸两脚,两手指着足五指上。愈腰折不能低着,唾血、久疼愈。又云:长伸两脚,以两手捉足五指七通。愈折腰不能低仰也。

七、古代痹门医案选

提示：古代医案是临床经验的记录，李大师一向提倡多读古人医案，可以得到极大教益，提高我们的临证水平，在痹证方面，也不例外。

《史记·仓公传》

齐王故为阳虚候时，病甚，众医皆以为蹶。臣意诊脉以为痹，根在右胁下，大如覆杯，令人喘，逆气不能食。臣意即以火齐粥且饮，六日气下，即令更服丸药，出入六日，病已。病得之内，诊之时，不能识其经解，大识其病所在。

《新唐书·许胤宗传》

胤宗仕陈，为新蔡王外兵参军。王太后病风不能言，脉沉难对，医家告术穷。胤宗曰：饵液不可进，即以防风黄芪煮汤数十斛置床下，气如雾熏薄之，是夕语。

《儒门事亲》

卷七·燥形·臂麻不便

郾城梁贾人，年六十余，忽晓起梳发，觉左手指麻，斯须半臂麻，又一臂麻，斯须头一半麻，比及梳毕，从胁至足皆麻，大便二三日不通。往问他医，皆云风也，或药或针皆不解。求治于戴人。戴人曰：左手三部脉皆伏，比右手小三倍，此枯涩痹也。不可纯归之风，亦有火燥相兼。乃命一涌一泄一汗，其麻立已。后以辛凉之剂调之，润燥之剂濡之，惟小指次指尚麻。戴人曰：病根已去，此余烈也，方可针溪谷。溪谷者，骨空也。一日晴和往针之，用《灵枢》中鸡足法，向上卧针，三进三引讫。复卓针起，向下卧针送入指间皆然，手热如火，其麻全去。昔刘河间作《原病式》，常以麻与涩同归燥门中，真知病机者也。

卷六·湿形·湿痹

常仲明，病湿痹五七年矣，戴人涌之，后泻五七次。其药则舟车、浚川、通经、神佑、益肾，自春及秋，必十余次方能愈。公之病，不必针灸，与令嗣皆宜涌，但腊月非其时也。欲候春时，恐予东适，今姑屏病之大势，至春和时人气在上，可再涌之以去其根，卒如所论矣。

卷二·凡在表者皆可汗式

又尝治一税官病风寒湿痹，腰脚沉重浮肿，夜则痛甚，两足恶寒，经五六月间，犹绵胫靴足；腰膝皮肤少有跣露，则冷风袭入，流入经络，其病转剧，走注上下，往来无定；其痛极处，便挛极而肿起，肉色不变，腠理间如虫行。每遇风冷，病必转增。饮食转减，肌体瘦乏，须人扶掇犹能行立。所服者,乌、附、姜、桂,种种燥热,燔针着灸,莫知其数,前后三年不获一愈。一日,命余脉之,其两手皆沉滑有力。先以导水丸、通经散各一服,是夜泻三十余行,痛减半,遂渐服赤茯苓汤、川芎汤、防风汤。此三方在《宣明论》中治痹方是也。日三服,煎七八钱,

然汗出。余又作玲珑灶法熏蒸,血热病必增剧。诸汗法,古方多有之。惟以吐发汗者,世罕知。故余尝曰:吐法兼汗,良以此夫。

《医学纲目》

卷之十二·肝胆部·诸痹·着痹

杜彦达患左手右腿麻木,右手大指次指亦常麻木至腕,已三四年矣。诸医不效,求治明之。明之曰:麻者,气之虚也,真气弱,不能流通,填塞经络,四肢俱虚,故生麻木不仁。与一药,决三日效。遂制人参益气汤。服二日,便觉手心热,手指中间如气满胀。至三日后,又觉两手指中间皮肉如不敢触者,似痒痛满胀之意,指上瑟瑟,不敢用手擦傍触之。明之云:真气遍至矣。遂于两手指甲傍各以三棱针一刺之,微见血如黍粘许,则痹自息矣。又为处第二、第三服之。

《格致余论》

痛风论

又朱宅阃内,年近三十,食味甚厚,性躁急。患痛风挛缩,数月,医祷不应。予视之曰:此挟痰与气证,当和血疏气导痰,病自安。遂以潜行散,入生甘草、牛膝、炒枳壳、通草、陈皮、桃仁、姜汁煎服,半年而安。

又邻鲍六年二十余,因患血痢,用涩药取效。后患痛风,叫号撼邻。予视之曰:此恶血入经络证。血受湿热,久必凝浊。所下未尽,留滞隧道,所以作痛。经久不治,恐成偏枯。遂与四物汤,加桃仁、红花、牛膝、黄芩、陈皮、生甘草,煎入生姜,研潜行散,入少酒饮之,数十贴;又与刺委中出黑血近三合而安。

《医学正传》

卷之四·痛风

一男子年四十岁,因感风湿,得白虎历节风证,遍身抽掣疼痛,足不能履地者三年,百方不效,身体羸瘦骨立,自分于死。一日,梦与木通汤服愈。遂以四物汤加木通服,不效;后以木通二两,剉细,长流水煎汁顿服。服后一时许,遍身痒甚,上体发红丹如小豆大粒。举家惊惶。随手没去,出汗至腰而止,上体不痛矣。次日,又如前煎服,下体又发红丹,方出汗至足底,汗干后,遍身舒畅而无痛矣。一月后,人壮气复,步履如初。后以此法治数人皆验。故录于此,以示后学。

《东垣试效方》

卷九·杂方门·身体麻木

丁未年九月间李正臣夫人病,诊得六脉俱中得弦洪缓相合,按之无力。弦在其上,是风

热下陷入阴中,阳道不行。是证合目则浑身麻木,昼减而夜甚;开目则麻木渐退,久则绝止;常开其目,此证不作。惧其麻木,不敢合眼,致不得眠。身体皆重,时有痰嗽,觉胸中常似有痰而不利,时有躁作,气短促而时喘,肌肤充盛,饮食、大小便如常,惟畏其麻木,不敢合眼为最苦。观其色脉,形病相应而不逆。《黄帝针经》寒热病第三:阳盛　目而动轻,阴盛闭目而静重。又云:诸脉皆属于目。《针经》又云:开目则阳道行,阳气遍布周身,闭目则阳道闭而不行,如昼夜之分,知阳衰而阴旺也。且麻木为风,三尺之童,皆以为然。细校之有区别耳。久坐而起,亦有麻木,如为绳缚之久,释之觉麻木而不敢动,良久则自已。以此验之,非有风邪,乃气不行也。何可治风,惟补其肺中之气,则麻自去矣。知经脉中阴火乘其阳分,火动于中为麻木也,当兼去其阴火。时痰嗽者,秋凉在外在上而作也,当以温剂实其皮毛。身重脉缓者,湿气伏匿而作也,时见躁作,当升阳助气益血,微泻阴火与湿,通行经脉,调其阴阳则已矣,非五脏六府之本有邪也。补气升阳和中汤主之。

《卫生宝鉴》

卷二十三·医验记述·时不可违

中书左丞张仲谦年五十二岁,至元戊辰春正月,在大都患风证,半身麻木。一医欲汗之,未决可否,命予决之。予曰:治风当通因通用,汗之可也。然北地此时,虽交春令,寒气独存。汗之则虚其表,必有恶风寒之证。仲谦欲速差,遂汗之,身体轻快。后数日,再来邀予视之。曰:果如君言,官事繁剧,不敢出门,当如之何? 予曰:仲景云,大法夏宜汗,阳气在外故也。今时阳气尚弱,初出于地,汗之则使气亚夺,卫气失守,不能肥实腠理,表上无阳,见风必大恶矣。《内经》曰:阳气者卫外而为固也。又云:阳气者若天与日,失其所则折寿而不彰。当汗之时,尤有过汗之戒,况不当汗而汗者乎? 遂以黄芪建中汤加白术服之,滋养脾胃,生发荣卫之气。又以温粉扑其皮肤,待春气盛,表气渐实,即愈矣。《内经》曰:心不可伐,时不可违,此之谓也。

《普济本事方》

卷第五·眼目头面口齿鼻舌唇耳

王检正希皋,昔患鼻额间痛,或麻痹不仁,如是者数年。忽一日,连口唇颊车发际皆痛,不可开口,虽言语饮食亦相妨。左额与颊上,常如绷急,手触之则痛。予作足阳明经络受风毒,传入经络,血凝滞而不行,故有此证。或者以排风、小续命、透冰丹之类与之,皆不效。予制此犀角升麻汤赠之,服数日而愈。……足阳明,胃也。经云:肠胃为市。又云:阳明多血多气。胃之中腥羶五味无所不纳,如市廛无所不有也。六经之中血气俱多,腐熟饮食,故食之毒聚于胃。故此方以犀角为主,解饮食之毒也。阳明经络,环唇挟口,起于鼻,交頞中,循颊车,上耳前,过客主人,循发际,至额颅。王公所患,皆此一经络也,故以升麻佐之。余药皆涤除风热。升麻、黄芩专入胃经,稍通医者自能晓。

卷第三·风寒湿痹白虎历节走注诸病·麝香圆

在歙川日,有一贵家妇人,遍身走注疼痛,至夜则发,如虫啮其肌,多作鬼邪治。予曰:此正历节病也,三服愈。

《明医杂著》

卷四·风症

大尹刘孟春素有痰,两臂顽麻,两目流泪。服祛风化痰药,痰愈甚,臂反痛不能伸,手指俱挛。余曰:麻属气虚。误服前药,肝火炽盛,肝血干涸,筋无所养,虚而挛耳。当补脾肺滋肾水则风自息,热自退,痰自清。遂用六味地黄丸、补中益气汤,不三月而痊。

知州韩廷仪先患风证,用疏风化痰养血之药而痊。其腿膝骨内发热作痛,服十味固本丸、天麻丸,益甚。两尺脉数而无力。余以为肾水虚不能生肝木,虚火内动而作,非风邪所致也。不信,又服羌活愈风丹之类,四肢痿软,遍身麻木,痰涎上涌,神思不清。余曰:皆脾气亏损,不能营养周身,又不能摄涎归源。先用六君子加芎、归、木香数剂,壮其脾气以摄涎归源;又以八珍汤数剂,以助五脏生化之气,以荣养周身,而诸证渐愈。乃朝以补中益气汤培养脾肺,夕以六味地黄丸滋补肝肾,如此三月余而安。

一妇人肢节作痛,不能转侧,恶见风寒,自汗盗汗,小便短少,虽夏亦不去衣,其脉浮紧。此风寒客于太阳经,用甘草附子汤一剂而瘥。

秀才刘允功形体魁梧,素不慎酒色,因劳怒气,头晕仆地,痰涎上涌,手足麻痹,时或面赤,口干引饮,六脉洪而无力,甚数。余曰:肺主气,肾藏气。今肾虚不能纳气归源,阳独居上,故作头晕。又不能摄水归源,饮停于中,故化而为痰。阳气虚热而麻痹,虚火上炎而作渴,当滋化源,用补中益气合六味地黄丸料,一服而愈。后劳役或入房即作,用前药随愈。

一妇人元气素虚,劳则体麻发热,痰气上攻。或用乌药顺气散、祛风化痰丸之类,肢体痿软,涎自出,面色痿黄,形体倦怠,而脾肺二脉虚甚,此虚而类风也。朝用补中益气汤,夕用十全大补汤,渐愈。又用加味归脾汤调理,寻愈。

卷四·拟治诸方

太宜人年七十五,遍身作痛,筋骨尤甚,不能伸屈,口干目赤,头眩痰涌,胸膈不利,小便赤涩而短少,夜间痰热殊甚,遍身作痒如虫行。此肝经气燥而风动也,用六味地黄丸料加山栀、柴胡治之而愈。

一男子时疮,愈后遍身作痛,服愈风丹,半身不遂,痰涎上涌,夜间痛甚。余作风客淫气,治以地黄丸而愈。

一老妇两臂不遂,语言謇涩,服祛风之药,筋挛骨痛。此因风药亏损肝血。用八珍汤补气血,用地黄丸补肾水,仍佐以愈风丹而愈。

《内科摘要》

卷上

一男子饮食劳倦而发寒热,右手麻木。或误以为疔毒,敷服皆寒凉败毒,肿胀重坠,面色痿黄,肢体倦怠,六脉浮大,按之如无,此脾胃之气虚也。询之,果是销银匠,因热手入水捞银,寒凝隧道,前药益伤元气故耳。遂用补中益气,及温和之药煎汤渍手而愈。

州判蒋大用,形体魁伟,中满吐痰,劳则头晕,所服皆清痰理气。余曰:中满者,脾气亏损也。痰盛者,脾气不能运也。头晕者,脾气不能升也。指麻者,脾气不能周也。遂以补中益气,加茯苓、半夏以补脾土,用八味地黄以补土母而愈。后惑于《乾坤生意》方云:凡人手指麻软,三年后有中风之疾,可服搜风、天麻二丸以预防之。乃朝饵暮服,以致大便不禁,饮食不进而殁。

锦衣杨永兴形体丰厚,筋骨软痛,痰盛作渴,喜饮冷水。或用愈风汤、天麻丸等药,痰热益甚;服牛黄清心丸,更加肢体麻痹。余以为脾肾俱虚,用补中益气汤、加减八味丸,三月余而痊。已后连生七子,寿踰七旬。《外科精要》云:凡人久服加减八味丸,必肥健而多子。信哉!

一妇人善怒,舌本强,手麻痹。余曰:舌本属土,被木克制故耳。当用六君子,加柴胡、芍药治之。

《医宗必读》

卷之十·痹·医案

文学陆文湖,两足麻木,自服活血之剂不效,改服攻痰之剂又不效。经半载后,两手亦麻,左胁下有尺许不知痛痒。余曰:此经所谓着痹也。六脉大而无力,气血皆损。用神效黄芪汤,加茯苓、白术、当归、地黄,十剂后小有效。更用十全大补五十余剂始安。

孝廉王春卿,久患流火,靡药弗尝,病势日迫。商之余曰:尚可疗否?余曰:经年之病,且痛伤元气,非大补血气不可。春卿曰:数月前曾服参少许,痛势大作,故不敢用。余曰:病有新久之不同。今大虚矣,而日从事于散风清火,清火则脾必败,散风则肺必伤。言之甚力,竟不能决,遂致不起。

盐贾叶作舟,遍体疼痛,尻髀皆肿,足膝挛急。余曰:此寒伤营血,筋脉为之引急,《内经》所谓痛痹也。用乌药顺气散七剂而减,更加白术、桂枝,一月而愈。

《古今医鉴》

卷十·痹痛

一妇人患四肢骨节疼痛,呕吐,心痛胁胀,遍身浮肿,经年不愈。五积散全料,加羌活、独活、柴胡而愈。

八、新安医学中的痹研究一——《医说》

师:我们这个工作室,还有对新安医家经验的传承任务,也可以结合痹证研究着手进行这种工作。比如在痹证方面,新安医家对经典的继承与自身的贡献,定潭张氏受新安医学的哪些影响。定潭张氏为宋代张杲之后人,张杲的《医说》,在新安医家中是属于开创性的著作。因为张杲与我的师门有如此渊源,那么,《医说》中有关痹证的论述,就可以进行考察。

生:宋代张杲的《医说》是我国最早的病案专著,而张杲就是李老师门定潭张氏的祖先。在张杲的著作中有关痹证的记载还是比较多的。比如,书中记载了宋以前关于痹的诸多论述,反映了宋以前对痹的认识总体水平。其论风痹引《鸡峰普济方》曰:

夫痹者,为风寒湿三气共合而成痹也。其状肌肉顽厚,或则疼痛,此由人体虚,腠理开,则受于风邪也。其邪先中经络,后入于五脏,其以春遇痹者,为筋痹。筋痹不已,又遇邪者,则移入于肝也。肝痹之状,夜卧则惊,饮食多,小便数。夏遇痹者,为脉痹,血脉不流,令人萎黄。脉痹不已,又遇邪者,则移入于心。心痹之状,心下鼓气,卒然逆喘不通,咽干喜噫。仲夏遇痹为肌痹,肌痹不已,后遇邪者,则入于脾。脾痹之状,四肢懈惰,发咳呕吐。秋遇痹者,为皮痹,则皮肤都无所觉。皮痹不已,则入于肺。肺痹之状,气奔喘痛。冬遇痹者,为骨痹,骨重不可举,不遂而痛。骨痹不已,又遇邪者,则移入于肾。肾痹之状,喜胀。诊其脉大涩者,为痹,脉来急者,为痹,脉涩而紧者,为痹。

这段论述名曰论风痹,实则各种痹的辨证都涉及到了。又辨脚气曰:

今人谓之脚气者,黄帝所谓缓风、湿痹也。《千金》云:顽弱名缓风,疼痛为湿痹。

脚气湿痹之辨,对于今天理解古今病名的变迁有所帮助。古人论脚气之中,有无针对湿痹的治验可以为今天吸纳,也是今后应该注意的研究内容。

其引《琐碎录》作发病性质之辨,提出"谷气多痹,丘气多尪,衍气多仁,陵气多贪",这里面说的就是环境与发病的关系,对我们今天认识临床上的环境因素有重要的提示意义。

《鸡峰方》引孙尚药说曰:"若其人自虚羸,从后而来,名曰虚风,中人烦冈,肢体挛痹不任,便可服续命汤、八风汤,成剂顿服,更加灸法,三五日间,势必减退,渐渐调和,以求生路。"这个记录提示了一个因虚受风致痹的完整发病诊疗过程。

《鸡峰方》论痹之症状手足沉重状若风者的辨证,曰:

此证其源起于脾胃虚,荣卫不足。胃为水谷之海,脾气磨而消之,水谷之精化为荣卫以养四肢。若起居失节,饮食不时,则致脾胃之气不足,既荣卫之气润养不周,风邪乘虚而干之,盖脾胃主四肢,其脉连舌本而络于唇口,故四肢与唇口俱痹,语言謇涩也。治法宜多用脾胃药,少服去风药,则可安矣。若久久不治,则变为痿疾。《经》所谓治痿独取阳明是也。阳明者,胃之经也。

大师说,《医说》总结出的这种经验,今天是否吸纳了。如果没有吸纳,是否可以考虑更多地用于治疗中。大师的意见表明,对古代有益经验的传承,还有很多事可以做。

《医说》有关痹证还包括汉代淳于意治肾痹的论述,及为阳虚候辨躄与痹,以痹处治而效。

魏晋时期,皇甫谧因得风痹疾专注于医,张文潜好食蟹晚苦风痹,洪迈之兄洪遵因处所卑湿患足痹灼风市、肩隅、曲池三穴,终身不复作。

《医说》引《泊宅编》论"小中不须深治",曰:

风淫末疾谓四肢,凡人中风,悉归手足故也。而疾势有轻重,故病轻者,俗名小中。一老医常论小中不须深治,但服温平汤剂。正气逐湿痹,使毒流一边,余苦不作,随性将养,虽未能为全人,然尚可苟延岁月。若力攻之,纵有平复者,往往恬不知戒,病一再来,则难以支吾矣。譬如捕寇拘于一室,则不使之逸越,自亡它虑,或逐之,再至则其祸当剧于前矣。此语甚有理,而予见世之病者,大体皆如。但常人之情,以幻质为己有,岂有得疾为废人而不力治者?此未易以笔舌喻也。

按,此种原理,似乎与关节病变较多相关,可以将其引入到今后的治疗中,以验证其中的有价值部分。

《医说》所引《鸡峰方》中,涉痹内容尚多。如:

人之脏腑,皆因触冒以成疾病,而脾胃最易受触。盖日用饮食稍或过多,则停积难化。冷热不调,则吐呕泄痢,膏粱者为尤甚。盖口腹恣纵,不能谨节。近用消化药,或论饮食既伤于前,难以毒药反攻其后,不复使巴豆、硇砂等药,止用曲蘖之类。不知古今立方用药,各有主对。曲蘖止能消化米谷,如肉食有伤,则非硇砂、阿魏等药不能治也。至于鱼蟹过伤,则须用橘皮、紫苏、生姜。果菜有伤,则须用丁香、桂心。水饮伤,则须用牵牛、芫花。固不可一概论也。必审其所伤之因,对用其药则无不愈。其间轻重,则随患人气血以增之而已。又有一等虚人沉积,不可直取,当以蜡匮其药。盖蜡能粘逐其病,又可久留肠胃间,又不伤气,能消磨至尽也。又有痹气偏虚,饮食迟化者,止宜助养脾胃,则自能消磨,不须用克化药耳。病久成积聚癥瘕者,则须用三棱、鳖甲之类。寒冷成积者,轻则附子、厚朴,重则矾石、硫黄。瘀血结块者,则用大黄、桃仁之类。医者宜审详之。

又如其"六淫之疾"曰:

夫六淫之气,天之常行者也。盖人无撙节,伤其气候,暴中邪毒,有疏治疗,转著肢体,或寒温不避,暑湿时伤,忧思喜怒,疾患便起。治疗有差,攻传五脏,遂至转深。医者苟求目前之捷效,不审元散之误投,刻意世财,动邀富贵,企踵权豪,希图谋进,病者又即各惜资财,不知其身可贵,委凭庸妄,一死无生,可不哀哉!凡六淫疾者,切在细明,治疗有中,必得十全之效。阳淫热疾,则拒热不前,看虚实以凉之。阴淫寒疾,则怯寒而身拒,须凭温药以治之。风淫末疾,必身强直(末,四肢也)。此乃动性不调,须和冷热以平之(在阳则热,在阴则寒)。故寒则筋挛骨痛,热则痿缓不收。雨淫腹疾,濡泄湿气,要凭渗、燥之方,更看冷热之候。晦邪所淫,精神荧惑,当平正气而可瘥。明淫心疾,狂邪重盛,谵妄多言,忧愁转甚,此二气同一,皆引心胸之虚邪。治疗正气,须用至宝之药,平生经验甚多,故集口诀方书,以传于家。孙尚药曰:夫风者,天地之号令,物性之动气。人虽万物之贵,不能撙节,触冒四时,乘精气虚,邪而入于膝理,积之微末,累伤重并,满而大作。或不慎味欲所伤,又感虚邪实邪以干正气。抟阳经则痿厥而肢体不收,袭阴经则筋挛络急,中风之名,因兹而起,初得小中之候,渐作瘫痪之疾,故风趣百窍,独聚一肢,言语謇涩,形若痴人。医者妄令吐泻,用药躁烦,十无一瘥,致使人手足不仁,精神昏乱。

殊不知内不能通,外不能泄,致瞀闷形死,又不知通泄之药,亦不宜大吐大下,似此治疗,往往五死五生,虽其人禀气充实,亦为受苦弥甚,不幸遂至枉死。窃观自古圣贤,治疗有法,十有九验。夫疗病之法,必先推四时虚实,以详中病之由,依绳墨拯济,乃是解死脱厄之路。四时之病,春中时风,自东而来,名曰温风。盖时不和而伤人也,浮而轻浅,可汗而解,败毒、羌活、细辛之类。更看发起在阴在阳而得效。如从前来,名曰实风,亦主人瞀闷,脉紧浮大,宜以茯神汤、西州续命汤求效,不用火劫,自使势慢,须缓治之,《千金》曰,风者百病之长,又曰,治风不以续命汤治之,则不为治风,所以见圣人之心矣。(《鸡峰方》)

附　略谈肌痹、肉痿、脚气

李济仁

　　肌痹、肉痿、脚气本为三病,因其证候多有相似之处,故临床辨证时宜慎。

　　肌痹、肉痿之名均出自《内经》,分别见于《痿论》《痹论》。肌痹所成,必由外感,"不与风寒湿气合故不为痹",其主要症状是"肌肤尽痛"、"不仁",肌肉萎缩废用多不明显。肉痿所生,责于内伤,"脾气热,则胃干而渴,肌肉不仁,发为肉痿"。痿者,萎废之意,其主要症状是肌肉萎缩,四肢不用,肌肉疼痛多不明显,从现代意义讲,肌痹大致相当于多发性肌炎、皮肌炎;肉痿大致相当于重症肌无力、进行性肌营养不良、小儿麻痹之类。

　　脚气之名,始见于《诸病源候论》,自宋以后,其概念自所变迁,正如《杂病广要》说:"唐以上所谓脚气,即今之脚气,而宋以降所谓脚气,盖不过寻常脚肿、脚痛等,而作为脚气,殆非今之脚气,岂风会变迁时有不同乎。"因此,我们讨论脚气,主要以《诸病源候论》为依据。

　　脚气以其病从脚起而得名。其病因"皆由感风毒所致";其发病多不自觉,或先无他疾而忽得之,或因众病后得之;其症状,"自膝至脚有不仁,或若痹,或淫淫如虫所缘,或脚指及膝胫洒洒尔,或脚屈弱不能行,或微肿,或酷冷,或疼痛,或缓纵不随,或挛急,或至困能饮食者,或有不能食者,或见饮食而呕吐,恶闻食臭,或有物如指发于腨肠,经上冲心,气上者,或举体转筋,或壮热头痛,或胸心冲悸,寝处不欲见明,或腹内苦痛而兼下者,或言语错乱有善忘误者,或眼浊精神昏愦者,此皆病之证也";其病势,"若治之缓,便上入腹,入腹或肿或不肿,胸胁满,气上便杀人。急者不全日,缓者或一二三月。初得此病,便宜速治之,不同常病";其好发地域,"江东岭南,土地卑下,风湿之气易伤于人"(以上均引自《诸病源候论》);其季节,《杂病广要》补充曰:"多以春末夏初发动得之,皆因热蒸,情地忧愤,春发如轻,夏发更重,入秋少轻,至冬自歇,大约如此,亦时有异于此候者。"真可谓论之详且尽矣。从其发病特点(①多在春末夏初;②可继发于他病之后;③多从脚起,延及上肢,内攻脏腑等)来看,很类似西医的急性感染性多发性神经炎。本病多发于6~10月,占全年发病的75.7%~88%,正值夏季,且有点流行病的倾向。邹氏对本病4 627例做了统计分析。在有记录的4 246例中,病前数日至数周有全身或局部感染及其他诱因等病史者2 273例(53.35%),与脚气"或因众病而得之"的认识是一致的。本病一般呈双侧对称性弛缓性瘫痪,四肢瘫者大多先从双下肢开始,1~3天内发展到上肢,可因呼吸肌麻痹、肺部感染、心肌损害、窒息、心力衰竭、感染性休克、上消化道出血等而死亡。死亡率为15.88%,这与脚气始于下肢、渐及上肢、内攻脏腑的描述相吻合。

九、新安医学中的痹研究二——《医宗金鉴》论痹之一

师:说到新安医家,就不能不提清代三大名医之一的吴谦,吴谦主持编纂的《医宗金鉴》可以说是当时以至于以后很长时间的临床与理论的学术标准。在《医宗金鉴》中的《杂病心法要诀》有痹病专篇,对整个痹病以口诀加注的形式进行了探讨,其中一些内容仍然值得今天重视。《医宗金鉴》还注解了仲景全书,其中应该反映了吴谦对仲景学说的认识。

生:《医宗金鉴》是清代乾隆年间由皇家主持修撰的一部大型医学教科书,其主纂人为吴谦。吴谦(1689~1748年),字文吉,安徽歙县人。乾隆时为太医院院判。《医宗金鉴》是清代御制钦定的一部综合性医书,全书90卷,是我国综合性中医医书最完善简要的一种。实际上,全书的基础工作都应该是吴谦事先就做好的,因其公正权威,故被收归皇家名下。而收归皇家名下之后,又使得吴谦的医名传播得更久更远。《医宗金鉴》对仲景学说有较为详尽并非常有权威的论述。其开篇就是《订正仲景全书》,分为《金匮要略注》与《伤寒论注》二种。

张仲景治痹之建树对后世影响很大,现在研究将张氏这方面的贡献集中在对《金匮要略》的治痹方剂的研究,并将其归纳为有发表祛湿的麻黄加术汤,轻清宣化的麻杏薏甘汤;固表行湿的防己黄芪汤;助阳散湿的桂枝附子汤、白术附子汤、甘草附子汤;散寒祛湿、温经止痛的乌头汤;调补阴阳、祛风除湿的桂枝芍药知母汤;温经行痹的黄芪桂枝五物汤;清热宣阳通痹的白虎加桂枝汤;散寒利湿、培土制水的甘姜苓术汤(肾著汤,肾著,以腰重冷痛为主要见症,缘于寒湿外袭,痹着于腰部所致,腰为肾之府,故以"肾著"名之。组成为甘草二两、白术二两、干姜四两、茯苓四两,以水五升,煮取三升,分温三服)。这些方剂构成了后世所称的治痹经方,许多至今仍为临床所常用。其实,《金匮》论述痹证的条文分散于许多篇章之中,如将痹证湿气盛者列入《痉湿暍病》篇,风寒气盛者列入《中风历节病》篇,血虚受风者列入《趺蹶手指臂肿转筋》篇,寒湿着于腰府者则列入《五藏风寒积聚病》篇等。因此,学习《金匮》有关痹证的论述需前后互参。

订正仲景全书·金匮要略注·痉湿暍病脉证并治第二

仲景:湿家之为病,一身尽疼,发热,身色如熏黄也。

【吴谦注】湿家,谓病湿之人。湿之为病,或因外受湿气,则一身尽痛;或因内生湿病,则发热身黄。若内外同病,则一身尽痛,发热,身色如熏黄也。湿家之身痛发黄,不似伤寒之身痛发黄者,以无六经之形证也。

【吴谦集注】徐彬曰:此言全乎湿而久郁为热者,若湿挟风者,风走空窍,故痛只在关节;今单湿为病,则浸淫遍体,一身尽痛,不止关节矣。然湿久而郁,郁则热,故发热,热久而气蒸

于皮毛,故疼之所至,即湿之所至,湿之所至,即热之所至。而色如熏黄者,熏火气也,湿为火气所熏,故发色黄带黑而不亮也。

仲景:湿家,病身疼发热,面黄而喘,头痛鼻塞而烦,其脉大,自能饮食,腹中和无病,病在头中寒湿,故鼻塞,纳药鼻中则愈。

【吴谦注】此申上条,详其义,出其脉,别其治也。湿家病,身疼发热,面黄而喘,此内生外受之湿病也。外宜羌活胜湿汤,内宜茵陈五苓散;喘甚,大陷胸丸。若更头痛鼻塞而烦,其脉大,证类伤寒,但其人里和能食,知非伤寒,不可发汗,乃头中寒湿之邪,故头痛鼻塞,惟宜纳药鼻中,取黄水从涕出,而寒湿以泄,病可愈也。所纳之药,如瓜蒂散之类。

【吴谦集注】魏荔彤曰:头中为诸阳之首,非寒湿能犯之地。今头中有寒湿,则热气挟之上炎,非寒湿外邪自能然也,有湿热则内为之主持也。热引湿邪,上干清分,鼻必为塞,故用纳鼻药,宣通清气而病愈矣。

仲景:湿家,身烦疼,可与麻黄加术汤,发其汗为宜,慎不可以火攻之。

【吴谦注】湿家外证,身痛甚者,羌活胜湿汤;内证发黄甚者,茵陈五苓散。若惟身烦痛而不发黄者,则为外感寒湿,与麻黄加术汤发其汗,寒湿两解也。慎不可以火攻之者,谓不可以火劫大发其汗,必致变也。

【吴谦集注】赵良曰:湿与寒合,令人身疼,大法表实成热,则可发汗,无热是阳气尚微,汗之恐虚其表,是证虽不云热而烦,以生烦由热也,所以服药不敢大发其汗。且湿亦非暴汗可散,用麻黄汤治寒,加术去湿,使其微汗耳。不可火攻,火攻则增其热,必有他变,所以戒人慎之。

喻昌曰:麻黄加术,则虽发汗不至多汗,而术得麻黄,并可以行表里之湿。不可以火攻者,反增发热也。

麻黄加术汤方

麻黄三两(去节)　桂枝二两(去皮)　甘草二两(炙)　杏仁七十个(去皮、尖)　白术四两

右五味,以水九升,先煮麻黄,减二升,去上沫,内诸药,煮取二升半,去滓,温服八合,覆取微似汗。

【吴谦按】桂枝气味辛甘,全在于皮,若去皮是枯木矣。如何有解肌发汗之功?宜删此二字,后仿此。

仲景:太阳病,关节疼痛而烦,脉沉而细者,此名湿痹。湿痹之候,小便不利,大便反快,但当利其小便。

【吴谦注】此承上条互详其义,谓湿家身痛不可发汗,当有利小便之法也。太阳病,一身关节烦疼,若脉浮细者,湿在外也,当汗之;小便不利,大便反快,脉沉细者,湿在内也,当利之。今湿气淫于内外,故关节烦疼,着而不行,小便不利,大便反快,此名湿痹。虽有身痛,其脉不浮细,故不可发汗。设脉沉细,故但当利小便,若小便利,濡泻止,痹不愈,身仍疼痛,汗之可也。

【吴谦集注】赵良曰:痹,痛也。因其关节烦疼,脉沉而细,则名曰湿痹也。经云:湿胜则濡泻,小便不利,大便反快者,是湿气内胜也,但当先利小便,以泻腹中湿气,故云治湿不利小便,非其治也。设小便利已,而关节之痹不去,又必自表治之。

李彣曰:太阳经行身之表,外邪皆得伤之,故亦受湿气也。关节疼痛者,湿留关节也,湿

气郁蒸而生热,故烦也。经云:沉潜水蓄,沉细为内湿脉。痹者,闭塞不通之谓,即《内经》湿气胜者为著痹之意,今小便不利,是湿盛于内也。即《内经》湿胜则濡泄也。利小便则湿去,而泻烦止矣。

仲景:湿家,其人但头汗出,背强,欲得被覆向火,若下之蚤则哕,或胸满,小便不利,舌上如胎者,以丹田有热,胸中有寒,渴欲得水,而不能饮,则口燥烦也。

【吴谦注】湿家头汗出者,乃上湿下热,蒸而使然,非阳明内实之热,蒸而上越之汗也。背强者,乃湿邪重着之强,非风湿拘急之强也。欲覆被向火者,乃一时湿盛生寒,非伤寒之恶寒也。若误以阳明内湿之热,上越之头汗而遂下之,则湿从寒化,即乘虚入于上,则肺气逆而胸满,入于中,则胃不和而为哕,入于下,则膀胱气化不行,为小便不利。舌上白滑如胎者,盖以误下热陷,丹田有热也。寒聚于上,胸中有寒也,所以渴欲得水而不能饮,由下有热而生口燥烦,由上有寒而不化生津液,虽口燥舌干,而不能多饮也。

仲景:湿家下之,额上汗出,微喘,小便利者,死;下利不止者,亦死。

【吴谦注】此承上条互详误下,以明湿家头汗之死证也。夫误下,额汗微喘,若小便不利,是湿家额汗之喘,未可言死也。今小便反利,则知非湿气上溢,乃上脱额汗之喘,故曰死。若下利不止,亦知非湿去之利,乃中脱直下之利,故曰亦死。

【吴谦集注】赵良曰:此妄下之,因而致逆,逆则阳自上越,阴自下脱,其额上汗出微喘者,阳之越,小便利与下利不止者,阴之脱也。阴阳离决,必死之兆也。自此而推之,下之虽额上汗出微喘,若大小便不利者,是阴气不脱,而阳之根犹在也;下之虽大小便利,设额上无汗与喘,是阳气不越,而阴之根犹在也,则非离决,可以随其证而治之。

李玮西曰:前云湿家当利小便,以湿气内瘀,小便原自不利,宜用药利之。此下后里虚,小便自利,液脱而死,不可一例概也。

仲景:病者一身尽疼,发热,日晡所剧者,名风湿。此病伤于汗出当风,或久伤取冷所致也,可与麻黄杏仁薏苡甘草汤。

【吴谦注】病者,谓一身尽痛之病人也。湿家一身尽痛,风湿亦一身尽痛,然湿家痛,则重着不能转侧;风湿痛,则轻掣不可屈伸;此痛之有别者也。湿家发热,早暮不分微甚;风湿之热,日晡所必剧。盖以湿无来去,而风有休作,故名风湿。原其由来,或为汗出当风,或为久伤取冷,相合而致,则麻黄杏仁薏苡甘草汤,发散风湿,可与也明矣。

【吴谦集注】程林曰:一身尽疼发热,风湿在表也。日晡,申时也。阳明王于申酉戌,土恶湿,今为风湿所干,当其王时,邪正相持,则反剧也。汗亦湿类,或汗出当风而成风湿者,或劳伤汗出而入冷水者,皆成风湿之病也。

魏荔彤曰:痉家非风不成,虽有寒,亦附于风;湿痹无寒不作,虽有风,亦附于寒;此一定之理也。

麻黄杏仁薏苡甘草汤方

麻黄(去节)半两(汤泡) 甘草一两(炙) 薏苡仁半两 杏仁十枚(去皮、尖,炒)

右锉麻豆大,每服四钱,水盏半,煮八分,去滓,温服,有微汗,避风。

仲景:风湿,脉浮,身重,汗出恶风者,防己黄芪汤主之。

【吴谦注】脉浮,风也。身重,湿也。寒湿则脉沉,风湿则脉浮。若浮而汗不出恶风者,为实邪,可与麻黄杏仁薏苡甘草汤汗之。浮而汗出恶风者,为虚邪,故以防己、白术以去湿,黄芪、甘草以固表,生姜、大枣以和荣卫也。

【吴谦集注】赵良曰:此证风湿皆从表受之,其病在外,故脉浮汗出。凡身重有肌肉痿而重者,有骨痿而重者,此之身重,乃风湿在皮毛之表,故不作疼。虚其卫气,而湿着为身重,故以黄芪实卫,甘草佐之,防己去湿,白术佐之。然则风湿二邪,独无散风之药何耶?盖汗多,知其风已不留,以表虚而风出入乎其间,因之恶风尔。惟实其卫,正气壮则风自退,此不治而治者也。

尤怡曰:风湿在表,法当从汗而解,乃汗不得发而自出,表尚未解而已虚,汗解之法,不可守矣。故不用麻黄,出之皮毛之表,而用防己,驱之肌肤之里,服后如虫行皮中及腰下如冰,皆湿下行之征也。然非芪、术、甘草,焉能使卫阳复振,而驱湿下行哉?

防己黄芪汤方

防己一两 甘草半两 白术七钱半 黄芪一两一分(去芦)

右锉麻豆大,每抄五钱匕,生姜四片,大枣一枚,水盏半,煎八分,去滓,温服,良久再服。

喘者,加麻黄半两。胃中不和者,加芍药三分。气上冲者,加桂枝三分。下有陈寒者,加细辛三分。服后当如虫行皮中,从腰下如冰,后坐被上,又以一被绕腰以下,温令微汗差。

仲景:风湿相抟,一身尽疼痛,法当汗出而解,值天阴雨不止,医云此可发汗,汗之病不愈者,何也?盖发其汗,汗大出者,但风气去,湿气在,是故不愈也。若治风湿者,发其汗,但微微似欲汗出者,风湿俱去也。

【吴谦注】风湿相抟,一身尽痛,法当从汗而解,而汗亦不可失其宜也。值雨淫湿盛之时,若发其汗使大出,亦不能愈,以风气去,湿气在,故不愈。然治风湿者,必俟其天气晴明发其汗,使微微似欲汗出者,则风湿皆去,病斯愈矣。

【吴谦集注】徐彬曰:此言风湿当汗解,而不可过也。谓风湿相抟疼痛,原当汗解,值天阴雨,则湿更甚,可汗无疑。而不愈何故?盖风性急可骤驱,湿性滞当渐解,汗大出则骤,风去而湿不去,故不愈。若发之微,则出之缓,缓则风湿俱去矣。然则湿在人身,黏滞难去,骤汗且不可,而况骤下乎?故前章曰下之死,此但云不愈,见用法不当,而非误下比也。

仲景:伤寒八九日,风湿相抟,身体疼烦,不能自转侧,不呕不渴,脉浮虚而涩者,桂枝附子汤主之;若大便坚,小便自利者,去桂枝加白术汤主之。

【吴谦注】此承上条详申脉证,以明其治也。谓此风湿之病,虽得之伤寒八九日,而不呕不渴,是无伤寒里病之证也。脉浮虚涩,是无伤寒表病之脉也。脉浮虚,表虚风也。涩者,湿也。身体烦疼,风也。不能转侧,湿也。乃风湿相抟之身体疼痛,非伤寒骨节疼痛也。与桂枝附子汤温散其风湿,从表而解也。若脉浮实者,则又当以麻黄加术汤,大发其风湿也。如其人有是证,虽大便硬,小便自利,而不议下者,以其非邪热入里之硬,乃风燥湿去之硬。故仍以桂枝附子汤。去桂枝者,以大便坚,小便自利,不欲其发汗,再夺津液也。加白术者,以身重着湿在肌分,用以佐附子逐水气于皮中也。

【吴谦集注】程林曰:风淫所胜,则身烦疼,湿淫所胜,则身体难转侧。风湿相抟于荣卫之间,不干于里,故不呕不渴也。脉浮为风,涩为湿,以其脉近于虚,故用桂枝附子汤温经以散风湿。小便利者,大便必硬,桂枝近于解肌,恐大汗故去之;白术能去肌湿,不妨乎内,故加之。凡服方后有如虫、如醉、如冒等状者,皆药势将行使然。

周扬俊曰:伤寒至八九日,亦云久矣。既不传经,复不入府者,因风湿持之也。所现外证,烦疼者风也,不能转侧者湿也,不呕不渴者,无里证也,其脉浮虚而涩,正与相应。然后知风湿之邪,在肌肉而不在筋节,故以桂枝表之。不发热为阳气素虚,故以附子逐湿,两相绾合,自不能留矣。

桂枝附子汤方

桂枝四两(去皮) 附子三枚(炮去皮,破八片) 甘草二两(炙) 生姜
三两(切) 大枣十二枚(擘)

右五味,以水六升,煮取二升,去滓,分温三服。

白术附子汤方

白术二两 附子一枚半(炮去皮) 甘草一两(炙) 生姜一两半(切) 大枣六枚(擘)

右五味,以水三升,煮取一升,去滓,分温三服。一服觉身痹,半日许再服,三服都尽,其人如冒状勿怪,即是术附并走皮中,逐水气未得除故耳。

仲景:风湿相抟,骨节疼烦,掣痛不得屈伸,近之则痛剧,汗出短气,小便不利,恶风不欲去衣,或身微肿者,甘草附子汤主之。

【吴谦注】风湿相抟,身体烦疼重着,不能转侧者,湿胜风也。今掣痛不可屈伸,风胜湿也。掣痛不可屈伸,近之则痛剧,汗出、短气、恶风不欲去衣,皆风邪壅盛也。小便不利,湿内蓄也。身微肿者,湿外抟也。以甘草附子汤微汗之,祛风为主,除湿次之也。此上二条,皆详风湿之义,以明风湿之治也。

甘草附子汤方

甘草二两(炙) 附子二枚(炮去皮) 白术二两 桂枝四两(去皮)

右四味,以水六升,煮取三升,去滓,温服一升,日三服。初服得微汗,则解能食,汗出复烦者,服五合,恐一升多者,宜服六七合为妙。

【吴谦方解】甘草附子汤,即桂枝附子汤去姜、枣加白术。去姜、枣者,畏过散也。加白术者,燥中湿也。日三服,初服一升,不得汗,则仍服一升,若得微汗则解。解则能食,解已彻也,可止再服。若汗出而复烦者,是解未彻,仍当服也,但不可服一升,恐已经汗出而过汗也,服五合可也。如不解,再服六七合为妙。似此服法,总是示人不可尽剂之意,学者宜详求之。

仲景:太阳中暍,发热恶寒,身重而疼痛,其脉弦细芤迟,小便已,洒洒然毛耸,手足逆冷,小有劳,身即热,口开前板齿燥;若发其汗,则恶寒甚;加温针,则发热甚;数下之,则淋甚。

【吴谦注】此承上文互详证脉,不可妄行汗、下也。中暍本有汗,若发热无汗,身重疼痛者,虽证似伤寒,然见弦细芤迟虚脉,则非伤寒也。且有小便已,洒洒然恶寒毛耸之状,皆太阳膀胱表气,为暑所伤而畏也;手足逆冷者,暑伤气,气不能达四肢,则寒也;小有劳,身即发热,口开前板齿燥者,劳则动热,暑热益烈,伤阴液也,此皆中暍危证。若以发热无汗,恶寒身痛,误为伤寒之表,妄行发汗,则表气愈虚,恶寒更甚也。若以手足逆冷,误为阳虚,妄加温针,则暑邪愈盛,发热更炽也。若以壮热齿干,误为胃火,而数下之,则水源竭涩,尿淋窘甚也。凡此之证,皆中暍,妄行汗、下、温针致变,以白虎加人参汤主之,或人参汤调辰砂六一散亦可也。

【吴谦集注】程林曰:《内经》云:先夏至为病温,后夏至为病暑。又曰:热病者,皆伤寒之类也。以其太阳受病与伤寒相似,亦令发热恶寒,身重而疼痛也。经曰:寒伤形,暑伤气,气伤则气消而脉虚弱,所以弦细芤迟也。小便已,毛耸者,阳气内陷,不能卫外,手足亦逆冷也。劳动则扰乎阳,故热甚,则口开,口开则前板齿燥也。发汗虚其阳,则恶寒甚。温针动火邪,则发热甚。下之亡津液,则淋甚也。

《医宗金鉴·订正仲景全书·金匮要略注·疟病脉证并治第四》

仲景：温疟者，其脉如平，身无寒，但热，骨节疼烦，时呕，白虎加桂枝汤主之。

【吴谦按】此言温疟，其文脱简，《内经》已详，不复释。

白虎加桂枝汤方

知母六两　甘草(炙)二两　　石膏一斤　粳米二合　桂枝三两

右剂，每五钱，水一盏半，煎至八分，去滓，温服，汗出愈。

按：关于疟之为病，吴谦有注曰：疟之为病，寒热也，三阴三阳皆有之，因其邪伏藏于半表半里之间，故属少阳，脉自弦也。弦数者多热，弦迟者多寒，谓发作之时，多热为阳盛，多寒为阴盛也。夫伤寒少阳病，则有汗、吐、下三法之禁，而疟亦属少阳，何以有汗、吐、下三法之宜，是盖疟属杂病，不可不知也。初发脉弦兼沉紧者，主乎里也，可下之；兼迟者，主乎寒也，可温之；兼浮紧者，主乎表也，可汗之；兼滑大者，主乎饮也，可吐之；兼数者，风发也，即风热之谓也，可清之。若久发不止，则不可以此法治之，当以饮食搏节，调理消息止之，盖初病以治邪为急，久病以养正为主也。其他瘅疟，即《内经》所谓但热不寒之瘅疟也；温疟，即《内经》所言先伤于风，后伤于寒，热多寒少之温疟也；牝疟，即《内经》所言先伤于寒，后伤于风，寒多热少之寒疟也；惟疟母一证，经所未载。然论诸疟，未有详于《内经》者也。其文虽略有不同，必是脱简，然所出治法，亦未有过于仲景者也。

仲景：太阳中暍，身热疼重，而脉微弱，此以夏月伤冷水，水行皮中所致也，一物瓜蒂汤主之。

【吴谦注】太阳中暍之证，身热而倦者暑也，身热疼重者湿也，脉微弱者暑伤气也，以此证脉揆之，乃因夏月中暑之人，暴贪风凉，过饮冷水，水气虽输行于皮中，不得汗泻所致也。此时即以香薷饮、大顺散汗之，可立愈矣。若稍缓，水气既不得外泻，势必内攻于中而作喘肿胀矣。喘则以葶苈大枣汤，肿胀则以瓜蒂一物汤下之可也。

【吴谦集注】周扬俊曰：无形之热，伤其肺金，则用白虎加人参汤；有形之水，伤其肺金，则用瓜蒂汤，各有所主也。

李彣曰：中暍邪在表，故身热。伤冷水，故身疼。中暑伤气，气虚故脉微弱也。瓜蒂治身面四肢浮肿，散皮肤中水气，苦以泄之也。

一物瓜蒂汤方

瓜蒂二十个

右锉，以水一升，煮取五合，去滓，顿服。

《医宗金鉴·订正仲景全书·金匮要略注·中风历节病脉证并治第五》

仲景：夫风之为病，当半身不遂，或但臂不遂者，此为痹，脉微而数，中风使然。

【吴谦注】风病，《内经》论之详矣。但往往与痹合论，后人惑之，故仲景复言之曰：风之为病，当半身不遂，即经所谓偏枯也，或但两臂不遂者，非中风也，即痹病也。盖痹为阴病，脉多沉涩，风为阳病，脉多浮缓。今脉微而数，中风使然。其脉微者，正气虚也，数者，邪气胜也。故病风中之人，因虚而召风者，未有不见微弱之脉者也；因热而生风者，未有不见数急之脉者也。

【吴谦集注】沈明宗曰：此分中风与痹也。风之为病，非伤于卫，即浸于荣，故当半身不遂,谓半身之气伤而不用也。若但臂不遂,此为痹;痹者,闭也,谓一节之气,闭而不仁也。

于是诊之于脉,必微而数。微者,阳之微也;数者,风之数也;此中风使然,谓风乘虚入,而后使半身不遂也。

仲景:寸口脉浮而紧,紧则为寒,浮则为虚,寒虚相抟,邪在皮肤,浮者血虚,络脉空虚,贼邪不泻,或左或右,邪气反缓,正气即急,正气引邪,喝僻不遂。邪在于络,肌肤不仁;邪在于经,即重不胜;邪入于府,即不识人;邪入于藏,舌则难言,口吐涎。

【吴谦按】"寸口脉浮而紧,紧则为寒,浮则为虚,寒虚相抟,邪在皮肤",此五句与本条文义不属,当在后条之首。后条"寸口脉迟而缓,迟则为寒,缓则为虚;荣缓则为亡血,卫缓则为中风;邪气中经",此六句亦与本条文义不属,当在此条之首,文气相属,必是错简。其中有"浮者血虚"一句,必是衍文。浮则为虚,寒虚相抟,二"虚"字当是"风"字,是传写之讹。

【吴谦注】中风虚邪之脉,皆当浮缓,以浮主风,缓主虚也。荣分见缓,经络之血亡也;卫分见缓,经络之气空也。盖邪风中人,未有不由经络血气空虚而中也。贼邪不泻,留而不去,在左则病左,在右则病右,浅则病经络,深则病藏府。邪在于络,则为病肌肤,麻木不仁也;邪在于经,则为病身肢偏重,喝斜不遂也;邪入于府,则为病九窍闭不识人也;邪入于藏,则为病舌瘖难言唇缓吐涎也。

仲景:寸口脉迟而缓,迟则为寒,缓则为虚;荣缓则为亡血,卫缓则为中风;邪气中经,则身痒而瘾疹;心气不足,邪气入中,则胸满而气短。

【吴谦按】寸口脉迟而缓,迟则为寒,二"迟"字当是"浮"字,"寒"字当是"风"字,始得文义了然,且迟、缓二脉不能并见,必是传写之讹。

【吴谦注】上条发明虚邪贼风之为病,此条发明荣卫风寒之为病也。寸口脉浮而紧,紧则为寒,浮则为风,风寒之邪,相抟于表,郁于皮肤经络,则令人身痒而发瘾疹也。若其人心气不足,谓心胸之气不足,而邪气入心胸,故令人胸满而短气也。

仲景:寸口脉沉而弱,沉即主骨,弱即主筋,沉即为肾,弱即为肝,汗出入水中,如水伤心,历节黄汗出,故曰历节。

【吴谦注】寸口脉沉而弱,肝肾之气不足也。盖肝主筋,肾主骨,肝肾不足,筋骨痿缓,一为风寒湿邪所乘,即病筋骨关节交会之处。夫人汗出时,腠理开,风尚易入,况入水中浴,焉得不致寒耶? 水伤心,心主汗,汗郁成湿,故风胜为历节,湿胜为黄汗出也。

【吴谦集注】赵良曰:肾主水,骨与之合,故脉沉者,病在骨也。肝藏血,筋与之合,血虚则脉弱,故病在筋也。心主汗,汗出入水,其汗为水所阻,水汗相抟,聚以成湿,久变为热,湿热相蒸,是以历节发出黄汗也。

仲景:味酸则伤筋,筋伤则缓,名曰泄,咸则伤骨,骨伤则痿,名曰枯;枯泄相抟,名曰断泄。荣气不通,卫不独行,荣卫俱微,三焦无所御,四属断绝,身体羸瘦,独足肿大,黄汗出,胫冷,假令发热,便为历节也。病历节,不可屈伸,疼痛,乌头汤主之。

【吴谦按】名曰断泄之"泄"字,当是"绝"字,始与下文相属,必是传写之讹。

【吴谦注】此详申上条,互发其义,以明其治也。历节之病,属肝、肾虚,肝、肾不足于内,筋骨不荣于外,客邪始得乘之而为是病也。究其所以致虚之由,不止一端也。如饮食之味过伤,日久亦为是病也。味过于酸则伤肝,肝伤则筋伤,筋伤则缓不收持,名曰泄也。味过于咸则伤肾,伤肾则骨伤,骨伤则枯不能立,名曰枯也。枯泄相抟,名曰断绝,断绝者,即荣气不通,卫不独行,荣卫俱虚,三焦失所,四维断绝,身体羸瘦也。若独足肿胫冷,寒胜凝于下也;

黄汗自出,湿胜发于中也。假令发热,则属风,便为历节也。病历节者,历节疼痛不能屈伸也,故主之以乌头汤,通荣行卫,并驱风寒湿之邪也。以蜜制乌头,亦缓毒法耳。

【吴谦集注】沈明宗曰:《金匮》补示饮食内伤脾、胃、心、肺、肝、肾致病,名曰历节。然出脉证,皆因饮酒,湿壅内热而招外邪合病。谓饮酒汗出当风所致,即邪之所凑,其气必虚是矣。或外风而合内湿,外寒而合内湿,内寒而招外湿,内热而招外湿,此等关头,不可不晓。又当分别风、寒、湿气,偏多偏少,而处发表、温中、行阳、补虚、散邪之法,故治此当与《灵》、《素》、《金匮》合看则备,若泛用成方,则非良工所为之事也。

乌头汤方

麻黄　芍药　黄芪各三两　甘草　川乌五枚(咀,以蜜二升,煎取一升,即出乌头)

右五味,咀四味,以水三升,煮取一升,去滓,内蜜煎中,更煎之,服七合;不知,尽服之。

仲景:诸肢节疼痛,身体尪羸,脚肿如脱,头眩短气,温温欲吐,桂枝芍药知母汤主之。

【吴谦按】温温当是"嗢嗢"。

【吴谦注】历节之证,诸肢节疼痛也。身体尪羸,即上条身体羸瘦,甚言其瘦之甚也。脚肿如脱,即上条独足肿大,甚言其肿之甚也。头眩短气,阳气虚也。嗢嗢欲吐,寒邪盛也。而不用乌头汤者,因无黄汗之湿胜也。用桂枝芍药知母汤者,以壮阳气,散寒湿为急也。故方中桂枝芍药倍于麻黄、防风,大加白术、附子,其意专在温行阳气,次在散寒湿也。多用生姜,因其欲吐;更佐知母、甘草者,以其剂过辛热,监制之也。

【吴谦集注】李彣曰:此历节病,由气血两虚而致者也。风湿相搏,四肢节节皆痛,即历节病也。身体尪羸,邪胜正衰也。脚肿如脱,气绝于下也。头眩短气,气虚于上也。嗢嗢欲吐,气逆于中也。此三焦气血两虚,故是汤主祛风湿而温气血。

桂枝芍药知母汤方

桂枝四两　芍药三两　甘草二两　麻黄二两　生姜五两　白术五两　知母四两　防风二两　附子二枚(炮)

右九味,以水七升,煮取二升,温服七合,日三服。

《医宗金鉴·订正仲景全书·金匮要略注·血痹虚劳病脉并治第六》

仲景:问曰:血痹病从何得之?师曰:夫尊荣人,骨弱肌肤盛重,因疲劳,汗出,卧不时动摇,加被微风,遂得之。但以脉自微涩,在寸口关上小紧,宜针引阳气,令脉和紧去则愈。

【吴谦注】历节属伤气也,气伤痛,故疼痛也。血痹属伤血也,血伤肿,故麻木也。前以明邪气聚于气分,此以明邪气凝于血分,故以血痹名之也。尊荣人,谓膏粱之人,素食甘肥,故骨弱肌肤盛重,是以不任疲劳,疲劳则汗出,汗出则腠理开。亦不胜久卧,卧则不时动摇,动摇即加被微风,亦遂得以干之。此言膏粱之人,外盛内虚,虽微风小邪,易为病也。然何以知病血痹也?但以身体不仁,脉自微涩,则知邪凝于血故也。寸口关上小紧,亦风寒微邪应得之脉也。针能导引经络取诸痹,故宜针引气血,以泻其邪,令脉不涩而和,紧去邪散,血痹自通也。

【吴谦集注】周扬俊曰:天下惟尊荣人为形乐志苦,形乐故肌肤盛,志苦故骨弱,骨弱则不耐劳,肌盛则气不固,稍有劳困,即汗出也,汗出而阳气虚,虽微风且得以袭之,则血为之痹。故一见脉微,则知其阳之不足,一见脉涩,则知其阴之多阻,此血痹之本脉也。而其邪入之处,则自形其小紧,小为正气拘抑之象,紧为寒邪入中之征。然仲景明言微风,何以反得寒脉也？盖邪随血脉上下,阻滞汁沫,未有不痛者,故痛为紧脉也。针以泄之,引阳外出,则邪去而正自伸也。

仲景:血痹,阴阳俱微,寸口关上微,尺中小紧,外证身体不仁,如风痹状,黄芪桂枝五物汤主之。

【吴谦注】此承上条互详脉证,以明其治也。上条言六脉微涩,寸口关上小紧,此条言阴阳寸口关上俱微,尺中亦小紧。合而观之,可知血痹之脉浮沉,寸口、关上、尺中俱微、俱涩、俱小紧也。微者虚也,涩者滞也,小紧者邪也,故血痹应有如是之诊也。血痹外证,亦身体顽麻,不知痛痒,故曰:如风痹状。但不似风痹历关节流走疼痛也。主黄芪桂枝五物汤者,调养荣卫为本,祛风散邪为末也。

【吴谦集注】周扬俊曰:此申上条既痹之后,未能针引以愈,遂令寸口微者,今则阴阳俱微,且寸关俱微矣,且尺中小紧矣。夫小紧既见于尺,则邪之入也,愈深而愈不得出,何也?正虚之处,便是容邪之处也。脉经内外,谓之阴阳,上下亦谓之阴阳,今尺既小紧,则微属内外也明矣。若言证以不仁概之,则疼痛麻木,每与我相阻,其为不仁甚矣,故以风痹象之,非真风痹也。于是以黄芪固卫,芍药养阴,桂枝调和荣卫,托实表里,驱邪外出,佐以生姜宣胃,大枣益脾,为至当不易之治也。

黄芪桂枝五物汤方

黄芪三两　芍药三两　桂枝三两　生姜六两　大枣十二枚

右五味,以水六升,煮取二升,温服七合,日三服。(一方有人参)

仲景:夫男子平人,脉大为劳,极虚亦为劳。

【吴谦注】男子平人。应得四时五藏平脉,今六脉大而极虚,非平人之脉也。然大而无力,劳役伤脾气也,极虚者,内损肾阴精也,此皆欲作虚劳之候,故有如是之诊也。

【吴谦集注】李彣曰:平人者,形如无病之人,经云:脉病人不病者是也。劳则体疲于外,气耗于中,脉大非气盛也,重按必空濡,乃外有余而内不足之象,脉极虚则精气耗矣。盖大者,劳脉之外暴者也;极虚者,劳脉之内衰者也。

魏荔彤曰:夫男子平人,脉大为劳,极虚亦为劳;脉大者,邪气盛也,极虚者,精气夺也。以二句揭虚劳之总,而未尝言其大在何脉?虚在何经?是在主治者,随五劳七伤之故而谛审之也。

仲景:人年五六十,其病脉大者,痹侠背行。若肠鸣、马刀、侠瘿者,皆为劳得之。

【吴谦按】"若肠鸣"三字,与上下文不属,必是错简。侠瘿之"瘿"字,当是"瘰"字。每经此证,先劳后瘰、先瘰后劳者有之,从未见劳瘿先后病也,必是传写之讹。

【吴谦注】平人年二三十,常得大脉者,则多病劳。若人年已五六十,其脉亦大,不即病劳者,以气血虽虚,而火自微也,火微故不病劳也。虽不病劳,然气血荣卫虚痹不行,故为马刀、鼠疮、侠瘰也。此发明脉大虽同,为病不同之义也。

仲景:劳之为病,其脉浮大,手足烦,春夏剧,秋冬差,阴寒精自出,酸削不能行。

【吴谦按】阴寒精自出之"寒"字,当是"虚"字,是传写之讹。

【吴谦注】此言浮大为劳,以详其证也。手足烦,即今之虚劳,五心烦热,阴虚不能藏阳也。阴虚精自出,即今之虚劳遗精,阴虚不能固守也。酸削不能行,即今之虚劳膝酸,削瘦骨痿不能起于床也。夫春夏阳也,阴虚不胜其阳,故剧;秋冬阴也,阴虚得位自起,故瘥。

【吴谦集注】徐彬曰:脉大既为劳矣,更加浮,其证则手足烦,盖阴既不足而阳必盛也。

于是春夏助其阳则剧，秋冬助其阴则瘥。阴虚而精自出者，久则酸削不能行矣。

程林曰："寒"字作"虚"字看，阴虚则气不守，而精自出矣。

李彣曰：脉浮大者，里虚而气暴于外也。四肢者，诸阳之本，劳则阳耗阴虚而生内热，故手足烦。凡劳伤多属阴虚，当春夏木火盛炎之际，气浮于外则里愈虚，故剧；秋冬金水相生之候，气敛于内则外不扰，故瘥也。肾藏精，精自出者，肾水不藏也，肾主骨，故酸削而不能行也。

十、新安医学中的痹研究三——《医宗金鉴》论痹之二

后世治痹重《金匮》，但《伤寒》也不偏废。因为仲景著书时，本是《伤寒杂病论》一书。后世被分为《金匮要略》与《伤寒论》。所以二书关系紧密，分无可分。痹证研究虽然都重视《金匮》，但《伤寒》所包含的各种治痹医学思想与方法，仍然有极大的启示意义。所以，不研究《伤寒论》，则不能窥其全貌，亦得不到仲景思想精要。以下将《医宗金鉴·订正仲景全书·伤寒论注》中涉及身痛的篇章摘取出来，看吴谦是如何阐发的。

订正仲景全书·伤寒论注·辨少阴病脉证并治篇

仲景：少阴病，身体痛，手足寒，骨节痛，脉沉者，附子汤主之。

【吴谦注】此承上条详举其证，互发其义，以出其治也。身体痛，表里俱有之证也，如太阳病脉浮发热，恶寒身痛，手足热，骨节痛，是为表寒，当主麻黄汤，发表以散其寒。今少阴病，脉沉无热，恶寒身痛，手足寒，骨节痛，乃是里寒，故主附子汤，温里以散寒也。

【吴谦集注】方有执曰：少阴肾也，肾主骨，寒淫则痛。

程应旄曰：身体痛，手足寒，骨节痛，太阳伤寒同有此证也。以脉沉辨之，沉属阴寒重著所致，里阴有余，表阳不足，故以附子汤主之。

附子汤方

附子二枚（去皮，生破八片）　茯苓三两　人参二两　白术四两　芍药三两

右五味，以水八升，煮取三升，去滓，温服一升，日三服。

【吴谦方解】少阴为寒水之藏，故寒伤之重者，多入少阴，所以少阴一经，最多死证。方中君以附子二枚者，取其力之锐，且以重其任也；生用者，一以壮少火之阳，一以散中外之寒，则身痛自止，恶寒自除，手足自温矣。以人参为臣者，所以固生气之原，令五藏六府有本，十二经脉有根，脉自不沉，骨节可和矣。更佐白术以培土，芍药以平木，茯苓以伐水，水伐火自旺，旺则阴翳消，木平土益安，安则水有制，制则生化，此诚万全之术也。其有畏而不敢用，以致因循有误者，不诚可惜哉！

仲景：少阴病，脉沉者，急温之，宜四逆汤。

【吴谦注】少阴病，但欲寐，脉沉者，若无发热口燥之证，则寒邪已入其藏，不须迟疑，急温之以四逆汤，消阴助阳可也。

【吴谦集注】吴人驹曰：脉沉须别虚实，及得病新久，若得之多日及沉而实者，须从别论。

四逆汤方

甘草二两（炙）　干姜一两半　附子一枚（生用，去皮，破八片）

右三味，以水三升，煮取一升二合，去滓，分温再服。强人可大附子一枚，干姜三两。

【吴谦方解】方名四逆者，主治少阴中外皆寒，四肢厥逆也。君以甘草之甘温，温养阳气；臣以姜附之辛温，助阳胜寒；甘草得姜、附，鼓肾阳温中寒，有水中暖土之功；姜、附得甘

草,通关节走四肢,有逐阴回阳之力,肾阳鼓,寒阴消,则阳气外达而脉自升,手足自温矣。

【吴谦集解】汪琥曰:少阴病,本脉微细,但欲寐。今轻取之,微脉不见,重取之,细脉几亡,伏匿而至于沉,此寒邪深入于里,殆将入藏,温之不容以不急也。稍迟则恶寒身蜷,吐利烦躁,不得卧寐,手足逆冷,脉不至,诸死证立至矣,四逆汤之用可稍缓乎?

仲景:少阴病,二三日不已,至四五日,腹痛,小便不利,四肢沉重疼痛,自下利者,此为有水气。其人或咳,或小便不利,或下利,或呕者,真武汤主之。

【吴谦注】论中心下有水气,发热有汗,烦渴引饮,小便不利者,属太阳中风,五苓散证也。发热无汗,干呕不渴,小便不利者,属太阳伤寒,小青龙汤证也。今少阴病,二三日不已,至四五日腹痛下利,阴寒深矣,设小便利,是纯寒而无水,乃附子汤证也。今小便不利,或咳或呕,此为阴寒兼有水气之证:故水寒之气,外攻于表,则四肢沉重疼痛;内盛于里,则腹痛自利也;水气停于上焦胸肺,则咳喘而不能卧;停于中焦胃府,则呕而或下利;停于下焦膀胱,则小便不利,而或少腹满。种种诸证,总不外乎阴寒之水,而不用五苓者,以非表热之饮也;不用小青龙者,以非表寒之饮也。故惟主以真武汤,温寒以制水也。

【吴谦集注】喻昌曰:太阳篇中,厥逆筋惕肉𥉙而亡阳,用真武矣。兹少阴之水湿上逆,仍用真武以镇摄之,可见太阳膀胱与少阴肾,一藏一府,同为寒水。府邪为阳邪,藉用麻桂为青龙;藏邪为阴邪,藉用附子为真武。

真武汤方

茯苓三两　芍药三两　生姜三两(切)　白术二两　附子一枚(炮去皮,破八片)

右五味,以水八升,煮取三升,去滓,温服七合,日三服。若咳者,加五味子半升,细辛、干姜各一两。若小便利者,去茯苓。若下利者,去芍药,加干姜二两。若呕者,去附子加生姜,足前成半斤。

【吴谦方解】小青龙汤,治表不解有水气,中外皆寒实之病也;真武汤,治表已解有水气,中外皆寒虚之病也。真武者,北方司水之神也,以之名汤者,赖以镇水之义也。夫人一身制水者,脾也;主水者,肾也。肾为胃关,聚水而从其类者。倘肾中无阳,则脾之枢机虽运,而肾之关门不开,水虽欲行,孰为之主,故水无主制,泛溢妄行而有是证也。用附子之辛热,壮肾之元阳,而水有所主矣;白术之苦燥,建立中土,而水有所制矣。生姜之辛散,佐附子以补阳,温中有散水之意;茯苓之淡渗,佐白术以健土,制水之中有利水之道焉。而尤妙在芍药之酸敛,加于制水、主水药中,一以泻水,使子盗母虚得免妄行之患;一以敛阳,使归根于阴更无飞越之虞。孰谓寒阴之品,无益于阳乎?而昧者不知承制之理,论中误服青龙发汗亡阳,用此汤者,亦此义也。然下利减芍药者,以其阳不外散也;加干姜者,以其温中胜寒也。水寒伤肺则咳,加细辛、干姜,散水寒也;加五味子者,收肺气也。小便利者,去茯苓,以其虽寒而水不能停也。呕者,去附子倍生姜,以其病非下焦,水停于胃。所以不须温肾以行水,只当温胃以散水。佐生姜者,功能止呕也。

【吴谦集解】程知曰:白通、通脉、真武皆为少阴下利而设。白通四证,附子皆生用,惟真武一证熟用者,盖附子生用则温经散寒,炮熟则温中去饮。白通诸汤以通阳为重,真武汤以益阳为先,故用药有轻重之殊。干姜能佐生附以温经,生姜能资熟附以散饮也。

张璐曰:按真武汤方本治少阴病,水饮内结,所以首推术、附兼茯苓、生姜之运脾渗水为务,此人所易明也。至用芍药之微旨,非仲景不能。盖此证虽曰少阴本病,而实缘水饮内蓄,所以腹痛自利,四肢疼重,而小便反不利也。若极虚极寒,则小便必清白无禁矣,安有反不利之理哉？此证不但真阳不足，真阴亦必素亏，或阴中伏有阳邪所致，若不用芍药固护其阴，岂能胜附子之雄烈乎？

仲景：少阴病，下利咽痛，胸满心烦，猪肤汤主之。

【吴谦注】身温腹满下利，太阴证也；身寒欲寐下利，少阴证也。身热不眠咽痛，热邪也；身寒欲寐咽痛，寒邪也。今身寒欲寐，下利咽痛，与胸满心烦之证并见，是少阴热邪也。

少阴之脉，循喉咙，其支者，从肺出络心注胸中，是以少阴之热邪上逆，则所过之处无不病也。以猪肤汤主之，解少阴上焦之热，兼止下焦之利也。

【吴谦集注】喻昌曰：下利咽痛，胸满心烦，此少阴热邪充斥上下中间，无所不到，寒下之药，不可用矣，故立猪肤汤一法也。盖阳微者，用附子温经；阴竭者，用猪肤润燥，温经润燥中，同具散邪之义也。

猪肤汤方

猪肤一斤

右一味，以水一斗，煮取五升，去滓，加白蜜一升，白粉五合，熬香，和令相得，温分六服。

【吴谦方解】猪肤者，乃革外之肤皮也。其体轻，其味咸，轻则能散，咸则入肾，故治少阴咽痛，是于解热中寓散之意也。

【吴谦集解】成无己曰：猪，水畜也。其气先入肾，解少阴之客热。加蜜以润燥除烦，白粉以益气断利也。

仲景：少阴病二三日，咽痛者，可与甘草汤，不差，与桔梗汤。

【吴谦注】少阴病二三日，咽痛无他证者，乃少阴经客热之微邪，可与甘草汤缓泻其少阴之热也。若不愈者，与桔梗汤，即甘草汤加桔梗以开郁热。不用苦寒者，恐其热郁于阴经也。

【吴谦集注】喻昌曰：用甘草者，和缓其势；用桔梗者，开提其邪也。此在二三日，他证未具，故可用之。若五六日，则少阴之下利、呕逆诸证皆起，此法又未可用矣。

甘草汤方

甘草二两

右一味，以水三升，煮取一升半，去滓，温服七合，日二服。

桔梗汤方

桔梗一两　甘草二两

右二味，以水三升，煮取一升，去滓，温分再服。

仲景：少阴病，咽中痛，半夏散及汤主之。

【吴谦注】少阴病，咽痛者，谓或左、或右，一处痛也。咽中痛者，谓咽中皆痛也，较之咽痛而有甚焉。甚则延缠于咽中，故主以半夏散，散风邪以逐涎也。

【吴谦集注】方有执曰：此以风邪热甚，痰上壅而痹痛者言也。故主之以桂枝祛风也，佐之以半夏消痰也，和之以甘草除热也，三物者，是又为咽痛之一治法也。

半夏散及汤方

半夏(洗)　桂枝　甘草(炙)各等分

右三味，各别捣筛已，合治之，白饮和服方寸匕，日三服。若不能散服者，以水一升，煎七沸，内散两方寸匕，更煮三沸，下火令小冷，少少咽之。半夏有毒，似不当散服。

仲景：少阴病，咽中伤，生疮，不能语言，声不出者，苦酒汤主之。

【吴谦注】少阴病，咽痛不愈，若剧者，咽中为痛所伤，渐乃生疮，不能言语，声音不出，所必然也。以苦酒汤主之,用半夏涤涎,蛋清敛疮,苦酒消肿,则咽清而声出也。

【吴谦集注】程知曰:咽痛忌汗、忌寒下,故甘草、桔梗、苦酒三方,皆用和解之法。惟半夏散及汤,在前条为辛散温解之法也。

苦酒汤方

半夏(洗,破如枣核大)十四枚　　鸡子一枚(去黄,内上苦酒,著鸡子壳中)

右二味,内半夏,著苦酒中,以鸡子壳置刀环中,安火上,令三沸,去滓,少少含咽之,不差,更作三剂。

【吴谦集解】李杲曰:大抵少阴多咽伤、咽痛之证,古方用醋煮鸡子,主咽喉失音,取其酸收,固所宜也。半夏辛燥,何为用之?盖少阴多寒证,取其辛能发散,一发一敛,遂有理咽之功也。

程知曰:按卵白象天,卵黄象地。前黄连阿胶汤用鸡子黄,义取入肾滋阴;此苦酒汤,用鸡子白,义取入肺润疮也。

订正仲景全书・伤寒论注・辨痓湿暍病脉证并治篇

经云:诸痓项强,皆属于湿。又云:诸暴强直,皆属于风。论曰:太阳病,发汗太多,因成痓。夫六气皆足以致痓,不专在湿也;六经皆有痓证,亦不专在太阳一经也。盖身以后,属太阳,凡头项强急,项背几几,脊强反张,腰似折,髀不可以曲,腘如结,皆太阳痓也。身以前属阳明,头面动摇,口噤齿齘,缺盆纽痛,脚挛急,皆阳明痓也。身之侧属少阳,口眼㖞邪,手足牵引,两胁拘急,半身不遂,皆少阳痓也。至若腹内拘急,因吐利后而四肢挛急者,未尝非太阴痓也。恶寒蜷卧,尻以代踵,脊以代头,俯而不能仰者,未尝非少阴痓也。睾丸上升,宗筋下注,少腹里急,阴中拘挛,膝胫拘急者,未尝非厥阴痓也。大抵痓以状名,而痓因筋急,故凡六经筋病,皆得以痓称之。其因于风寒者,必发热恶寒而无汗,其脉浮紧,其状身强直口噤,即经所云:诸病强直,皆属于风者也。其势劲急,故名曰刚痓。其因于风湿者,发热汗出,不恶寒,其脉浮缓,其状项强几几而身不强直,即经所云:诸痓项强,皆属于湿者也。其势濡弱,故名曰柔痓。若夫因误汗亡阳,津竭无以养筋而致痓者,即本论所云:太阳病,发汗太多而成痓,又非因湿因风而却因燥者也。盖痓之始,本非正病,多杂于他病之中,如妇人之脱血,跌扑之破伤,俱能致痓。今见患此者,悉指为风,殊非确论。学者当于证中审察风、寒、湿、燥、内外、虚实之因,分别施治,庶不致误,慎勿概指为风也。

仲景:伤寒所致太阳病,痓、湿、暍,此三种,宜应别论,以为与伤寒相似,故此见之。

【吴谦按】"伤寒所致"四字,甚无所谓,衍文也。

【吴谦注】伤寒,太阳经中之一病,非谓太阳经惟病伤寒也。盖以六气外感之邪,人中伤之者,未有不由太阳之表而入者也。痓,风邪也。湿,湿邪也。暍,暑邪也。夫风寒暑湿之病,固皆统属太阳,然痓、湿、暍三种,虽与伤寒形证相似,但其为病传变不同,故曰:宜应别论也。

【吴谦集注】方有执曰:痓、湿、暍三者,皆风寒之变证。既成变证,则当别为立论。然自风寒变来,本属太阳,犹有风寒涉似之疑,须当并为辨论。

仲景:病身热足寒,颈项强急,恶寒,时头热面赤,目脉赤,独头动摇,卒口噤,背反张者,痓病也。

【吴谦注】病人身热恶寒,太阳证也。颈项强急,面赤目赤,阳明证也。头热,阳郁于上也。足寒,阴凝于下也。太阳之脉,循背上头;阳明之筋,上挟于口。风寒客于二经,则有头摇、口噤、反张、拘强之证,故名痉病也。

【吴谦集注】方有执曰:此以痉之具证,言身热头热,面赤目脉赤,阳邪发于阳也。足寒,阴邪逆于阴也。独头面摇,风行阳而动于上也。卒,忽然也。噤,寒而口闭也。言忽然唇口吻合,噤急而饮食不通也。背反张者,太阳之脉挟背,寒则筋急而拘挛,热则筋缓而纵弛也。然刚、柔二痉,则各见证之一偏,惟风寒俱有而致证者,则具见也。

郑重光曰:此总论痉之经俞皆病,气血并伤,而为强急反张之证也。风湿俱有,故为痉之具证也。

仲景:太阳病,发热,脉沉而细者,名曰痉。

【吴谦注】太阳病发热,脉当浮大,脉若沉细,兼少阴也。今发热脉沉细,而名曰痉者,何也?以其已病痉证,而得沉细脉,不可名太阳、少阴伤寒之脉,当名太阳风湿痉病之脉也。因风邪郁于阳,故病发热也;湿邪凝于阴,故脉沉细也。此承上条痉病得沉细脉之义,非谓太阳病发热,脉沉细,即名之曰痉病也。

【吴谦集注】方有执曰:发热、太阳未除也。沉,寒也。细,湿也。

程知曰:脉沉细,法宜救里,而痉又为燥热之病,故《金匮》谓难治。谓未可轻同于太阳发热脉反沉之例也。

张璐曰:发热脉当浮数,而反沉细,知邪风为湿气所著,所以身虽发热,而脉不能浮数,是阳证见阴脉,故《金匮》指为难治也。

程应旄曰:痉病有同有独,固以其独者名之矣。然脉在太阳,更有独而无同,以头面摇、口噤背反张之证,合沉细之脉,虽有太阳发热等证,不致为伤寒所涸,乃可定其名曰痉也。

仲景:太阳病,发热无汗,反恶寒者,名曰刚痉。太阳病,发热汗出,而不恶寒,名曰柔痉。

【吴谦按】反恶寒之"反"字,衍文也。刚痉证应恶寒,非反也。

【吴谦注】痉病既属太阳,当以太阳虚实例之。故曰:太阳病发热无汗,恶寒为实邪,名曰刚痉;发热汗出,不恶寒,为虚邪,名曰柔痉。此详申上二条痉病虚实,非谓太阳病,发热无汗,恶寒;汗出不恶寒,即名之曰刚、柔痉病之证也。

【吴谦集注】程知曰:太阳病、发热、无汗,恶寒,为伤寒;发热,汗出,恶风,为伤风;发热,汗出,不恶寒,为温热。以证有颈项强急,甚则反张,故不谓之风寒、温热病,而谓之痉也。

张璐曰:《金匮》云:太阳病无汗,而小便反少,气上冲胸,口噤不能言,欲作刚痉,葛根汤主之,即是申明此条之义,而补其治法也。无汗而小便少者,以太阳、阳明二经之热,聚于胸中,延伤肺金清肃之气,内外不能宣通故也。又云:太阳病,其证备,身体强几几,然脉反沉迟,此为痉,栝蒌桂枝汤主之,即是申明此条之义,而补其治法也。其证备,则发热汗出等证,《金匮》已详,不必赘矣。

仲景:太阳病,项背强几几,无汗恶风,葛根汤主之。

【吴谦注】此略其证脉,单举痉之颈项强急者,以明其治也。太阳脉,下项循肩挟脊;阳明脉循喉咙,入缺盆,贯膈、下乳内廉。太阳主后,前合阳明;阳明主前,后合太阳。今邪壅于二经之中,故有几几拘强之貌也。太阳之强,不过颈项强;此痉之强,则不能俯仰,项连胸背而俱强,故曰:项背强几几也。无汗恶风,实邪也,宜葛根汤发之。即桂枝汤加麻黄葛根,两解太阳、阳明之邪也。

【吴谦集注】方有执曰:几几,鸟之短羽者,动则引颈几几然。形容病人之颈项俱病者,俯仰不能自如之貌。

按:依今人钱超尘教授据段玉裁《说文解字注》考证,几几,实为紧紧,音义皆同。

仲景:太阳病,项背强几几,反汗出恶风者,桂枝加葛根汤主之。

【吴谦注】太阳病,项背强几几,无汗恶风者,实邪也。今反汗出恶风者,虚邪也,宜桂枝加葛根汤,解太阳之风,发阳明之汗也。

【吴谦集注】汪琥曰:太阳病项背强矣,复几几然,颈不得舒,颈之经属阳明,项背与颈几几然,其状当无汗,今反汗出、恶风,仲景法:太阳病汗出恶风者,桂枝汤主之。今因其几几然,故加葛根于桂枝汤中,以兼祛阳明经之风也。

桂枝加葛根汤方

于桂枝汤内,加葛根三两,余根据桂枝汤法。

仲景:太阳病,发汗太多,因致痉。

【吴谦注】已上论痉,皆外感风、寒、湿而为病也。若太阳病发汗太多,津液大亡,表气不固,邪风乘虚而入,因成痉者,乃内虚之所致也,不可以柔痉刚痉例之,宜以桂枝加附子汤,以固表祛风为主治。由此推之,凡病出汗过多,新产亡血过多,而变生此证者,皆类此也。

【吴谦集注】程应旄曰:即此一端推之,则知此病得之亡津亡血,而因虚致寒、因虚致燥者不少。盖阳气者,柔则养筋,发汗太多,则亡其阳,而损其经脉之血液故也。

仲景:湿家之为病,一身尽疼,发热,身色如似熏黄。

【吴谦注】湿家,谓病湿之人。湿之为病,或因外受湿气,则一身尽痛;或因内生湿病,则发热身黄;若内外同病,则一身尽痛发热,身色如熏黄也。熏黄者,湿盛之发黄,属脾之瘀湿,故其色暗如烟熏也。不似伤寒热盛之发黄,属阳明之郁热,故其色明如橘子色也。

【集注】张璐曰:湿证发黄,须分阴阳表里。阳湿,在里茵陈蒿汤;在表麻黄连轺赤小豆汤。

阴湿,在里白术附子汤,在表麻黄白术汤,此阴湿在表而发黄也。《金匮》有云:湿家身烦痛,可与麻黄加术汤。盖寒与湿合,不宜大汗,故加白术。以麻黄得术,则汗不致于骤发,白术得麻黄,则湿滞得以宣通也。

仲景:湿家病,身上疼痛,发热,面黄而喘,头痛、鼻塞而烦,其脉大,自能饮食,腹中和无病,病在头中寒湿,故鼻塞,内药鼻中则愈。

【吴谦注】此申上条,详其证出其脉,以别其治也。湿家病,身上疼痛发热,面黄而喘,此内生外受之湿病也,外宜羌活胜湿汤,内宜茵陈五苓散,喘甚大陷胸丸。若更头痛鼻塞而烦,其脉大,证类伤寒,但其人里和能食,知非伤寒,不可发汗,乃湿邪之病在头,故头痛鼻塞,惟宜纳药鼻中,取黄水从涕出,自可愈也。所纳之药,即瓜蒂散类也。

【吴谦集注】郑重光曰:身上疼痛发热,面黄而喘,头痛鼻塞,则寒湿之邪客于上焦。经曰:因于湿首如裹是也。用瓜蒂散吹鼻,此在上者,因而越之之法也。

仲景:太阳病,关节疼痛而烦,脉沉而细者,此名湿痹。湿痹之候,其人小便不利,大便反快,但当利其小便。

【吴谦注】湿家脉浮细,湿在外也,当汗之。今太阳病,关节疼痛而烦,小便不利,大便反快,脉不浮细而沉细,是湿邪内盛而为湿痹不通之候也。故但当利其小便,使湿从小便而去,乃湿淫于内之正治也。

【吴谦集注】成无己曰:湿盛则濡泄。小便不利,大便反快者,湿气内流也。但当利其小便,以宣泄腹中湿气。古云:治湿不利小便,非其治也。

　　方有执曰:此以湿之入里者言也。关节疼痛者,寒湿之气,走注内渗,所以脉沉而细也。痹以疼痛言,小便不利,大便反快者,湿即水,水不外渗,则横流不遵故道。利其小便者,导其遵故道而行也。

　　张志聪曰:关节者,腰背肘膝之大关大筋之所统属,不同于骨节也。湿流关节,大筋不和,故疼痛痹闭也。湿伤太阳,筋脉涩滞,故名湿痹。利其小便,则水道行而决渎无惩,湿邪去而筋脉调和矣。

　　仲景:病者一身尽疼,发热。日晡所剧者,此名风湿。此病伤于汗出当风,或久伤取冷所致也。

　　【吴谦注】病者,谓一身尽痛之病人也。湿家一身尽痛,风湿亦一身尽痛。然湿家之痛,则重著不能转侧;风湿之痛,则轻掣不可屈伸;此痛之有别者也。至于发热,湿家之热,早暮不分微甚;风湿之热,则日晡必剧。此得之于汗出当风,或久伤湿,复受风冷所致也。

　　【吴谦集注】张志聪曰:汗出当风,则为风湿;久伤取冷,则为寒湿。

　　张锡驹曰:发热日晡所剧者,日晡而阳气衰,阴气盛,湿为阴邪,故主旺时而甚也。

　　仲景:问曰:风湿相抟,一身尽疼痛,法当汗出而解。值天阴雨不止,医云:此可发汗。汗之病不愈者,何也? 答曰:发其汗,汗大出者,但风气去,湿气在,是故不愈也。若治风湿者,发其汗,但微微似欲汗出者,风湿俱去也。

　　【吴谦注】此详风湿相抟,一身尽痛,不惟不可下,即发汗亦不可失其宜也。风阳邪,湿阴邪,风湿相抟,阴阳受邪,故一身尽痛也。法当汗出而解,值天阴雨不止,则湿气盛,虽发其汗,汗大出而病不愈者,但以风气去,湿气在,是故不愈也。以其值湿盛之时,发其汗,大汗出,此汗之不如法,所以不解也。若治风湿者,必俟天气晴明发其汗,但令其汗微微似欲出状,则风与湿俱去,而病自解矣。

　　【吴谦集注】方有执曰:阴雨不止,则湿不除,所以益当发汗也。然风湿本由汗出当风而得,则汗之大出者,必反湿转加甚,微微似欲汗出,而不见出,则湿消而风散矣。此发汗之微机,后之人动辄以大汗为言者,去道远矣。

　　张璐曰:风湿相抟,法当汗出而解,合用桂枝加术,使微微蒸发,表里气和,风湿皆去。正如湿家身烦痛,可与麻黄汤加术同义。

　　程应旄曰:湿家不惟不可误下,即汗亦不可误汗。风湿相抟一证,一身尽疼痛,虽是微挟表邪,然其脉不浮,终是汗难大汗,治风兼治湿,但使微微似欲汗出者,是其法也。

　　仲景:伤寒八九日,风湿相抟,身体疼烦,不能自转侧,不呕不渴,脉浮虚而涩者,桂枝附子汤主之。若其人大便硬,小便自利者,去桂枝加白术汤主之。

　　【吴谦注】此承上条,详申脉证,以明其治也。伤寒八九日,不呕不渴,是无伤寒里病之证也;脉浮虚涩,是无伤寒表病之脉。脉浮虚,主在表,虚风也;涩者,主在经,寒湿也。身体疼烦属风也,不能转侧属湿也,乃风湿相抟之证,非伤寒也,与桂枝附子汤温散其风湿,使从表而解也。若脉浮实者,则又当以麻黄加术汤,大发其风湿也。如其人有是证,虽大便硬,小便自利,而不议下者,以其非邪热入里之硬,乃风燥湿去之硬,故仍以桂枝附子汤去桂枝,以大便硬,小便自利,不欲其发汗,再夺津液也;加白术,以身重著,湿在肉分,用以佐附子逐湿气于肌也。

　　【吴谦集注】成无己曰:烦者,风也。身疼不能自转侧者,湿也。经曰:风则浮虚。《脉经》曰:脉来涩者,为病寒湿也。

桂枝附子去桂枝加白术汤方

附子三枚(炮,去皮,破) 白术四两 生姜三两(切) 大枣十二枚(擘) 甘草二两(炙)

右五味,以水六升,煮取二升,去滓,分温三服。初一服,其人身如痹,半日许,复服之,三服都尽,其人如冒状,勿怪。此以附子、术,并走皮肉,逐水气未得除,故使之耳,法当加桂四两。此本一方二法,以大便硬、小便自利去桂也。以大便不硬、小便不利,当加桂。附子三枚,恐多也。虚弱家及产妇,宜减服之。

仲景:风湿相抟,骨节疼烦,掣痛不得屈伸,近之则痛剧,汗出短气,小便不利,恶风不欲去衣,或身微肿者,甘草附子汤主之。

【吴谦注】风湿相抟,骨节疼烦,重著不能转侧,湿胜风也。掣痛不可屈伸,风胜湿也。今掣痛不可屈伸,近之则痛剧,汗出、短气,恶风不欲去衣,皆风邪壅盛,伤肌表也。小便不利,湿内蓄也。身微肿者,湿外薄也。以甘草附子汤微汗之,祛风为主,除湿次之也。已上二条,皆详风湿之义,以明风湿之治也。

【吴谦集注】方有执曰:抟,揉聚也。言风与湿揉合抟聚,共为一家之病也。烦,风也。痛,湿也。风淫则掣,湿淫则痛,风湿之邪注经络,流关节,渗骨髓,身体所以烦痛、掣痛而不利也。近之则痛剧者,外邪客于内,迕之则逆也。短气者,汗多亡阳而气伤也。恶风不欲去衣者,以重伤,故恶甚也,甘草益气和中,附子温经散湿,术能胜湿燥脾,桂枝祛风固卫,此四物者,所以为风湿相抟之的药也。

吴人驹曰:必脉之沉而细者,若浮大而盛,则风多而湿少,附子须在审之。

甘草附子汤方

甘草二两(炙) 附子二枚(炮去皮,破) 桂枝四两 白术

右四味,以水六升,煮取三升,去滓,温服一升,日三服。初服得微汗则解,能食,汗止复烦者,服五合。恐一升多者,宜服六七合为妙。

【吴谦方解】风湿之治,用甘草附子汤,即桂枝附子汤去姜枣、加白术也。去姜、枣者,畏助汗也。加白术者,燥中湿也。日三服,初服一升,不得汗解,则仍服一升。若微得汗则解,解则能食,是解已彻也,可止再服。若汗出而复烦者,是解未彻也,仍当服之,但不可更服一升,恐已经汗,多服而过汗也,服五合可也。如不解,再服六七合为妙。似此服法,总是示人不可尽剂之意,学者于理有未解处,即于本文中求之自得矣。

仲景:太阳中热者,暍是也。其人汗出恶寒,身热而渴也。

【吴谦注】中暑热病,亦由太阳表入,故曰:太阳中热者,暍是也。其人汗出恶寒,身热而渴,颇似太阳温热之病。但温热无恶寒,以热从内发,故虽汗出而不恶寒。中暍恶寒者,以暑由外入,故汗出而恶寒也。究之于脉,温热之浮,必浮而实;中暍之浮,必浮而虚,以暑热伤气也。究之于渴,温热之渴,初病不过欲饮水;中暍之渴,一病即大渴引饮也。温热则传经,变病不一,中暍则不传,不愈即死也。虽同为太阳经中之病,而虚实施治不同,宜以人参白虎汤主治之。

【吴谦集注】方有执曰:蒸热谓之暑,伤暑谓之暍。汗出恶寒者,太阳表不固也。身热者,暑邪伤阳也。渴者,亡津液而内燥也。

程知曰:此辨暑热脉证也。太阳中热者,谓是太阳表证而属中热也。均是太阳表病,汗

出恶寒,身热而不渴者,为中风;汗出身热而渴,不恶寒者,为温病。今汗出恶寒,身热而渴,则是中暍。暍者,暑热之气也。不言暍而言热,以其胃热为独重也。里有热,故身热而渴,暑伤气,故汗出恶寒。

吴人驹曰:不可因恶寒而用辛温,又不可因汗出而固表,惟宜甘寒以解其暑热可也。

仲景:太阳中暍者,发热恶寒,身重而疼痛,其脉弦细芤迟,小便已,洒洒然毛耸,手足逆冷,小有劳,身即热,口开,前板齿燥。若发汗则恶寒甚,加温针则发热甚,数下之则淋甚。

【吴谦注】此申上条,详出证脉,戒人不可妄行汗、下、温针也。太阳中暍,无汗身重疼痛者,似伤寒也;但脉弦细芤迟,非伤寒脉也。且有小便已,而洒洒然恶寒毛耸之证,乃太阳膀胱表气为暑所伤而然也。手足逆冷者,乃暑伤气,气伤不能达四肢,则寒也。小有劳身即发热,口开前板齿燥者,乃劳则动热,暑热益烈,伤阴液也,此皆中暍危证。若以发热无汗,恶寒身痛,误为伤寒之表,妄行发汗,则表气愈虚,恶寒更甚也。若以手足逆冷,误为阳虚,妄加温针,则暑邪愈盛,发热更炽也。若以壮热齿干,误为胃火而数下之,则水源竭涩,尿淋窘甚也。凡此之证,皆中暍妄行汗、下、温针致变,惟宜以白虎加人参汤主之。或人参汤调辰砂六一散亦可也。

【吴谦集注】成无己曰:经云:因于暑汗,烦则喘喝。口开,谓喘喝也,喘喝不止,故前板齿燥。

程知曰:人身之阳,以汗而外泄;人身之阴,以热而内竭。故暍证禁用汗、下、温针,谓汗则伤阳,下则伤阴,温针则引火内入也。

张锡驹曰:洒洒者,恶寒之像也。毛耸者,毫毛竖起也。

仲景:太阳中暍者,身热疼重而脉微弱,此亦夏月伤冷水,水行皮中所致也。

【吴谦注】太阳中暍之证,身热疼重者,暑伤形也;脉微弱者,暑伤气也。以此证脉揆之,亦其人夏月盛暑喜贪风凉,过饮冷水,水气输行于皮中,表为邪束,不得汗泄所致也。此时即以香薷饮、大顺散汗之,可立愈也。若因循不治,则水气即不得外泄于表而作肿,势必内攻于里而喘胀矣,是又当以葶苈大枣汤或瓜蒂一物散下之也。上条戒人不可汗下,此条示人宜当汗下,仲景之法,多是如此,盖恐人固执失宜也。

【吴谦集注】方有执曰:身热疼重,而曰夏月伤冷水,水行皮中所致者,土主肌肉而恶湿,水渗土而蒸发也。脉微弱者,热则血干而气耗也。然夏月饮水,人之常事,而曰伤何哉?良由暑迫饮之过多,或得之冷水澡洗,暑反内入也。

张璐曰:按论暍三条,首言动而得之之病,谓中暍,属外因;次言静而得之之病,虽曰中暍,实暑病也,属内因;末言因热伤冷之病,乃中暍之变证,属不内外因,不得以三者混称也。

程应旄曰:可见中暍之病,大都阳气在表,而胃中虚冷,所以身热疼重,而脉微弱。夏月饮冷水,里阴郁住表阳,水气不得宣泄,而行于皮中,多有此证。此则开郁宣阳,又为暍证中增一义也。

十一、新安医学中的痹研究四——《医宗金鉴》论痹之三

《医宗金鉴》中的《杂病心法要诀》有痹证专篇,包括《痹病总括》、周痹、痹病生死证、痹入脏腑证、痹病治法。痹病治法又包括小续命汤、增味五痹汤、木通汤、附子五苓散、苍术五苓散、三痹汤、独活寄生汤、黄芪益气汤、蠲痹汤、加味升阳散火汤,共十组方药。《杂病心法要诀》中又有痿证专篇,痹痿同源是李大师的重要学术思想,此说与吴谦之说有相通之处,作为新安医学传人,李大师也应该是从新安前辈的医学思想中得到启示的。因各自篇幅均不多,故全文摘引如下,学习心得附后。另外,《医宗金鉴》卷三十七《编辑伤寒心法要诀》中有项强、身疼二则,亦与痹关联颇多,故摘引于后。

痹证

痹病总括曰:三痹之因风寒湿,五痹筋骨脉肌皮,风胜行痹寒痹痛,湿胜着痹重难支。皮麻肌木脉色变,筋挛骨重遇邪时,复感于邪入脏腑,周同脉痹不相移。

【吴谦注】三痹之因,风寒湿三气杂合而为病也。其风邪胜者,其痛流走,故曰行痹。寒邪胜者,其痛甚苦,故曰痛痹。湿邪胜者,其痛重着,故曰着痹。此为病之因而得名,曰三痹也。又有曰五痹者,谓皮、脉、肌、筋、骨之痹也。以秋时遇此邪为皮痹,则皮虽麻尚微觉痛痒也。以夏时遇此邪为脉痹,则脉中血不流行,而色变也。以长夏时遇此邪为肌痹,则肌顽木不知痛痒也。以春时遇此邪为筋痹,则筋挛节痛屈而不伸也。以冬时遇此邪为骨痹,则骨重酸疼不能举也。曰入脏腑者,谓内舍五脏之痹也。以皮痹不已,复感于邪,内舍于肺,成肺痹也。脉痹不已,复感于邪,内舍于心,成心痹也。肌痹不已,复感于邪,内舍于脾,成脾痹也。筋痹不已,复感于邪,内舍于肝,成肝痹也。骨痹不已,复感于邪,内舍于肾,成肾痹也。此皆以病遇邪之时,及受病之处而得名,曰五痹也。所谓邪者,重感于风寒湿之气也。周痹亦在血脉之中,随脉上下为病,故同脉痹,但患有定处,不似脉痹左右相移也。近世曰痛风,曰流火,曰历节风,皆行痹之俗名也。

按:此总括一段,为痹证总纲,它不仅叙述了三痹五痹,五痹与三痹的不同在于,三痹为风寒湿相胜痹的性质,五痹为五季得病痹之性质。也论述了五体痹与五脏痹的关系,还为周痹与脉痹定位定性。尤其值得注意的是,它对痛风、流火、历节风诸病,明确其为痹病之俗名。应该说,后世的各痹之说定型于此。

周痹曰:周痹患定无歇止,左右不移上下行。似风偏废只足手,口眼无斜有痛疼。

【吴谦注】周痹,或痛,或肿,或手,或足,患有定处,痛无歇止。或从上病及于下,或从下病及于上,而不似众痹痛有歇止,左右相移流走也。周痹,或两手,或两足,或只手足,或偏废不仁不用,似中风,但不口眼㖞斜,身有痛疼也。

按:吴谦所论之周痹,明确与众痹相区别,即有别于后世的周身痹。根据李老对周痹的见解,遵从《灵枢》:"此内不在脏,而外未发于皮,独居分肉之间,真气不能周,故命曰周痹。"这里的周是周行之意,因邪居分肉之间,真气不能周行于全身,所以称之为周痹。实际上是真气不周之痹的简称,并且其发病不在全身。

痹病生死证曰:痹在筋骨痛难已,留连皮脉易为功。痹久入脏中虚死,脏实不受复还生。

【吴谦注】痹在筋骨则受邪深,故痛久难已。痹在皮脉则受邪浅,故易治也。凡痹病日久内传所合之脏,则为五脏之痹。若其人中虚受邪,则难治多死,其人脏实而不受邪,复还于外,则易治多生。假如久病皮痹,复感于邪,当内传肺而为肺痹,若无胸满而烦喘咳之证,则是脏实不受邪。余脏仿此。

按:痹在古代非常受重视,因为它不是个关节问题,而是全身性的问题,关系生死。其传其变均有规律可循。所以治疗痹病要关注其可以由表及里,由浅入深的发展过程。尤其要防止其传内入脏。所以要有驱病外出的观念。

痹入脏腑证曰:肺痹烦满喘咳嗽,肾胀尻踵脊代头,脾呕痞硬肢懈堕,心烦悸噫恐时休,数饮卧惊肝太息,饮秘胀泻在肠究,胞秘沃痛鼻清涕,三焦胃附胆无忧。

【吴谦注】久病皮痹,复感于邪,见胸满而烦喘咳之证,是邪内传于肺,则为肺痹也。久病骨痹,复感于邪,而见腹胀,尻以代踵,足挛不伸,脊以代头,伛偻不直之证,是邪内传于肾,则为肾痹也。久病肌痹,复感于邪,而见呕涎心下痞硬,四肢懈堕之证,是邪内传于脾,则为脾痹也。久病脉痹,复感于邪,而见心烦,心悸,嗌干,噫气,有时则恐之证,是邪内传于心,则为心痹也。久病筋痹,复感于邪,而见喜饮小便数多,夜卧则惊,太息之证,是邪内传于肝,则为肝痹也。久痹不已复感于邪,脏实不受而传腑者,凡见喜饮小便秘,不胀则泻,不泻则胀之证,是邪内传于大小肠,则为肠痹也。凡见少腹胞中,按如沃汤状而痛,小便秘涩,鼻流清涕之证,是邪内传于膀胱,则为胞痹也。三焦之痹附于膀胱,从水道也。胃痹附于大,小二肠,从传化也。胆为清净之腑,不受痹邪,故曰无忧也。

按:痹入脏腑,表明病的性质已发生了严重的转变。里面有个关键点是原有的病变部位,加上新感之邪,才会出现这样的严重局面。根据五体痹之不同,所传脏腑有别。这一部分认识,是对前述痹病生死的补充与阐释。表明痹非小事,关联全身,后果堪忧。

小续命汤 增味五痹汤

歌曰:痹虚加减小续命,痹实增味五痹汤,麻桂红花芷葛附,虎羊芪草二防羌。

【吴谦注】痹虚,谓气虚之人病诸痹也。宜用加减小续命汤,风胜行痹倍防风,寒胜痛痹倍附子,湿胜着痹倍防己,皮痹加黄芪或桂枝,皮脉痹加姜黄或加红花,肌痹加葛根或加白芷,筋痹加羚羊角或加续断,骨痹加虎骨或加狗脊。有汗减麻黄,便溏减防己,寒胜减黄芩加干姜,热胜减附子加石膏,加减治之。痹实,谓气血实之人病诸痹也。宜用增味五痹汤,即麻黄、桂枝、红花、白芷、葛根、附子、虎骨、羚羊角、黄芪、甘草、防风、防己、羌活也。行痹以羌活、防风为主,痛痹以麻黄、附子为主,着痹以防己、羌活为主,皮痹以黄芪、桂枝皮为主,脉痹以红花、桂枝为主,肌痹以葛根、白芷为主,筋痹以羚羊角为主,骨痹以虎骨为主,增味于五痹治之可也。

按:小续命汤出自《千金要方》,其组成是:麻黄、桂心、防风、防己、杏仁、黄芩、人参、甘草、大枣、川芎、白芍、附子、生姜。主要用于治疗因虚中风的不省人事,神气溃乱,半身不遂,筋急拘挛,口眼㖞斜,语言謇涩。吴谦用之治疗虚痹,实是合理移植化裁的典范。尤其是根据病状特点不同而有所加减,更充分体现了辨证论治的精妙之处。

增味五痹汤由麻黄、桂枝、红花、白芷、葛根、附子、虎骨、羚羊角、黄芪、甘草、防风、防己、羌活组成。用于主治痹之实者,与小续汤治虚不同。因外感风寒湿邪,正气未虚,表现为外邪客留肌肤,手足缓弱,麻痹不仁,或气血失顺,痹滞不仁。在未因痹致虚或气血已亏而痹的情况下,实痹临床尤为多见。所以增味五痹汤的组方原则,更具有指导意义。

木通汤　附子五苓散　苍术五苓散

歌曰:三痹木通长流水,湿加防己风羌防,寒痹附麻分汗入,胞肠五苓附子苍。

【吴谦注】三痹:谓行痹,痛痹,着痹也。宜用木通一味,不见水者二两,以长流水二碗,煎一碗,热服取微汗,不愈再服,以愈为度。若其痛上下,左右流走相移者,加羌活,防风以祛风邪。其痛苦甚者,有汗加附子,无汗加麻黄,以去寒邪。其痛重着难移者,加防己以胜湿邪。其所应加之药,不可过三钱,弱者俱减半服。胞痹宜用五苓散加附子,肠痹宜五苓散加苍术,以利寒饮也。五苓散方在伤寒门。

按:以木通名方者甚多,以单味药木通成方者,唯出《济阳纲目》。《济阳纲目》举证其主治白虎历节风,吴谦以其主治三痹——行痹、痛痹、着痹。表明木通一味可以作为治疗痹痛的基本药物。所以吴谦又举证了若干临床加减法。此方提示,在明确了药物的基本疗效之后,完全可以以某种药物为治疗痹病的核心药物,并在此基础上随证化裁,以取得良效。

附子五苓散与苍术五苓散分别是五苓散加附子、五苓散加苍术,虽然用药说明有治疗胞痹、肠痹之不同,实则是治疗痹之偏于寒者,而偏寒之痹又有寒重与湿重之分。寒重者用附子,湿重者用苍术。

三痹汤　独活寄生汤

歌曰:三痹十全无白术,牛秦续杜细独防。独活加桑除芪续,入脏乘虚久痹方。

【吴谦注】三痹,谓三痹汤,即十全大补汤无白术,加牛膝、秦艽、续断、杜仲、细辛、独活、防风也。独活,谓独活寄生汤,根据三痹汤方加桑寄生,除去黄芪,续断也。此皆治五痹不已,乘虚入脏,反留连日久,谓理痹病之方也。

按:三痹汤,顾名思义为专治三痹之方。据本处所云三痹汤之组成,出自《妇人大全良方》;据其适用主治,则取自《张氏医通》。十全大补汤为补益基本方,参苓术草、归芎地芍,加上肉桂、黄芪。本方去白术,而加上牛膝、秦艽、续断、杜仲、细辛、独活、防风等治痹专药,则表明此方的主治亦为痹之偏于虚者。独活寄生汤与三痹汤出入无多,表明三痹汤实化裁自独活寄生汤也。虽然两方名义上都是治疗痹之虚者,从组方释义上来看,一是着眼于虚,一是着眼于痹。其实均为痹病迁延日久,伤及正气,气血损耗,病位渐深,所以补虚成为治疗的重要环节。

黄芪益气汤

歌曰:黄芪益气虚皮痹,皮麻不知痒与疼,补中益气加红柏,味秋芩夏桂加冬。

【吴谦注】气实麻木,用小续命汤加麻黄治之。气虚麻木,用黄芪益气汤,即补中益气汤加红花、黄柏也。秋加五味子,夏加黄芩,冬加桂枝皮。

按:黄芪益气汤,由补中益气汤加红花、黄柏构成。补中益气汤(黄芪、人参(党参)、白术、炙甘草、当归、陈皮、升麻、柴胡、生姜、大枣)主要用于脾胃气虚所致的症状,重点在于补中焦之气,与气虚皮痹相适应。痹有虚实,治宜辨证论治。

蠲痹汤　加味升阳散火汤

歌曰:蠲瘟冷痹身寒厥,附归芪草桂羌防。肌热如火名热痹,羚犀升阳散火汤。

【吴谦注】蠲痹汤,即附子,当归,黄芪,炙草,官桂,羌活,防风,治痹病而身寒无热,四肢厥冷,名曰冷痹也。加味升阳散火汤,即内伤门升阳散火汤加羚羊角,犀角,治痹病而肌热如火,名曰热痹也。

按:痹分冷热,治各不同。蠲痹汤为治痹专方。与早先《杨氏家藏方》《重订严氏济生方》《魏氏家藏方》等蠲痹汤的不同之处在于,《医宗金鉴》的蠲痹汤多了一味附子。所以其主治是专门针对冷痹的。加味升阳散火汤则是在升阳散火汤的基础上加上羚羊角、犀角而成。这两个方有个共同特点,就是在不改变原方组成的基础上,仅仅通过某一二种药味的变化,就将治疗的方向扭转过来。这一点尤其值得我们临床借鉴。

痿证

痿病总括:五痿皆因肺热生,阳明无病不能成,肺热叶焦皮毛瘁,发为痿躄不能行,心热脉痿胫节纵,肾骨腰脊不能兴,肝筋拘挛失所养,脾肉不仁燥渴频。

【吴谦注】五痿,心,肝,脾,肺,肾之痿也。痿属燥病,故皆因肺热而生也。阳明者,五脏六腑之海,主润宗筋。阳明无病,则宗筋润,能束骨而利机关,虽有肺热不能成痿也。肺热叶焦,阳明虚弱,津液不化,筋骨失养,皮毛瘁痿,发为痿躄不能行也。因而心气热为脉痿,则经节纵而不任地,肺兼心病也。因而肾气热为骨痿,则腰脊不能兴举,肺兼肾病也。因而肝气热为筋痿,则筋失所养,拘挛不伸,肺兼肝病也。因而脾气热为肉痿,则胃燥而渴,肌肉不仁,肺兼脾病也。

痿痹辨似

痿病足兮痹病身,仍在不疼痛里分,但观治痿无风药,始晓虚实别有因。

【吴谦注】痿痹之证,今人多为一病,以其相类也。然痿病两足痿软不痛,痹病通身肢节疼痛。但观古人治痿,皆不用风药,则可知痿多虚,痹多实,而所因有别也。

痿病治法

痿燥因何治湿热,遵经独取治阳明,阳明无故惟病肺,胃壮能食审证攻,控涎小胃湿痰热,阳明积热法三承,胃弱食少先养胃,久虚按证始收功。

【吴谦注】痿属燥病,因何而用治湿热苦燥之药? 盖遵『内经』之治法,独取于阳明胃也。故胃家无病,虽有肺热,惟病肺而不病痿也。是知病痿者,胃家必有故也。或湿热,或积热,或湿痰,不论新久,若胃壮能食,当先审证攻之。胃有湿痰,用控涎丹攻之。有湿热者,用小胃丹攻之。有积热者,用三承气汤攻之。此治胃壮能食之法也。若胃弱饮食减少,气血津液不足,当先以补养脾胃为主。其有久病留连,诸虚燥热,或攻下之后调理,当审证治之,始收全功也。

加味二妙汤

加味二妙湿热痿,两足痿软热难当,防己当归川草薢,黄柏龟板膝秦苍。

【吴谦注】热难当,谓两足热难当也。膝秦苍,谓牛膝,秦艽,苍术也。

清燥汤 虎潜丸 十全大补汤 加味金刚丸

时令湿热清燥效,阴虚湿热虎潜灵,久虚痿软全金主,草瓜牛菟杜苁蓉。

【吴谦注】清燥汤在内伤门。虎潜丸有成方。全金主,谓十全大补汤,加味金刚丸,久病气血虚,以十全大补汤为主,筋骨痿软,以加味金刚丸为主。加味金刚丸,即草薢,木瓜,牛膝,菟丝子,杜仲,肉苁蓉也。

项强

项背几几强太阳,脉浮无汗葛根汤。有汗桂枝添葛入,脉沉栝蒌桂枝方。结胸项强如柔痉,大陷胸丸下必康。但见少阳休汗下,柴胡去半入蒌良。

【吴谦注】项强,太阳病也。项背强,太阳、阳明病也。几几,拘强而甚之貌也。脉浮属二阳之表脉也。若无汗是从伤寒传来,宜葛根汤;有汗是从中风传来,宜桂枝加葛根汤。脉沉,谓邪已入胸里也,宜栝蒌桂枝汤。结胸,谓结胸病也,项强如柔痉,谓项强背反张,有汗如柔痉之状也,宜大陷胸丸。但见少阳,谓太阳、少阳并病之项强。休汗下,谓邪入少阳,不可更汗下也,宜柴胡汤去半夏加栝蒌主之。良,好也。栝蒌桂枝汤方在《金匮要略》。

身痛

身痛未汗表实证,汗后身疼属表虚。桂加生姜参芍药,尺迟血少建中芪。少阴沉厥附子治,厥阴汗痢四逆医。风湿尽痛难转侧,掣引烦疼桂附宜。

【吴谦注】身痛,未汗属表实证,宜麻黄汤。汗后身疼,属表虚证,宜桂枝新加汤,即桂枝汤倍生姜、芍药,加人参也。曰桂加,即桂枝汤加此也。尺迟血少建中芪,谓身痛尺中脉迟,是血少营气不足也,虽未经汗,不可发汗,直建中汤加黄芪以补营血也。少阴,谓身痛见少阴沉脉,四肢厥冷也。附子治,谓宜附子汤治也。厥阴,谓身痛见厥阴厥逆,汗出不止,下痢清谷也。四逆医,谓以四逆汤医也。风湿,谓风湿身痛也。尽痛难转侧,是湿则令人一身尽痛不能转侧。掣引烦疼,是风则令人筋脉牵引,烦疼不宁也。桂附宜,谓宜以桂枝附子汤也。

十二、新安医学中的痹研究五——新安三《条辨》

提示：新安医家中的方有执、郑重光与程应旄，也是历史上著名的伤寒名家，他们在各自的著作中，对痹证也有很好的论述，因各自篇幅均不大，故合并一处。有序号者，为张仲景原著。其他为各自的论述。

《伤寒论条辨》

《伤寒论条辨》是新安医家方有执的代表作，也是伤寒学派中错简派的开山之作，虽然此派在后世引发了颇多争议，但其中的探索精神与可贵的卓识，还是值得后人重视的。

十八、脉浮宜以汗解，用火灸之，邪无从出，因火而盛，病从腰以下必重而痹，名火逆也。

痹，湿病也。因火逆治，火邪夹阳邪而上逆，真阳不下通，阴不用事，化不行而水不得泄，故湿着下体而重痹也。

十九、伤寒先厥后发热，下利必自止，而反汗出，咽中痛者，其喉为痹。发热无汗，而利必自止，若不止，必便脓血，便脓血者，其喉不痹。

此承上条而言。汗出，咽中痛，阳胜而热上行也。湿则痹，咽中痛而曰痹者，痰亦湿也。厥以得湿为阳回，故发热虽无汗，而利亦必自止。便脓血，亦协热也。

〇太阳病，关节疼痛而烦，脉沉而细者，此名湿痹之候，其人小便不利，大便反快，但当利其小便。

此以湿之入里者言。关节疼痛者，寒湿之气，走注内渗，所以脉沉而细也。痹以疼痛言，小便不利，大便反快者，湿即水，甚则横流，不遵故道，妄逆而暴乱也。利其小便者，导其遵故道而行，禹之治功也。

动气在下，不可下。下之则腹胀满，卒起头眩，食则下清谷，心下痞也。卒，清勿切。腹胀满，肾痹也。头眩者，肾少阴之脉，其直者从肾上贯肝膈，肝主风也。食则下清谷者，水横溢也。心下痞者，肾主气，其脉之支者，从肺出络心，注胸中也。

《伤寒论后条辨》

新安清代医家程应旄的《伤寒论后条辨》为新安医学之奇葩，其中对痹的论述有其独到之处。其将"流注痛痹等"，定性为"皆伤寒失表故"。并定下治则曰：可见表证挟有阴邪，便宜先温后表，前条是其法也，若挟阳邪，自是先表后攻，此条是其法也，浮沉迟数，又须分看者以此。尚其遵此例而广及之乎。

二十、诸伤脉迟而缓，胃气如经也，趺阳脉浮而数，浮则伤胃，数则动脾，此非本病，医特下之所为也，营卫内陷，其数先微，脉反但浮，其人必大便鞕，气噫而除。何以言之？本以数脉动脾，其数先微，故知脾气不治，大便鞕，气噫而除，今脉反浮，其数改微，邪气独留，心中则饥。邪热不杀谷，潮热，发渴，数脉当迟缓，脉因前后度数如法，病者则饥，数脉不时，则生恶疮也。

果属在表之浮,舍发汗外无他法。纵经误治,现出里证,而邪气留连,他脉虽改,浮脉必存。不致差惑也。如寒伤营一证,能如上文当发其汗,则既汗之后,邪退正回,寸口之浮紧者,改为迟缓不必言,而趺阳亦复迟缓,是为胃气如经,若前证不发汗而误下之,则趺阳不惟无迟缓之内和,且并失浮紧之外击,脉浮而数,数为在府,几于伤胃而动脾矣。然其伤胃而动脾,实由误下以陷其营卫,故其数也,初诊先微,重按乃数。而浮反在数之上,自是在表之邪,现在只因邪气内陷,欲升不得升,故大便鞭,气噫而除。是之调脾气不治,中焦有所碍也。是之谓邪气独留,表阳不能出也。心中则饥,邪热不杀谷,潮热发渴,皆由是相沿,以脉反浮,为在表之浮,而数改微,非在府之数也。若欲得解,必是脉当迟缓,脉当迟缓,必是发其汗失之于前者,仍用之于后,只以"浮"字为主,不因紧与数而变其度数,是谓前后如法。所以然者,数为误下之数,非本原之数,故不作府治,而只救及误下之浮,为在表脉也。诸证皆去,病者则饥,乃胃气得回之饥。非邪热不杀谷之饥矣,惟脉于迟缓后,仍不时见数,此则陷入之邪,已着滞在经络间,必生恶疮。推之流注痛痹等,皆伤寒失表故。可见表证挟有阴邪,便宜先温后表,前条是其法也,若挟阳邪,自是先表后攻,此条是其法也,浮沉迟数,又须分看者以此。尚其遵此例而广及之乎。

其数何云改微?盖数脉原即紧脉,始之势盛则为紧,邪外击而主寒,下后势微则为数,阳向内而主热,故数之未去,仍是紧之未去。

眉批 前一条,"为数为在府迟为在藏"句,定个活例。此二条,为"浮为在表"句,定个活例。后一条,为"沉为在里"句定个活例。见"表里府藏"四字,总非据杲证,配着浮沉迟数者。

四四、师持脉,病人欠者,无病也。脉之呻者,病也。言迟者,风也。摇头言者,里痛也。行迟者,表强也。坐而伏者,短气也。坐而下一脚者,腰痛也。里实,护腹如怀卵物者,心痛也。

此更就望法而引伸之。欠者,先引气人而后呵之谓。阴阳和,故欠。呻者,吟而声苦叹之谓。有所苦,故呻。言迟者,语言涩塞之谓。风邪拘其舌络,故言迟,摇头言者,痛深则艰于出声,故必待头左右引而后能言。行迟者,步履不随之谓,风邪束其筋络,故行迟。行迟曰表强,则言迟为里强可知。坐而伏者,内实气短,恐其动则增促也。坐而下一脚者,坐久则痛郁,下一脚以求伸也。里实护腹如怀卵物者,心痛则伛,手捧其下,如有所怀而防坠也。

四五、师曰,伏气之病,以意候之,今月之内,欲有伏气,假令旧有伏气,当须脉之,若脉微弱者,当喉中痛,似伤,非喉痹也。病人云,实咽中痛,虽而,今复欲下利。

眉批 经曰:喉主天气,咽主地气。故厥阴有喉痹,少阴无喉痹,厥阴属上焦之火郁,少阴属下焦之寒冲。喉痛只是假热,下利乃属真寒。以真破假,要在脉上讨根据。当喉中痛似伤,已意及之矣。恐其人狐疑为痹痛,故以下利决其惑。其云虽尔者,亦意候之辞也,意候在脉,不在病上。

此于望问外更示人以意候之法,特出伏气一证例之。今月之内,欲有伏气,谓此月正当发伏气之月,假令旧有伏气,当须脉之,谓此时之病,辄防旧有伏气,诊脉便当留意于此。伏气一病,多得之于冬。万类至冬而潜藏,畏冷故也。人身之。气亦如之冬不藏精之人,精去阳虚,肾气无阳以安遂逆上而伏处胃中,胃暖而肾寒故也。得寒而伏者,必得暖而伸。所以此病发于春夏交者多,若从前肾阴受亏者,发则为温病。只少阴经气自缩者,发则为伏气。一为阳邪,一为阴邪,从藏府而分寒热,分清浊也。病本得之于寒,故脉微弱,病属少阴,故咽痛而复下利,肾司二便,而其脉夹咽故也。更有小便清白可验,然必以意候之何也? 以喉痹一证,挟时行之气,亦多发于春夏交。彼则随感随发,此从伏气而来。同证而表里寒热有不同,故意之而仍脉之。喉痹属实热,痛必喉伤,伏气属虚寒,痛而无伤故曰似。病涉疑似,辄不可不,敬慎如此,非今人医者意也之谓。

七五、寸口脉微而涩,微者卫气不行,涩者营气不足,营卫不能相将,三焦无所仰,身体痹不仁,营气不足,则烦疼口难言,卫气虚者,则恶寒数欠,三焦不归其部,上焦不归者,噫而酢吞,中焦不归者,不能消谷引食,下焦不归者,则遗溲。

眉批 三焦为真阳发生之祖,虽属相火而权从君授。营卫不能相将,则君火失令,阳气不下交,三焦谁仰? 火不安其位则离部,此部既空,周身上中下之部俱无所归而求其纳矣。此等证,人亦知补命门之火,要必从上焦营卫处采取真阳,使之下授,方有源头。

七六、趺阳脉沉而数,沉为实,数消谷,紧者病难治。

然此脉局,犹有翻换处。以微涩之脉,因气脉不流通,而成慄卑态,阳未尝亡也。如趺阳脉沉而数,沉在数上,沉必高而数必章可知。此为实热,实热在趺阳自能消谷,中焦得其腐熟,则上焦自不至酢吞,下焦自不至遗溲。是三焦不能荏之处,犹得藉此胃中之阳,代署其职,纵使寸口卫微营涩,只自成其身体痹不仁耳。尚无关于府藏也。实数虽是邪气,然正气久虚之人,有时得赖邪气秉纲为之锢其钥。此时不宜去邪,只宜养正。养正以和邪,邪久反肯让舍,此秘法也。使不数而紧,火势损而灭矣。周身承冰冷之局,谁复为之纲? 而炎以阳燧,难治必矣。可见人身三焦重于营卫,而胃阳尤重于三焦,以肾水得胃阳镇伏,三焦之气始得上升,而循中焦,入上焦,以发生营卫也。谷神为宝,三复斯言。

眉批 命门无火之人,最忌寒中。脉沉数者,有胃气也。浮数者,无胃气。脉浮紧者,有胃气也。沉紧者,无胃气。

营卫三焦,本同一气,营卫固本三焦。三焦亦资营卫,盛衰共之。今营卫之脉微涩,则慄卑之状,各自羞避之不遑,岂能相扶而行? 营卫不能相将而行,则三焦无所仰赖,亦不能游行于上下间矣。凡三焦不到之处,营卫亦不能达,虽有气血,只成死气血,所以身体痹不仁也。烦痛口难言者,痹气着营而心受之也。恶寒数欠者,痹气着卫而肺受之也。三焦不归其部者,无营卫为之置邮,凡所当到之处,不能到也。所以当受纳者不受纳,当腐熟者不腐熟,当约制者不约制,三焦有令不能行,而酢吞诸证递见矣。此时方恨无一高章之脉势为之纲,尚何邪气之可逐哉?

八七、太阳病,关节疼痛而烦,脉沉而细者,此名湿痹。湿痹之候,其人小便不利,大便反快,但当利其小便。

以太阳宜应别论之湿病言之,关节疼痛而烦,所谓与伤寒相似者此也。脉则同痉证之沉而细。所谓伤寒致太阳,宜应别论者此也。盖湿属阴邪,其性凝滞而沉着,所以见出此证此脉,经络虽属太阳,却与风寒表入之邪各别,只可名之曰湿痹耳。痹之为言着也,湿流关节,着而不行也,至于沉细之脉,加以大便反快,不无微似三阴,却有小便不利一证以辩之。所以利其小便,遂为湿痹之专治。盖周身阳气,总被阴湿所遏,一利其小便,使湿邪有所去,而阳气自得疏通,固与风寒表治迥别也。

百四三 脉浮,宜以汗解,用火灸之,邪无从出,因火而盛,病从腰以下,必重而痹,名火逆也。

眉批 痹证属阴湿者居多,此亦阴气盛于下体,由火灸而邪汗无从出之故,因以"火逆"

二字推原之。

前二条虽有血实血虚之异,然挟热则均,故为不可灸也。不知无热之邪,尤不可灸。脉浮在表,不必挟热也,汗解为宜矣。用火灸之,不能得汗,则邪无出路,因火而盛,虽不必焦骨伤筋,而火阻其邪,阴气渐竭下焦,乃营血所治,营气竭而莫运,必重着而为痹,名曰火逆。则欲治其痹者,宜先治其火矣。

百六五并六　太阳病,下之,其脉促,不结胸者,此为欲解也。脉浮者,必结胸也,脉紧者,必咽痛。脉弦者,必两胁拘急。脉细数者,头痛未止。脉沉紧者,必欲呕。脉沉滑者,协热利。脉浮滑者,必下血。

从前诸证,皆所云不可下而下之为逆者也。故不特其证变动不常,而其脉亦变动不常。则自此而推之,变证不可胜数,脉气亦复改恒,救误之间,虽无成宪可循,而心领意会,总不出太阳病者近是。如病在太阳,总无可下之理。不当下而下,其变乱岂一二证已哉？若见脉促,此为阳邪上盛,反不结聚于胸,则阳邪未陷可知。阳邪未陷,则阳能胜阴,而邪气可勃勃从表出,此误下之偶中者也。其余皆不可恃矣。脉浮者,邪气弥满于上部,故必结胸。结胸虽具下证,而脉浮,不能竟下,只从太阳例,下去上焦之结邪为合法。脉紧者,寒邪以误下而内入,比结胸更在上部,故必咽痛。咽痛得之误下,亦属阳邪内陷,与热自内壅而作喉痹者,不同其治可知。脉弦者,寒邪收敛,故必两胁拘急,此虽少阳之证,然得之太阳误下,未可竟作少阳证治也。脉细数者,误下而伤其气分,既头痛未止,不可因细数而疑其非太阳也。以上虽有紧弦细数之不同,然浮脉终在,尚可从表脉认表证,至有下后不但证变近里,而先脉变近里,尤须审之。脉沉紧者,邪似入里而为寒矣。然下后之沉紧,寒欲入而不肯入,故必欲呕。脉沉滑者,邪似入里而为热矣。然下后之沉滑,热在里而仍挟表,故协热利。其治法不得从里而遗表,概可知矣。至若脉浮滑者,俱见阳脉。不应下血而见里证,然在下后,则阳邪止在阳分,而扰动其血,故必下血。较之里阴下血而见沉脉者自异。数项唯头痛系太阳经本证,协热利,尚见太阳经表热证,其余脉证俱已混淆,故各着一"必"字,见势所必然,讨其源头,总在太阳病下之而来,则虽有已成坏病,未成坏病者,俱宜以法治之,不得据脉治脉,据证治证也。

经云:不宜下而便下之,诸变不可胜数。盖表邪陷入于里,里气不和,则虚实相因,而寒热不一矣。

眉批　脉促何以欲解？阴气暴去,阳气骤张,邪根阳气之张而外薄也。若脉浮,则阳知无力,邪自陷入而为小结胸。脉紧者,陷入之阳,逆而上去,故咽痛。脉弦者,陷入之阳,束于半表,故两胁拘急。脉细数而头痛未止者,诸阳受伤,而为之首者,不易伤也。脉沉紧而欲呕者,紧反入里,而客气上逆者,拒及痰也,沉滑协热利者,阳邪陷入,侵及大肠之湿分也。浮滑下血者。阳邪陷入,侵及小肠之血分也。

邪留于筋骨之间,寒多则筋挛骨痛,固见虚而有风,鼓不能尽,虚两邪结滞,当舒豁者不能舒豁,当流利者不能流利,浮虚而涩所由来也。治用桂枝汤散风湿之在经,而加附子疾驰经络分竭而迅扫之也。若大便鞕小便自利者,湿虽盛而津液自虚,前方去桂枝加白术汤主之。前方和卫以温经,使风散而湿无所持;后方益土以燥湿,使湿去而风无所恋。各有标本,故主治不同也

二百三一　风湿相搏,骨节烦疼,掣痛,不得屈伸,近之则痛剧,汗出,短气,小便不利,恶风,不欲去衣,或身微肿者,甘草附子汤主之。

以上二条，虽云风湿相抟，其实各夹有一"寒"字在内。即三气合而为痹之证也。邪留于筋骨之间，寒多则筋挛骨痛。

前条之主治，视风湿所胜者，以分标本。若风湿相抟，属在两停者，又不可不定所增减也。即如前证而见骨节烦疼，掣痛不得屈伸，近之则痛剧者，此风湿之邪注经络，流关节，两邪乱经使然也。汗出短气恶风不欲去衣者，风伤卫也。小便不利，身微肿者，湿着内也。两邪各无所胜，亦各无所负，祛风胜湿，平治可也，甘草附子汤主之。即前去桂枝加白术汤，白术仍加，桂枝不去，单去芍药之酸收，使邪无闭敛，而中外分消矣。然而三方俱加附子者，以风伤卫而表阳已虚，加寒湿而里阴更胜，凡所见证，皆阳气不充，故经络关节，得着湿，而卫阳愈虚耳。

《伤寒论条辨续注》

辨吐下后复发汗，身振惕成痿废二条

五十、伤寒，若吐若下后，心下逆满，气上冲胸，起则头眩，脉沉紧，发汗则动经，身为振振摇者，茯苓桂枝白术甘草汤主之。

心中逆满，气上冲胸，邪抟饮而为逆也，所以起则头眩。盖人之经脉，赖津液以滋养，吐下津液两伤，脉见沉紧，又复发汗，津液再伤，坐见经脉失养而身振摇，贻害深矣。用苓、术、桂、甘，所以涤饮与散邪并施，始克有济。

茯苓桂枝白术甘草汤方

茯苓四两　桂枝三两，去皮　白术二两　甘草一两，炙

上四味，以水六升，煮取三升，去滓。分温三升服。

五十一、伤寒吐下后，发汗，虚烦，脉甚微，八九日，心下痞鞕，胁下痛，气上冲咽喉，眩冒，经脉动惕者，久而成痿。

此申上条而言失治之增重者。上条脉沉紧，以未发汗言，此条言虚烦、脉甚微，谓已发汗言。则津液已内亡，如上条脉沉紧，不可得矣。心下痞鞕、胁痛，较上条心下逆满尤甚矣。气上冲咽喉，较上条之冲胸更高矣。经脉动惕，久则成痿矣。按：汗、下、吐三法失宜，阴阳并竭，变证蜂起。此条晓人急治，不可疏玩以贻祸也。心下痞鞕，太阳之邪挟饮上逆也。胁下痛，少阳之邪挟饮上逆也。逆而不已，上冲咽喉。再逆不已，上冲头目，眩冒有加，则头愈重而身益振摇矣。津液不布，上盛下虚，足必先痿废，此苓桂术甘汤所由立也。

按：新安三《条辨》，以方有执最早，以程应旄最详，所以此二家，吴谦之著作中引述最多，足见其重要的学术价值，其对痹证所持论述，亦多有发人深省之处。

十三、新安医学中的痹研究六——杏轩医案

提示： 李大师于新安医家情有独钟，研究良多，早些年曾花了很多时间为新安名医程文囿作医案研究，颇有心得，以下医案及按语均出自当年李大师的研究结晶《杏轩医案并按》。

洪临川兄幼女偏废

临兄女三岁，右肢痿软，不能举动，医作风治。予曰："此偏废证也。病由先天不足，肝肾内亏，药当温补，若作风治，误矣。"临兄曰："偏废乃老人病，孩提安得患此？"予曰："肝主筋，肾主骨，肝充则筋健，肾充则骨强。老人肾气已衰，小儿肾气未足，其理一也。"与右归饮，加参、芪、鹿角胶，数十服乃愈。

按语 "痿"者，肢体筋脉弛缓，软弱无力，手不能握物，足不能任身，渐至肌肉萎缩，运动无权也。此症之作，有因肺热伤津，湿热淫胃；有因气血不足，肝肾亏虚。前者偏于实；后者偏于虚，也有虚实挟杂者，非辨证明确，治难为功。《内经》云："治痿独取阳明"，固应尊重，但筋骨失养，四肢不用，能不责之于肝肾乎！

患儿"右肢痿软，不能举动"，偏废甚明。"医作风治"，实属不解病情。程氏深明其道，认为：老人患此，由于"肾气已衰"；小儿患此，由于"肾气未足"。肝肾同源，筋骨受累，其理相同，能有老人痿而小儿不痿耶。

既属"先天不足，肝肾内亏"，法当温补。故投右归饮以补益肾阳，加参芪益气养血，鹿角胶健骨强筋，宜其数十服而愈。

或谓：诚如此，《内经》所言"治痿独取阳明"又将如何解释？要知"独取"者，乃"重在"之义也，在于强调胃之作用，并非排除其他治痿之法。如五痿均与肺有关，（张景岳曾云："五脏之痿，皆因肺气热，则五脏之阴不足，此痿躄之生于肺也"）须清肺热。此例乃为先天不足，下元亏虚，补益肝肾，甚为合辙。总之用药如用兵，"用兵之妙，存乎一心"，决不能单从"痿"病之名而确立治法。

自病臂痛

嘉庆癸亥岁，予因夏热，夜卧石地受凉。秋后臂痛莫能屈伸。初服温经散邪之剂不效。外贴膏药又不效。思筋骨间病，药力难到。古有暖洗一法，日洗药水，其痛如故。偶阅《韩氏医通》云：有痿痹疾者，偎卧患处于壮阴之怀，久之生气和浃，病气潜消。试仿其法，将痛臂夜令室人以热体偎之，数日而愈。按《归田录》云："人气能粉犀。"则疗痹固其宜矣。

按语 夏夜寒侵筋骨，秋来臂痛患生，此邪潜于里，得金寒之气而发也。虽内治外敷，"其痛如故"，何也？或因服药不多而中止，或因暖洗时短而骤停，否则，治寒以热，宁有不效。程氏后遵韩之法，将患肢偎卧于其妇之怀，数日而愈。其实亦系借他人之温，而熨贴痛臂寒，且续治于前法之后，故效速。岂真"人气能粉犀"之果耶。即以韩法而论，亦须"久之"

始能生效,非区区数日,即可为功。质之方家,以为然否?

(以上出自《杏轩医案》以下出自《杏轩医案》续录。)

张汝功兄乃郎嗽久伤阴,奇治验

汝兄乃郎,年方龆龀,秋间咳嗽,入冬不止。初起呛嗽痰涩,气急面红,渐次潮热脉数,食减肌瘦。药如泻白散,止嗽散,清燥救肺汤,遍尝无验。汝兄虑成童怯,嘱予筹治。令且停药,每日用甜雪梨一枚,去皮粗,雄猪肉四两同切块,清水煮汤啜之,其肉与粳米稀粥同食。儿病日久,戒食荤油,复为药苦,得此可口,食而甘之,数日而效,浃旬而痊。汝兄称谢,并问其故。予曰:“斯证即喻西昌所谓秋伤于燥,冬生咳嗽之候也。夫燥者濡之,其所以服诸清润之剂而不应者,缘童质向亏,嗽久阴伤,凡药皆草木根荄,只可濡其时邪之燥,未能滋其津液之干耳。经云:阴之所生,本在五味,五谷为养,五果为助,五畜为益,故用猪肉、雪梨、粳米诸多濡液滋干之品,气味合而服之,以补精益气,岂寻常方剂可同语耶。”汝兄慨然曰:“人知药能疗病,不知药反增病;人知食肉病复,不知食肉病愈。今而后益信医理渊深,不易知也。”

按语　《素问·生气通天论》云:“秋伤于燥,上逆而咳,发为痿厥。”燥病之要,一言而终。本案患儿病起于秋而伤于燥,清肃之令不行,故“呛嗽痰涩,气急面红”;金受火刑,治节之权受制,故“潮热脉数,食减肌瘦”。虽以“泻白”清之,“止嗽”温之,“清燥救肺”润之,但均不应何也?喻嘉言云:“燥淫所胜,其主治必以苦温者,用火之气味而制其胜也”所以清之罔效。又言:“金位之下,火气承之,则苦温之属宜减,恐其以火济火也。”所以温而不减,亦必无功。又言:“若但以润治燥,不求病情,不适病所,犹未免涉于粗疏耳。”所以润之不当,也难奏效。然则,如之何而后可?程氏认为此例“童质向亏,嗽久阴伤”,津液内耗,精血枯涸,只有加强营养,补益精气,才能取得较好疗效。于是遵照《素问·藏气法时论》之旨,投以谷果猪肉等品,食养而痊。由此观之,治病必须重视人体体质,反对唯药观点,始能得心应手。

吴秀森翁干脚气

秀翁年将五十,体虚多劳,初病足痹,医治数月不效。诊脉虚濡无力。视其腓肉枯瘪,膝盖肿大。谓曰:“此干脚气也,又名鹤膝风。病由肝肾下亏,邪乘虚伏。医者不知,温补托邪,泛从标治,转致血气耗伤,无性命之虞,有终身之患。”治仿大营煎加附子、党参、河车、鹿角胶,初服十剂,其痛已减,再服十剂,足能履地。续服丸药,枯回槁泽,行动如常。

按语　《景岳全书》云:“方书以肿为湿脚气,不肿者为干脚气,湿者宜除湿,干者宜行气”。此例患者程氏诊为“干脚气”者,殆“视其腓肉枯瘪”而不肿耶。

《医宗金鉴》云:“鹤膝风肿生于膝,上下枯细三阴虚,风寒湿邪乘虚入,痛寒挛风筋缓湿”。程谓:“又名鹤膝风者”,盖因其“膝盖肿大”也。

就病因论:干脚气系因素体阴虚内热,湿热风毒之邪从热化,伤营血,筋脉失养,(类似维生素 B1 缺乏症)治宜宣壅化湿、和营清热。而鹤膝风则因足三阴经亏损,风湿乘袭,治宜活血养筋,兼理风湿。二者共同之处,皆为湿邪客于筋脉;不同之点,一偏于热,一兼于风。

由此观之,“干脚气”与“鹤膝风”并非一病两名,其病因症状亦有相同与不同之说,究有何据,姑且存疑。但其治仿大营煎加温通峻补之参附,和血肉有情之品:紫河车、鹿角胶以补肾益精有效。足证其"病由肝肾下亏,邪乘虚伏"之论不谬。此所谓治病必求于本,非拘泥于病名也。

许妪伤寒疑难证治

许妪冬月病伤寒,寒热头痛。医投疏表和解不应,渐致昏谵口渴,更进芩连清之亦不应,便秘经旬,用大黄亦不下。予初望其面赤烦躁,意属阳证。及切脉细涩又疑阳证阴脉,思维未决。因问其汗,自病起至今未出,扪之肤熇而枯。予曰:"是矣。"且不立方,姑先与药剂,有验再商。幸彼农家,不谙药性,与药即服。次日往视,面红稍退,烦躁略平,肤腠微润,予曰:"生矣。"疏方付之,乃大青龙汤也。又服一剂,更见起色,转为调理而安。渠族人佩之兄与予善,亦知医理。问曰:"君治此病,殆有神助,不然如斯重候,何药之奇效之速也。"予曰:"仲圣云,太阳病不罢,面色缘缘正赤者,此阳气怫郁在表,其人躁烦,不知痛处,但坐以汗出不彻,更发汗则愈。何以知之?脉涩故也。"子能参悟此篇,自知此病之治法矣。

按语 寒伤于表,疏解即和,何渐致昏谵口渴,芩连不应,便秘经旬,大黄无功。其为药不中病可知。须知"面赤烦躁"乃热闭于经也,"切脉细涩",乃营卫两病也。前医辨证不明,只知其里热而用苦寒直折,不知其未汗,腠理难开,舍麻桂而不用,欲病起于何时?良可慨也。

程氏察其证似阳,按其脉为阴。景岳云:"阴病见阳脉者生,阳病见阴脉者死"。果为阳证阴脉则危矣。但闻其自病至今未汗乃幡然而悟:此阳气拂郁在表,故"面赤",阴邪化热于里,故"烦躁"。倘能发汗以泄丧,清热以安里,病未有不愈者。因投大青龙汤而获效。

大青龙汤是在麻黄汤基础上加石膏、姜枣以成。麻黄汤已具发汗解表之功,现加重麻黄剂量,(本方麻黄、甘草较麻黄汤为重)其发汗解表作用更强。增加石膏取其清内热而除烦躁也。再加姜枣,倍甘草,以和中气,调营卫,兼助发汗。诚如程应旄在《方论选录》中云:"此汤,寒得麻黄之辛热而外出,热得石膏之甘寒而内解,龙升雨降,郁热烦除矣"。但此方所治烦躁,乃为不汗出之烦躁。若脉微弱,汗出恶风者,虽有烦躁之证,亦不能用。

程氏见脉涩而问汗,深得仲景之旨,因涩为阴脉、为少气、为忧烦、为痹痛、为拘挛、为麻木、为无汗⋯⋯此阐明于《景岳全书》脉神章中,可细玩之。

王氏妇痹证

王妇周体痹痛,医作风治,卧簟月余,肢挛头晕。予见之曰:"此痹证也。驱壳外疾,虽无害命之理,但病久寝食不安,神形困顿,速救根本,犹可支撑,若见病医病,则殆矣。"方定十全大补汤,加枸杞、杜仲、鹿角胶,两服未应,众疑之。予曰:"缓则疗病,急则顾命。今病势败坏如斯,舍是不救。且补虚与攻实不同,非数十剂莫效。"又服十日,周身发肿,众称病变,予曰:"忽忧。凡风寒客于人,壮者气行则已,怯者著而为病。本由营气不足,邪陷于里,今服补剂,托邪外出,乃佳兆也。"仍命照方多服,痛止肿消而愈。识此,为治痹恣用风燥药者戒。

按语 痹者,闭而不通之谓也。其所以不通者,正气为邪所阻,脏腑经络,不能畅达之故。此皆由于气血亏损,腠理松疏,风寒湿三气,得以乘虚外袭,留滞于内,致湿痰浊血,流注凝涩而得之。治痹之法,世人多用风燥之药,即使取效一时,亦必重伤阴气。张景岳云:"只宜峻补真阴,宣通脉络,使气血得以流行",确具有临床指导意义。

　　患者"周体痹痛,医作风治",未见好转,反致"肢挛头晕",乃过服风药之弊。程氏遵景岳之旨,以十全大补汤为基础,加用养肝滋肾之品以补其虚,实为治本之治也。虽两服不应,十服身肿,众疑有变,而程则认为佳兆。盖因深知基人虚,其病甚,非养正不足以祛邪。今邪外出为肿,岂非佳兆耶。后果"痛止肿消而愈"。

　　以十全大补汤加味而治痹证,或有谓妄者,其实"治风先治血,血行风自灭"。该方以四物汤治血,以四君子汤治气,更加黄芪、肉桂以温里托表,何谓不宜,且对"久病必虚"之人更为得体。明乎此,始知治痹之道也。

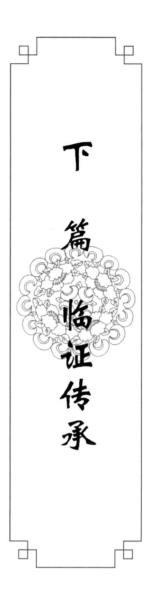

下篇 临证传承

一、大师痹证证治医案解析

案一

宗某某,男,74 岁,2011 年 6 月 23 日初诊。

主诉 四肢关节麻木、疼痛 7 月余。

病史 患者 7 个月前出现四肢关节麻木、疼痛,持物乏力,下肢远端水肿,晨轻暮重。

刻下症见 双手近指关节、掌指关节肿大,以右手为甚,右手伸展欠佳,夜尿 2~3 次,饮食、睡眠基本正常。舌淡红苔薄白,脉弦滑。

诊断 痹病(痛痹)。

治法 散寒除湿,通经止痛。

处方、剂量 羌独活各 10 克,秦艽 15 克,鸡活血藤各 20 克,雷公藤(先煎)10 克,川黄柏 10 克,川萆薢 12 克,青风藤 10 克,苦参 12 克,蒲公英 25 克,忍冬藤 30 克,生炒薏苡仁各 25 克,制川草乌各(先煎)12 克,淡全虫 8 克。15 帖。

二诊 2011 年 7 月 7 日。

上药服后诸症缓解,唯右肘、肩关节仍觉疼痛。舌淡红苔薄白稍腻,脉弦滑。

处方、剂量 中药守原方加片姜黄 20 克,制元胡 30 克,川桂枝 10 克。15 帖。

三诊 2011 年 7 月 21 日。

药后左手肘部伸直时有轻度疼痛,双手紧握时略感疼痛,双足轻度浮肿伴麻木。舌淡红苔偏黄,脉弦滑。

处方、剂量 中药守原方加制乳没各 12 克,片姜黄 20 克,川桂枝 12 克。15 帖。

四诊 2011 年 8 月 11 日。

药后四肢关节麻木疼痛明显缓解,现仍有右肘部轻度麻木、疼痛,无双下肢浮肿,纳可,二便调,夜寐安。舌淡红苔薄白,脉弦。

处方、剂量 原方去生炒薏苡仁、忍冬藤,加炮山甲(先煎)6 克,川桂枝 12 克,片姜黄 12 克。15 帖。

大师点评 本例痹病患者发病时间较短,以感受寒邪为主,兼有水湿之邪阻滞,影响下肢水液运行而水肿,故治疗以温经散寒,除湿止痛为主。遣方用药时,作用相近的药物协同使用,可提高临床疗效。如在治疗痹病中附子、川乌、草乌是不可缺的,但此三味药峻猛,且有毒性,犹如奇才怪杰,一般人不敢轻易动用,这是很遗憾的事情。附子辛温大热有毒,走而不守,性烈力雄,有补火回阳、通经散结之功,善治一切沉寒痼冷之证,为祛散阴寒的首选药物,且有"坚肌壮骨"、"好颜色"的美誉。如在本例中,使用川草乌的作用基本相同,均具有明显镇痛和局麻作用。临床上以疼痛为主的痹病,不论其属寒、属热均可在基本方上加用制元胡、制乳没以止疼。

学生心得 李老认为痹病诊治大法可从病因入手,首先需明其纲要,再究条目。习惯先分寒热(因痹有寒,热两大类),而后再据此分为寒痹偏风型、偏湿型及单纯寒型,热痹偏风型、偏湿型及单纯热型等。本案患者年已74岁,发病时间短,感受寒邪,与湿互结,此证为寒痹偏湿型,自拟"温经羌独汤"加减,具有散寒止痛,通经活络之功,获效较佳。方中羌、独活为祛风湿、止痹痛的首选药物。虽有"羌活治上,独活治下"之说,但二药同时应用相得益彰,则疗效更著,故为此方主药。川乌、草乌有祛寒逐湿、温经止痛之功,且具有明显镇痛和局麻作用。李老体会,凡是以疼痛为主的痹病,只要辨证属于寒痹者,均可在基本方的基础上加用乌头,因此药止痛作用强大而迅速。李老还重视应用苦参一药,常与黄柏、草薢、青风藤、雷公藤、忍冬藤等配伍,功擅祛风除湿、舒筋活血、通络止痛。鸡活血藤养血活血、祛瘀舒筋止痛,鸡血藤养血之功优于活血藤,而活血藤更擅于活血,李老喜二味并用,以冀补血而不滋腻,活血而不伤气。淡全虫祛风止痉、攻毒散结,其攻专力雄。薏苡仁生用则利湿舒筋,炒用则健脾利水。李老常生、炒薏米同用,一般用量为各15克,据病情可用至各25~50克,久服无副作用。秦艽祛风湿、舒经络而利关节,土茯苓泄浊解毒,蒲公英利湿解毒。李老还十分重视引经药的应用,此对痹病获效起着很大作用。在二、三、四诊中因患者上肢疼痛,而加用片姜黄、桂枝,起到药半功倍的画龙点睛作用。

案二

鲍某某,女,55岁,2010年11月25日初诊。

主诉 周身关节疼痛4年,加重半月。

病史及刻下症见 患者4年前因劳累后出现下肢及足底疼痛,未予重视,自2010年年初开始出现双手晨僵明显,指间关节疼痛、肿胀变形,间断服药(具体用药不详),疗效不佳,半月前出现双手腕、手指及双膝关节对称性疼痛、肿胀、活动受限,局部有热感,时伴头晕、乏力,自汗,口干欲饮,纳谷欠馨,二便尚调,夜寐安。2010年11月25日在我院检查结果示:血沉:125mm/h,类风湿因子:207.04U/ml,C-反应蛋白:47.60mg/L。舌质红苔薄黄,脉弦数。

诊断 痹病(湿热痹阻证)。

治法 清热利湿,通络止痛。

处方、剂量 方以益气清络饮加味。

生黄芪30克,川草薢15克,川黄柏9克,苦参9克,青风藤10克,蒲公英30克,当归15克,鸡血藤15克,活血藤15克,雷公藤(先煎)10克,细生地25克,土茯苓25克,淡全虫6克。15帖。

二诊 2010年12月15日。

病史同前,服药后各关节肿胀减轻,局部热感好转,仍有晨僵,关节疼痛,活动受限,口干欲饮,食欲渐增。舌质红苔薄黄,脉弦数。

处方、剂量 2010年11月25日方加制元胡20克,川蜈蚣1条,15帖。

三诊 2011年1月16日。

药后关节肿痛明显好转,尚存轻度晨僵,二便自调。舌质红苔薄黄,脉弦。

后复查:血沉:38mm/h,类风湿因子:131U/ml,C-反应蛋白:28.08mg/L,病情逐渐缓解,正气渐复,痹闭已获宣通。

处方、剂量 2010年12月15日方去淡全虫,加威灵仙15克。继续服药,半年后随访病情稳定。

大师点评　痹病可生于内,亦可发于外。邪气的侵入只是疾病发生发展的外部条件,正气虚弱才是本病发生演化的根本原因。本案痹病,证属正气不足,湿热痹阻。治疗痹病,天人合一、整体施治方为上策。

学生心得　痹病,也称风湿病,是人体正气不足或脏腑功能失调,风、寒、湿、热等邪为患,痰浊瘀血留滞,引起经脉气血不通不荣,出现以肢体关节疼痛、重着、麻木、肿胀、屈伸不利等,甚则关节变形、肢体痿废或累及脏腑为特征的一类疾病的总称。本病因始见于《内经》,在《素问·痹论》篇中提出:"风寒湿三气杂至,合而为痹也。"特别强调了外邪致病的重要性。李老根据多年的临床观察认为,痹病除以上致病因素外,其发病机理与脾虚外湿易侵,血虚外风易感,阳虚外寒易入,阴虚外热易犯,正虚外邪易干有关。也即邪气的侵入只是疾病发生发展的外部条件,正气虚弱才是本病发生演化的根本原因。《素问·刺法论》说:"正气存内,邪不可干。"所谓"正气"是指人体的抗病、防御、调节、适应、修复能力,相当于西医的免疫系统,这些能力以人的精、气、血、津液等物质及脏腑经络组织的功能活动为基础。如《素问·上古天真论》说:"精神内守,病安从来。"李老认为,若机体正气不足,包括先天禀赋不足、后天失养、久病体虚、劳逸过度、年老体弱、饮食失调、房劳过度等,导致人体精、气、血、津液等物质不足及脏腑经络组织功能失调,则机体气血亏虚,营卫不和,脏腑虚衰,阴阳失调,风、寒、湿、热等邪乘虚为患,致经脉气血不通,而发为痹病。既病之后,又无力驱邪外出,以致外邪流连不去,病程缠绵,日久不愈,则正虚痰瘀,相互为患,交缠难解。《灵枢·百病始生》曰:"风雨寒热不得虚,邪不能独伤人。卒然逢疾风暴雨而不病者,盖无虚,故邪不能独伤人。此必因虚邪之风,与其身形,两虚相得,乃客其形。"正气不足是疾病发生的内在因素,邪气是疾病发生的外在原因。外因通过内因起作用,若正气不足则外邪易干。从本案患者的发病过程、临床表现、治疗经过、舌象及脉象等综合判断,系因禀赋不足,劳逸失度,正气不足而致湿热之邪内侵,阻于经脉,阻遏气机,流注骨节。故以清热利湿通络,益气活血止痛法。方中予"清络饮"清热除湿,通络开痹,并重用黄芪甘温以补无形之气、有形之血,气为血之帅,气足则引血滋润骨节;土茯苓入络,不仅利湿而且通络,并且善搜剔湿热之蕴毒;雷公藤祛风除湿、消肿止痛、通经活络,对疼痛以关节周围组织,尤其是肌肉疼痛,疗效较好;川蜈蚣性善走窜,通达内外功能,息风止痉,攻毒散结,通络止痛,常用于风湿顽痹。加当归、鸡血藤、活血藤以加强养血活血祛风通络之功。全方共奏清热利湿通络、益气活血止痛之效,正合该案病机,疗效满意。

案三

童某某,女,55岁,2010年6月22日初诊。

主诉　反复发作性全身多关节疼痛8年,加重1月。

病史及刻下症见　患者2002年9月无明显诱因下出现右手拇指关节疼痛,未予重视,渐出现双手晨僵,双手手指关节、腕关节、肘关节、双膝关节疼痛,于2004年1月在本院风湿免疫科确诊为类风湿性关节炎,曾多处医治,疗效欠佳。近一月患者双手晨僵明显,周身关节疼痛加重,时有刺痛,夜间尤甚,双手关节变形,左手中指关节、腕关节肿胀,双上肢上举、背屈受限,时有胸闷、心烦,头昏,口干不欲饮,纳差,便秘,夜寐尚可。舌质暗红,有散在瘀点,苔白腻,脉细涩。

2010年6月22日在本院检查：血沉：55mm/h，类风湿因子：207.5U/ml，C-反应蛋白：33.5mg/L。

诊断 痹病(痰瘀痹阻证)。

治法 益肾清络，化瘀止痛。

处方、剂量 方以益肾清络活血方加减。炙黄芪30克，炒当归15克，活血藤15克，鸡血藤15克，青风藤9克，半夏9克，雷公藤(先煎)10克，苦参9克，萆薢12克，黄柏9克，蒲公英25克，火麻仁30克(打)，川蜈蚣1条，乌梢蛇10克。30帖。

二诊 2010年7月27日。

病史同前，各关节疼痛减轻，左手中指关节、腕关节仍有轻度肿胀，晨僵好转，无明显胸闷、头昏，纳可，二便自调，夜寐安。舌质红，有散在瘀点，苔薄白，脉细涩。

处方、剂量 守2010年6月22日方去火麻仁30克，加生地20克、八楞麻15克、豨莶草20克。

三诊 2010年9月3日。

服药后自觉关节疼痛明显减轻，无关节肿胀，轻度晨僵，双上肢上举、背伸受限较前好转，纳可，二便调。舌质红苔黄，脉细。

复查：血沉：25mm/h，类风湿因子：165.7U/ml，C-反应蛋白：13.0mg/L。

处方、剂量 守2010年6月22日方去半夏、火麻仁，加八楞麻15克、豨莶草20克。

大师点评 痹病不离湿、虚、瘀和痰四个方面。本痹病患者病史较长，寒湿、贼风、痰浊、瘀血，互为交结，凝聚不散，经络痹阻，气血不通，久而成瘀，故治疗宜从虚、从瘀、从痰辨治。

学生心得 痹病缠绵难愈，渐可累及脏腑，兼夹痰、瘀为患。致痹的各种病因，无论是风、寒、湿、热等邪毒侵犯，或是正气虚弱，均可导致血瘀痰凝；瘀、痰又是痹病加重、缠绵甚至恶化的重要因素之一。《临证指南医案》指出："痹者，闭而不通之谓也。正气为邪所阻，脏腑经络不能畅达，皆由气血亏损，腠理疏豁，风寒湿三气得以乘虚外袭，留滞于内以致湿痰、浊血流注凝涩而得之。"因此，着眼于痹病所引起的机体气血失调等内部病变，从虚、从瘀、从痰辨治非常重要。由于痹病的病因多样，病机复杂，在其发生发展过程中，因为虚、邪、痰、瘀互致，"不通"与"不荣"并见，出现络脉瘀滞，痹阻不通。本案患者病程较长，寒湿、贼风、痰浊、瘀血，互为交结，凝聚不散，经络痹阻，气血不通，久而成瘀，反复发作。病久正气不足是导致本病发生的根本原因，痰浊、瘀血是其基本病理特征。治以益肾清络活血，祛痰化瘀止痛。李老熔经方、时方、新安医于一炉，精心化裁，把苦参与黄柏、青风藤、萆薢组成清络饮，功擅清热除湿，通络开痹，在清络饮基础上加蒲公英清热解毒、祛风除湿止痛；土茯苓泄浊解毒；忍冬藤功擅祛风除湿、舒筋活血、通络止痛；乌梢蛇、蜈蚣祛风止痉、攻毒散结，其功专力雄，为治久痹、顽痹之要药，又乌梢蛇用其走窜之性，引诸药至病所，自脏腑而达皮毛；大抽芪补气养血；八楞麻、豨莶草祛风除湿、通经络、利关节。均以益肾清络活血，祛痰化瘀止痛为目的，用药精当，病患自除。

案四

戴某某，女，58岁。2011年12月1日初诊。

主诉 口干、眼干、多关节疼痛反复发作10余年，加重3年。

病史及刻下症见 患者诉10年前开始出现口干、眼干、关节疼痛，未予重视，近3年症状加重,伴有明显皮肤干燥瘙痒及多处皮疹,步履困难。曾分别在安徽省中医院及省立医院就诊,诊断为:"干燥综合征"。相关化验检查:抗核抗体全套滴度:抗核抗体滴度(+++++)(1:32000),抗 SSA 阳性,抗 SSB 阳性,血沉:49mm/h,WBC:4.76×10^3/L,RBC:3.61×10^{12}/L,HB:110g/L,PLT:3.238×10^{12}/L ,C-反应蛋白:3.78mg/L ,ASO:79.1U/ml,RF:11.4U/ml。经中西药治疗后步履好转,医嘱停泼尼松,后自行减激素量并停药,以致诸恙萌且症状加重。刻诊双手关节疼痛明显,入水加重,双手皮肤干燥并见多处裂口,纳可,夜寐欠安,二便尚调。舌淡红有多处裂纹,苔白,脉细。

诊断　燥痹(阴津损耗,筋脉失养)。

治法　养阴生津,活血通络。

处方、剂量　细生地 25 克,粉丹皮 15 克,南北沙参各 15 克,石斛 15 克,秦艽 15 克,鸡活血藤各 25 克,肥知母 10 克,赤白芍各 15 克,雷公藤(先煎)10 克,川怀牛膝各 15 克,乌元参 15 克,绞股蓝 15 克,山石榴根 20 克。15 帖。

二诊　2011 年 12 月 22 日。

病史同前,诉服药期间关节疼痛较前缓解,但眼部干涩仍较明显,口干,耳背后及全身多处红色皮疹,饮食正常,夜寐一般,大小便正常。

舌淡苔白腻,多处裂纹,脉细弱。

处方、剂量　中药守 2011 年 12 月 1 日方细生地改 30 克,去绞股蓝、牛膝,加陈皮 15 克,天麦门冬各 15 克,乌梅 15 克。15 帖。

三诊　2012 年 1 月 20 日。

病史同前,上药服后,眼干略有好转,睡眠易醒,每晚寐约 5~6 小时,大便干燥难解,1~2 天一行,左踝关节及其足跟部发凉感,双手近掌指关节遇冷水即痛,手足不温,但心中烦热,急躁易怒,口渴饮多,夜尿 2~3 次。舌红而干有裂纹苔薄白,脉细弱。

处方、剂量　中药以 2011 年 12 月 1 日方加减。去绞股蓝、川怀牛膝、山石榴根;加龙胆草 8 克,黄芩 9 克,肥玉竹 10 克,天麦门冬各 15 克,当归 15 克。20 帖。

大师点评　《素问·阴阳应象大论》指出"燥胜则干",干燥综合征病因多为燥邪,以内燥为主,干燥综合征兼见关节疼痛,称之为"燥痹",主要是由燥邪损伤气血津液而致阴津损耗,气血亏虚,使肢体筋脉失养,瘀血痹阻,脉络不通,而致肢体、关节疼痛。临证需明确阴虚津亏为燥证发病之根本病因,本虚标实为其特点,治疗需标本兼治,治本为主,养阴生津润燥作为燥痹治疗基本原则,需贯穿治疗始终,并辅以祛风活血、通络止痛之药。故在病证临床治疗中不可只重辨病,而忽视辨证。

学生分析　患者患口干、眼干伴四肢关节疼痛症状十余年,诊断为"干燥综合征(SS)",虽口服激素治疗,关节疼痛未见好转,且停药后关节疼痛症状进一步加重,按中医辨证,该患者痹病日久,风寒湿三邪夹杂血瘀,大师用药首诊以雷公藤、秦艽祛风除湿、消肿止痛。雷公藤被公认为治疗痹病的有效药物,可降低类风湿因子及血沉水平,对活动期患者疗效尤佳,而秦艽《名医别录》记载"能疗风,无问新久,通身挛急",特别擅长治疗急性期关节红肿疼痛,对镇痛、消肿、关节功能恢复有显著作用,长于除下肢风湿。并以鸡血藤、活血藤及川怀牛膝养血活血、补肾通络止痛,鸡血藤长于养血,活血藤善于活血通络,两者共用补血而不滋腻,活血而不伤正,相得益彰。怀牛膝补益肝肾,强筋健骨,川牛膝活血化瘀,通络止痛,两者并用,通补兼顾。且牛膝入肝肾二经,能引药下行,可兼做引经之药。患者血沉、类风湿因子及 C-反应蛋白水平明显增高,处于炎症反应期,故加赤白芍及丹皮清热凉血。干燥综合征古代文献虽无具体记载,结合临床症状,属于"燥证"范畴,多因燥邪诱发,《类证治裁》"燥有外因,有内因,因外乎者,天气肃而燥胜,或风热致气分,则津液不腾",临床兼见口干、眼干、皮肤干燥皲裂等阴虚之症,用药辅以生地、知母、南北沙参、石斛等养阴生津之品,以养阴生津,润燥祛风。全方标本并治,故可获取佳效。二诊、三诊,患者关节疼痛明显缓解,但阴虚症状仍较明显,故增以天、麦门冬及玉竹加强养阴、生津润燥之功效。但痹病日久,不可轻易易其治疗原则,应以一方为主,随证加减。大师对该患者治疗中正体现了守方守法的原则,体现了变中有不变,不变中有变的特点。

案五

贺某某,女,63 岁,2011 年 10 月 20 日初诊。

主诉 腰及两侧髋部僵硬疼痛 2 年,加重半年。

病史及刻下症见 患者自诉从 2009 年开始出现背痛,后至安徽省省立医院及省中医院就诊,诊断"强直性脊柱炎",接受中医西医治疗,诸症稍轻。近来诸症复萌,症见腰及两侧髋部疼痛,晨起僵硬明显,夜间疼痛妨寐,夜尿 3 次,大便日行 2~3 次,饮食如常。

1991 年因甲亢曾在当地医院行"甲状腺切除",10 年前患抑郁症。

2011 年 9 月 26 日至安徽省省立医院就诊,化验室检查示:CRP:13.5mg/L,ASO:222U/ml,ESR:61mm/h,HLA-B27(+)。

舌淡苔薄,脉细。

诊断 痹病(肝肾亏虚,痰瘀阻络)。

治法 补益肝肾,化痰逐瘀。

处方、剂量 黄芪 35 克,当归 15 克,细生地 20 克,川断 20 克,桑寄生 20 克,金狗脊 20 克,肥知母 15 克,忍冬藤 20 克,威灵仙 15 克,鸡活血藤各 25 克,制乳没各 15 克,制元胡 25 克,青风藤 10 克,蒲公英 25 克,广木香 15 克,川芎 12 克,淡全虫 6 克。15 帖。

二诊 2011 年 11 月 17 日。

病史同前,来人代诉,服药后诸症好转,晨僵约 15 分钟,但久坐、久卧后腰部仍僵硬,约 15 分钟缓解,两髋关节及左大腿时疼痛不适,夜寐差,每晚需服用氯硝西泮助眠,夜尿频,饮食正常,大便每日 3~4 次,不成形。

处方、剂量 中药守 2011 年 10 月 20 日方去肥知母、生地,加怀山药 30 克,八楞麻 15 克。20 帖。

三诊 2011 年 12 月 22 日。

病史同前,服药后诸症稳定,晨僵仍约持续 15 分钟,坐下或躺下后再站起时困难,睡眠、二便无明显改善。舌淡苔薄,脉细。

处方、剂量 中药守 2011 年 10 月 20 日方去生地、知母;加赤芍 15 克,淡附片(先煎)15 克,川蜈蚣 1 条,山石榴根 20 克,威灵仙改 30 克,继服 15 剂。

四诊 2012 年 1 月 15 日。

上药服后,诸症皆有明显改善,故守法继续辨治。

大师点评 治疗本病宜以标本兼治,切不可只治其标,而忘治其本,临床用药需注重

"因时、因地、因人制宜"。患者首诊在秋季,而第三诊节气已到冬至,天气转凉,风寒湿三邪偏重,故三诊在原方的基础上加用淡附片,附片辛温大热,有补火回阳,通经散结之效,冬季使用可以增加祛风散寒除湿之功效,此乃体现因时制宜的通理。

学生分析 强直性脊柱炎,属自身免疫性疾病,病变多由骶髂关节开始,逐渐向上侵犯腰椎、胸椎及颈椎。该病属于中医"龟肾风"、"腰痹"、"肾痹"范畴,古代文献已有明确记载,《素问·长刺节论》:"病在骨,骨重不可举,骨髓酸痛,寒气至,名曰骨痹。""骨痹不已,复感于邪,内舍于肾。……肾痹者,善胀,尻以代踵,脊以代头。"病因病机为肝肾亏虚、血气虚损、外邪内侵、痰浊瘀血,病属本虚标实。强直性脊柱炎治疗宜分期治疗,分急性期及缓解期,活动期可见腰痛甚,晨僵明显,血沉及CRP指标明显增高,治疗中需加用金银花、蒲公英、连翘等味寒清热解毒之药,而缓解期则偏向以补益肝肾。痹病治疗中需强调"引经药物"使用,如上肢疼痛,需加用片姜黄、桂枝;下肢痛可加用独活、怀牛膝、宣木瓜、五加皮;腰痹、肾痹则需加用川断、杜仲、狗脊、功劳叶;骨关节疼痛则需加入威灵仙、补骨脂;肢体肌肉疼痛则可加用雷公藤,如此应用,可引药达病经,迅速改善局部症状,增强药力,提高疗效。故强直性脊柱炎治疗中需遵循"补益肝肾"为治疗总原则,需贯穿于疾病治疗始终,无论急性期或缓解期。

案六

余某,男,68岁,2010年6月21日初诊。

主诉 双腕及双膝关节酸胀疼痛2年,加重1月。

病史及刻下症见 患者2年前因劳累后出现双手腕、手指及双膝关节对称性疼痛、肿胀、麻木、活动受限,伴严重晨僵,曾到当地医院诊治,诊断为"类风湿关节炎",服中西药间断治疗,疗效不显。近来因连绵阴雨致周身关节肿胀疼痛加重,遂来就诊。刻下症见患者双手腕及双膝关节疼痛肿胀伴痛处发热,触之皮温略高;双手掌指关节及近端指间关节疼痛伴屈伸不利,晨僵大于1小时。舌质红苔薄黄,脉细弦。2010年6月18日在本院检查示:RF:420.80U/ml,CRP:26mg/L,抗CCP抗体:479RU/ml,ESR:125mm/h。

诊断 痹病(湿热痹阻证)。

治法 清热利湿,通络止痛。

处方、剂量 黄芪35克,当归15克,青风藤10克,川黄柏9克,苦参9克,川草薢9克,鸡血藤、活血藤各15克,蒲公英30克,白花蛇舌草30克,忍冬藤25克,川蜈蚣2条,乌梢蛇15克,雷公藤(先煎)10克,秦艽15克,制川乌、草乌(先煎)各10克,甘草10克。15剂。

二诊 2010年7月5日。

复诊,病史同前,药后周身关节疼痛较前减轻,唯双膝关节肿胀仍较明显,伴双腿乏力,行走不利。舌质红苔薄黄,脉弦。

处方、剂量 中药守6月21日方去秦艽,加土茯苓25克,淡全虫6克,以增加祛湿通络之功。15帖。

三诊 2010年7月26日。

病史同前,自述本周因饮食不慎致胃脘不适,故停服以上中药一周。此次复诊,症见双膝关节、双踝关节肿痛明显,双手难以握拳,行走需扶持。纳可,二便调,夜寐安。7月15日当地医院做B超检查示:胆囊炎、胆石症。舌淡红苔黄腻,脉弦数。

处方、剂量 中药守7月5日方加金钱草30克、虎杖25克,以清利湿热,排石治标。15帖。

四诊 2010年8月27日。

上药服后,诸症明显好转,双手指关节疼痛减轻,右手肿胀明显好转,唯颈部及双膝关节时隐痛,足底步履时疼痛,纳差。舌淡红苔白腻,脉沉细。8月25日于本院复查血生化示:ESR:91mm/h,ASO:72U/ml,RF:355.50U/ml,CRP:15.10mg/L。

处方、剂量 中药7月26日方加广木香12克、陈皮12克,以健脾和胃。另土茯苓加至30克。15帖。

大师点评 热痹首先在《素问·四时刺逆从论》中出现,之后王肯堂对其证候表现、治法有了全面的论述,对其病理演变过程,叶天士的论述在临床指导用药时有极其重要的意义。本病起病急骤,病情发展迅速,病性为实证、热证,或虚实夹杂,其病机始终以热邪的病理变化为核心,但由于风寒湿邪入侵可转化为热痹,因此热痹也可出现寒热错杂、阴阳交混的复杂临床表现。故临床治疗上,不能只顾清热而延误病情。

学生心得 拜李老指导,对于中医的学习,经典必须细读,并且要牢记于心。热痹之名首见于《素问·四时刺逆从论》:"厥阴有余病阴痹,不足病生热痹。"明代王肯堂在《证治准绳·痹》中指出热痹乃"脏腑移热,复遇外邪,客搏经络,留而不行"。清代尤怡有言:"热痹者,闭热于内也……所谓阳遭阴者,脏腑经络,先有蓄热,而复遇风寒湿气客之,热为寒郁,气不得通,久之寒亦化热,则痛痹,燔然而闷也。"叶天士在《临证指南医案》中指出热痹的病理演变过程:"初病湿热在经,久则瘀热入络。"并明确指出寒湿与湿热的不同:"从来痹证,每以风寒湿之气杂感主治。召恙之不同,由于暑暍外加之湿热,水谷内蕴之湿热。外来之邪,著于经络,内受之邪,著于腑络。"

从历代医家的论述中可看到,热毒、风热、暑湿之邪入侵,湿热蕴结,风寒湿郁化热及瘀热阻络等,均可致痹;而血虚、血热、阳多阴少、湿热内蕴等又为热痹发病的内在因素。热痹的治疗,历代虽有清热解毒、清热疏风、清热散寒、清热利湿及清热凉血等治法,但总不离清热这一基本治则。

治疗本例患者时,李老首选清热解毒、利湿通痹之青风藤、川黄柏、苦参、川草薢、蒲公英、白花蛇舌草、忍冬藤等,意在针对热痹的病因治疗。另此病患病史两年余,且因季节因素而加重,病情反复,此乃寒邪伏里,故大师加用制川乌、草乌以温里散寒,久痹多虚和瘀,故药用当归、鸡血藤、活血藤以补血通经,化瘀通络;蜈蚣,搜剔走窜,可升可降,与全虫相须使用,治疗顽痹,可增祛风通络舒筋之功。温热药与寒凉药用量之比,则因人因证制宜,权衡寒热多寡而益损。治热痹以寒凉为主,少佐温热之品。恰当掌握寒热之间的比例,巧用活用,其效乃彰,不及则无力助阳行效,过之则会喧宾夺主,犹抱薪救火,酿成燎原之灾,不可不慎。

案七

何某,女,49岁,2010年11月4日初诊。

主诉 全身关节疼痛20年,加重3个月。

病史及刻下症见 患者20年前无明显诱因下出现双手掌指关节疼痛、肿胀伴晨僵,至当地医院诊治,确诊为"类风湿性关节炎",给予激素及非甾体类抗炎药治疗,因患者不能按时服药,病累及双腕、双膝等关节。近三月来,患者常觉四肢关节刺痛,伴双手指麻木,双腿疲软,故来我处就诊。刻下症见双手掌指关节、近端指间关节压痛、变形,握拳受限,双腕、双膝关节压痛,屈伸不利,纳差。舌质暗苔薄黄腻,脉细弦。

诊断 痹病(痰瘀痹阻证)。

治法 祛痰化瘀,通络止痛。

处方、剂量 黄芪50克,青风藤10克,川黄柏9克,苦参12克,川萆薢9克,鸡血藤、活血藤各30克,制川乌、草乌(先煎)各12克,片姜黄30克,川桂枝10克,秦艽15克,丹参15克,雷公藤(先煎)10克,乌梢蛇9克,土茯苓30克,川蜈蚣2条。14剂。

二诊 2010年11月25日。

复诊,病史同前,药后周身关节疼痛减轻,但仍觉双下肢麻木不适。舌暗苔薄白,脉细。

处方、剂量 守11月4日方黄芪加至80克,加当归12克,川芎12克,田三七8克,以疗其痰瘀胶结。15帖。

三诊 2010年12月23日。

家人代诉,药后病情稳定,双下肢麻木好转,大便偏干,余无不适。

处方、剂量 守11月25日方去丹参,当归加至15克,加制乳香、没药各12克,扦扦活15克,增强祛风除湿、活血止痛之功。15帖。

大师点评 本例患者病程较长,关节已变形,麻木较显著,故治疗有别于其他痹病,尤其要重视痰瘀胶结既是本病的病因,更是本病后期的结果。认识到这一点对深入研究痹病的病理实质,提高临床疗效有着重要的意义。

学生心得 西医对于类风湿关节炎的机制研究和药物治疗多从炎症和免疫两方面入手,由于人体免疫机制仍未完全明确,而且各种免疫细胞和细胞因子之间相互作用,错综复杂,使RA发病的免疫机制难以明了;辨证论治是中医的精华所在,只有通过精确辨证,才能把握疾病的病因、病理性质、病位以及邪正关系。痹病在临床上有渐进性和反复发作性的特点。其病机变化复杂多端,主要是气血痹阻不通,筋脉关节失于濡养所致。

在痹证的病因中,湿、热、痰浊、血瘀等邪既是病理产物,同时也是致病因素,在痹证的发生发展中起着重要的作用,并且影响疾病的转归和预后。林佩琴在《类证治裁·痹证论治》中指出痹久不愈"必有湿痰败血淤滞经络",董西园在《医级·杂病》中论述痹之病因时亦明确指出:"痹非三气,患在痰瘀。"痰瘀稽留肌肉、关节,痹阻脉络,故肌肉关节疼痛、痛处不移。痰瘀留于肌肤则见硬结,深入骨骼,故关节肿大、强直畸形,难以屈伸。

方中重用黄芪以补气,促进血行以治全身麻木症状;鸡血藤、活血藤配伍既可活血行血,又可补血养血,舒筋活络,为李老治疗经脉不畅、络脉不和病证的常用药对,对于血虚不养筋而兼血瘀的痹病患者,二药相得益彰,以期补血而不滋腻,活血而不伤气;患者双手关节畸形,不能握拳,双膝关节疼痛,屈伸不利,用片姜黄、川桂枝引经以疗上肢症状;八楞麻活血散瘀,祛风活络,尤善治下肢;李老配伍,全身兼顾。雷公藤具有免疫调节、改善微循环、抗炎镇痛等作用,虽其毒副作用让诸多医者望而却步,但是只要在治疗时对准了病情,以及正确的煎煮方法,对于顽痹的治疗作用显著;土茯苓、苦参泄浊解毒;痹病痰瘀阻滞型久病邪深,宜尽早配合虫类,搜剔痰瘀之品,故用温阳祛风通络之乌梢蛇、川蜈蚣以搜风通络、破瘀逐痰;青风藤等藤枝类药物,善走经络,引药直达病所,通络止痛,增强药效。对于顽痹,临床治疗最终目的是控制和预防关节破坏、功能丧失、减轻症状、提高生活质量,大师在治疗上除针对寒热外,兼以祛瘀、化痰、通络、扶正之法进行深入研究,进而总结出有效的治疗方法。

案八

张某某,女,67 岁,2010 年 6 月 25 日初诊。

主诉　全身关节游走性疼痛 6 年余。

病史及刻下症见　患者患类风湿性关节炎病史 6 年余,近来周身关节游走性疼痛,重着,局部热感,伴纳差,口黏,口臭,小便黄,大便稀不成形,夜寐梦扰。舌红苔黄腻,脉弦。化验检查:谷丙转氨酶:58U/L,谷草转氨酶:77U/L,γ 谷氨酰转肽酶:99U/L,类风湿因子:259U/ml。

诊断　痹证(行痹)。

治法　祛风除湿,清热通络。

处方、剂量　黄芪 45 克,土茯苓 12 克,鸡活血藤各 20 克,秦艽 15 克,蒲公英 25 克,川草薢 20 克,川黄柏 10 克,苦参 12 克,生炒苡仁各 20 克,焦三仙各 15 克,制川草乌各(先煎)9 克,川蜈蚣一条,乌梢蛇 9 克,甘草 20 克,川芎 15 克。15 帖。

二诊　2010 年 7 月 29 日。

周身关节疼痛缓解不明显,口黏、口臭、纳差较前好转,大便稀不成形。舌红苔白腻,脉弦。

处方、剂量　6 月 25 日方土茯苓加至 20 克,加青风藤 15 克,威灵仙 15 克,制乳没各 12 克,以加强祛风除湿、活血通络功效。7 帖。

三诊　2010 年 8 月 6 日。

病史同前,周身关节仍时疼痛,纳食一般,夜寐梦扰有所改善。舌淡红苔薄黄,脉弦。

处方、剂量　6 月 25 日方土茯苓改 30 克,加雷公藤(先煎)10 克,广木香 15 克,制乳没各 10 克,藿佩各 15 克。7 帖。

四诊　2010 年 8 月 19 日。

病史同前,周身关节疼痛较前好转,纳尚可,小便色黄,夜寐安。舌淡红苔薄黄,脉弦。

处方、剂量　6 月 25 日方去川芎、甘草,加雷公藤(先煎)10 克,片姜黄 25 克,土茯苓改 25 克。14 帖。

大师点评　患者以周身关节游走性疼痛、重着为主,且有局部热感,可谓行痹。是以风邪为主兼夹湿热之邪侵袭机体,痹阻于经络、关节,气血瘀滞不通,发为风湿热痹。痹病治疗时不仅应重视痹病成因中的"杂气合至"特点,还应注重从人体内脏功能、气血功能入手,综合施治,以利祛除邪气。本案治疗应兼用祛风除湿,清热通络,益气健脾,消食和胃等治法。治疗风胜,川芎一药不可缺,其有祛风行血之"行因行用"。土茯苓能入络,不仅利湿而且通络,尚可搜剔湿热之蕴毒。另,久病必伤其正,用大剂黄芪益气固表为其扶正护本,补而不滞。

学生心得　李老指出痹证的治疗,首先应胸有大法,他很欣赏张石顽所论:"行痹者,病处行而不定。走注历节疼痛之类,当散风为主,御寒利气,仍不可废,更须参以补血之剂。盖治风先治血,血行风自灭也。痛痹者,寒气凝结,阳气不行,故痛有定处,俗名痛风是也。治当散寒为主,疏风燥湿,仍不可缺。更须参以补火之剂,非大辛大温,不能释其凝寒之害也。着痹者,肢体重着不移,疼痛麻木是也。盖气虚则麻,血虚则木。治当利湿为主,祛风解寒,亦不可缺。更须参以理脾补气之剂,盖土强自能胜湿,而气旺自无顽麻也。"李老指出,痹病偏风者,川芎一药不可缺,因该药为血中之气药,可行血而风灭,又有祛风作用,疗效较好。中医治法中有通因通用、塞因塞用、寒因寒用、热因热用之反治法。李老认为,还应有如川芎祛风行血之行因行用法,痹病偏风则疼痛游走不定,可谓行因;川芎作用行而不守,可谓行用。川芎行因行用,有利于风邪的祛除。川乌、草乌有祛寒逐湿散风、温经止痛之功,且具有明显镇痛和局麻作用。李老体会,以疼痛为主的痹病,不论其属寒属热,均可在基本方的基础上加用乌头,止痛作用强大而迅速。李老还重视应用苦参一药,常与黄柏、萆薢、青风藤配伍清热除湿、通络开痹。久病必伤其正,李老喜用大剂量黄芪益气固表,扶正护本,补而不滞,治疗痹病尤为适宜。蜈蚣祛风止痉、攻毒散结,功专力雄,为治久痹、顽痹之要药。患者脾虚胃热,且祛风湿药易伤及脾胃,故用以薏苡仁、焦三仙之类健脾消食和胃。

案九

黄某某,女,62 岁,2010 年 7 月 15 初诊。

主诉 周身关节疼痛 4 年,加重 10 天。

病史及刻下症见 患者周身关节呈游走性疼痛四年余,近 10 天双手指间关节疼痛,肿胀加重,服用强的松后缓解。刻下症见双手指间关节肿胀,疼痛,晨起僵硬,双手不能握起,乏力,纳差,便秘。舌红苔腻,脉弦。

诊断 痹病(行痹)。

治法 祛风胜湿,活血通络。

处方、剂量 羌独活各 15 克,左秦艽 15 克,苦参 15 克,炒黄柏 12 克,粉萆薢 15 克,青风藤 12 克,海风藤 15 克,忍冬藤 15 克,络石藤 15 克,鸡活血藤各 15 克,淡全虫 8 克,土茯苓 30 克,片姜黄 10 克,川桂枝 10 克,炙蜈蚣两条,黄芪 60 克,火麻仁(打)30 克。14 帖。

二诊 2010 年 8 月 5 日。

药后诸症稳定,双手指关节疼痛明显减轻。时觉周身关节游走性疼痛,晨僵,余无不适。舌淡红苔薄白,脉沉细。查:血沉:65mm/h,类风湿因子:777.5U/ml,抗 O、C-反应蛋白均正常。

处方、剂量 守原方去火麻仁,加雷公藤 10 克,蒲公英 30 克。14 帖。

三诊 2010 年 8 月 19 日。

药后诸症好转,唯晨僵明显,纳差,余无明显不适。舌淡红苔薄白,脉细弦。

处方、剂量 原方去火麻仁。加藿佩各 15 克,延胡索 15 克,焦三仙各 20 克。14 帖。

四诊 2010 年 9 月 2 日。

近日四肢关节疼痛,晨僵明显,纳可。舌淡红苔薄白,脉细弦。

处方、剂量 原方去火麻仁。加雷公藤(先煎)12 克,乌梢蛇 15 克,八楞麻 12 克,以增强其活血散瘀止痛,祛风通络之效。14 帖。

五诊 2010 年 9 月 16 日。

诸症好转,晨僵减轻,纳可。舌淡红苔薄白,脉细弦。

处方、剂量 9 月 2 日方片姜黄改 25 克,加制川草乌各(先煎)12 克,乌梢蛇改 12 克。14 帖。

六诊 2010 年 9 月 30 日。

诸症稳定,余无异常。

处方、剂量 中药守原方去火麻仁、粉萆薢。加雷公藤(先煎)12克,制川草乌各(先煎)12克,广木香(后下)15克,乌梢蛇12克。继服14贴以巩故疗效。

大师点评 此患者之疼痛以游走性为其特点,可谓行痹。行痹者,痛处行而不定。当散风为主,御寒利气仍不可废,更须参以补血之剂,盖治风先治血、血行风自灭也。但是治痹不能只注重辨病而忽视辨证,要结合起来发挥中医特色。患者痹病日久,久则易使痰瘀阻络,伤及其筋,以引经药力达病所,可起到药半功倍的作用。

学生心得 痹病的形成非单一之因,其临床表现为多个部位多个症状的综合。李老在把握诊断关键的同时,亦对其成因及部位的错综之态有所倚重。本例病人,李老以其游走性疼痛为特点,用藤类药物以达其肢。青风藤、海风藤作为常用药对,二者均可以祛风湿,通经络,治疗风湿痹痛。但二者又有差异,前者镇痛之功著,后者善治络中之风,阻游走性疼痛。配伍忍冬藤以清络中之热毒;络石藤通络祛风以通络中之滞;鸡血藤通络舒筋,活血补血,专通络中之血;活血藤祛风活络,散瘀消痈,以除关节之肿胀。羌活、独活又一常用药对,皆可祛风除湿、通利关节。其中羌活药力雄厚,比较峻猛,能直上巅顶、横行手臂,故善祛上部风湿;独活药力稍缓,能通行胸腹、下达腰膝,善祛下部风湿,两药相合,能散一身上下之风湿,通利关节而止痹痛。李老又注意到其刻下上肢关节疼痛较显,故用片姜黄、川桂枝作为引经药引诸药达病所。久病必伤其正,李老喜用大剂量黄芪其扶正护本,治疗久痹尤为适宜。初始,学生不解用土茯苓及苦参之用意,李老依其数十年的用药体会,土茯苓亦能入络,不仅利湿而且通络,搜剔湿热之蕴毒,依证型而定其用量,有时可达200克,亦无不良反应。苦参有清热燥湿、祛风解毒之功,疗肌痹堪取良效。李老之所以用蜈蚣两条,是因为患者晨僵明显,蜈蚣对于僵挛肿痛功效颇佳。患者日久不愈,病情反复,李老又加雷公藤、制川草乌等药以止痛,加乌梢蛇取其走窜之性,引诸药至病所,自脏腑而达皮毛。祛风湿药往往易伤及脾胃,李老对于患者的饮食、二便、睡眠情况丝毫不敢怠慢,常用广木香、陈皮、砂仁等药以理气健脾。李老每于暑湿之季节根据病人情况酌加藿香、佩兰等药以清热化湿解暑、和胃醒脾,这种临证应变的经验,对于我们的学习影响深远。

案十

向某某,女,34岁,2010年12月2日初诊。

主诉 全身关节疼痛2年。

病史及刻下症见 患者周身关节疼痛,恶寒,延今两载。曾在外院确诊为类风湿性关节炎,屡服中西药罔效。此时值冬令,病情加重。纳可,二便尚调,夜寐一般。舌淡红苔薄白,脉细弦。查类风湿因子:187U/ml ,C-反应蛋白:9.32mg/L。

诊断 痹病(痛痹)。

治法 散寒祛风,利湿通络止痛。

处方、剂量 温经羌独汤加减。左秦艽15克,羌独活各15克,八楞麻12克,制川草乌(先煎)各12克,雷公藤先煎12克,大抽芪60克,苦参15克,炒黄柏12克,粉萆薢15克,青风藤15克,忍冬藤20克,鸡活血藤各12克,淡全虫8克,制乳没各12克,土茯苓30克,焦三仙各20克,炙蜈蚣2条。20剂。

二诊 2011年3月24日。

药后周身关节疼痛稍缓解,诉胃胀不适,纳可,二便调,寐可。舌淡红苔薄白,脉细。

2011 年 2 月 15 日复查类风湿因子 91U/ml。

处方、剂量 原方去苦参,加八楞麻 15 克,鹿衔草、豨莶草各 20 克,以加强补虚益肾、祛风除湿之功。15 帖。

三诊 2011 年 4 月 21 日。

药进 15 剂后周身关节疼痛较前明显缓解,无胃胀,无明显恶寒,纳可,二便调,夜寐可。舌淡红苔薄白,脉细弦。

处方、剂量 原方去焦三仙、苦参,加八楞麻、路路通各 15 克,豨莶草 20 克,乌梢蛇 9 克等祛风通经活络之品。30 帖。

四诊 2011 年 6 月 2 日。

药后诸症明显好转,周身关节疼痛减轻,余无明显不适。舌淡红苔薄白,脉细弦。

处方、剂量 原方去焦三仙、苦参,加乌梢蛇 9 克,片姜黄 20 克,豨莶草、老鹳草各 30 克。30 帖。

五诊 2011 年 7 月 7 日。

药后周身关节疼痛继续缓解,但大便溏,2~3 次/天,余无不适。舌淡红苔薄白,脉细弦。

处方、剂量 原方去苦参、焦三仙、制乳没,加乌梢蛇 12 克,片姜黄、怀山药、宽筋草各 20 克,老鹳草 30 克,患者便溏加用怀山药健脾渗湿。15 帖。

六诊 2011 年 7 月 28 日。

服药后诸症稳定,睡眠、饮食、二便正常。舌淡红苔薄白,脉弦。

处方、剂量 原方去雷公藤,加老鹳草 30 克,乌梢蛇 12 克。20 帖。

大师点评 本案痹病,以全身关节疼痛为主,且伴肢冷畏寒,舌淡红苔薄白,脉细弦,显属痛痹。系因络脉感受寒邪,寒湿蕴阻,气血不得宣通,筋无所养,不能束骨所致,以寒为重,兼夹风、湿二邪。拟"温经羌独汤"散寒除湿,祛风通络止痛。其中羌活药力雄厚,比较峻猛,能直上巅顶、横行手臂,故善祛上部风湿;独活药力稍缓,能通行胸腹、下达腰膝,善祛下部风湿,两药相合,能散一身上下之风湿,通利关节而止痹痛。以疼痛为主的痹病,不论其属寒属热,均可在基本方的基础上加用乌头,止痛作用强大而迅速。以苦参治疗痹病,与《圣济总录》中治疗肌痹之"苦参丸"属意相近。同时,配用雷公藤祛风除湿、消肿止痛、通经活络,对疼痛以关节周围组织,尤其是肌肉疼痛,疗效较好。

学生心得 李老认为,痹病难在短时间内完全治愈,故治疗时应以某方为主,大法基本不变,辅药随证加减,以体现变中不变、不变中有变的规律。李老指出,守法守方相当重要,切不可主方、大法变动不休,他针对痹病的每一证型,均确定了大法、主方。治疗上除针对寒热分治外,多兼以祛瘀、化痰、通络、扶正。且李老一再强调,辨病一定要与辨证相结合,才能发挥中医特色。本案例以温经羌独汤为基本方,随证加减。本方羌活、独活皆为辛苦温燥之品,其辛散祛风,味苦燥湿,性温散寒,故皆可祛风除湿、通利关节。川乌、草乌有温经散寒、通络止痛之功,且具有明显镇痛和局麻作用。李老还重视应用苦参一药,认为苦参有清热燥湿、祛风解毒之良效,以及黄柏、萆薢、青风藤组成清络饮。黄柏性味苦寒而清热燥湿、泻火解毒,黄柏主要成分小檗碱等已被发现具有免疫抑制等作用;萆薢性味苦、甘、平,功善清热利湿泻浊,性能流通脉络而利筋骨,质轻气清,色味皆淡,其效多入气分,少入血分。《本草正义》谓:"萆薢……惟湿热痹着,最为合宜,若曰风寒,必非此苦泄淡渗者,所能幸效。"青风藤,性味苦、平,《浙江天目山药植志》谓其"苦、辛、寒",祛风除湿,舒筋活血,通络止痛,青风藤碱的提纯物具有抗炎、镇痛、解痉等作用。清络饮中诸药合伍,均以清热除湿、通络开痹为目的。八楞麻又名接骨草,有良好的舒经活络之效。鸡活血藤养血活血、祛瘀舒筋止痛,鸡血藤养血之功优于活血藤,而活血藤更适于活血,李老喜二味并用,以冀补血而不滋腻,活血而不伤气。淡全虫、蜈蚣祛风止痉、攻毒散结,其功专力雄,为治久痹、顽痹之要药,为防其耗血散血,配伍大抽芪补气养血。秦艽祛风湿,舒经络而利关节。土茯苓泄浊解毒。用鹿衔草、稀莶草加强祛风湿、强筋骨利关节之功。青风藤、萆薢、忍冬藤等功擅祛风除湿、舒筋活血、通络止痛。为减轻祛风湿药对胃肠道的刺激,李老加用焦三仙消食和胃,确能起到扶正的作用。

附 痿病治验

案一

王某某,男,7岁,2011年7月7日初诊。

家长代诉 上下楼梯困难半年。

病史 患儿家长于今年2月份发现其上下楼梯困难,双侧小腿肌肉发硬,遂至西安市儿童医院就诊,给予维生素、激素等治疗,效果不显。2011年6月6日在当地医院化验检查结果示:ALT:364U/L,AST:164U/L,CK:5898U/L,CK-MB:203U/L,LDH:1045U/L,LDH-1:223U/L,HBDH:826U/L。又于同年6月到北大医院就诊。6月22日查:左肱二头肌肌肉病理示:肌营养不良,假肥大型肌营养不良;DMD基因分析示:外周DMD基因1-9外显子缺失突变;EMG示:肌源性受损改变。确诊为进行性肌营养不良,住院治疗无好转,辗转而来我处就诊。

刻下症见 患儿上下楼梯困难,须有人扶持,下蹲后不易起立,双侧小腿腓肠肌发硬,乏力,盗汗明显,手足心发热,纳可,二便调,睡眠尚可。舌淡红苔薄黄,脉细数。

诊断 中医:痿病(肝肾阴虚)。

西医:进行性肌营养不良。

治法 滋补肝肾,舒筋活络。

处方、剂量 千年健12克,细生地15克,粉丹皮15克,金狗脊10克,虎杖15克,垂盆草15克,淡全虫4克,五爪金龙10克,穿山龙10克,五味子15克,炮山甲(先煎)8克,巴戟天10克,肉苁蓉10克,苍术、白术各10克,生仁米、炒仁米各15克。30剂。

二诊 2011年8月4日。

服上药后乏力、手足心发热较前好转,仍有盗汗。纳可,二便调,睡眠可。舌红苔白,脉细数。

处方、剂量 肥玉竹10克,肉苁蓉8克,金狗脊12克,补骨脂10克,炮山甲(先煎)8克,怀牛膝8克,宣木瓜12克,千年健12克,五味子(打)20克,垂盆草20克,龙胆草10克,败酱草10克,穿山龙12,五爪金龙12克,炙水蛭4克,土元6克,淡全虫4克,五加皮12克。15剂。

三诊 2011年9月4日。

药后小腿肌肉发硬较前好转,乏力、盗汗也明显好转。

8月22日在西安市儿童医院查:AST:111U/L,CK:4553U/L,CK-MB:158U/L,LDH:647U/L,LDH-1:158U/L,HBDH:515U/L。

处方、剂量 守7月7日方去生、炒苡米,加秦艽10克,地骨皮15克,知母10克,千年健加至15克,细生地加至20克。30剂。继续巩固治疗。

案二

詹某某,男,7岁,2011年7月16日初诊。

家长代诉 双下肢无力5年余。

病史 5年前患儿家长发现其儿上下楼梯困难,下蹲后起立颇为艰难,行动较同龄儿童缓慢,走路左右摇摆。以上症状疲劳后加重,遂至解放军309医院就诊,体格检查:双上肢肌力5级,双下肢肌力4级,生理反射正常存在,病理反射未引出。2010年4月16日化验室检查:AST:14U/L,CK:139U/L,肌酸激酶同工酶(CK-MB):24U/L,α-羟丁酸脱氢酶(HBDH):197U/L,乳酸脱氢酶(LDH):244U/L,骨碱性磷酸酶:250U/L。肌电图:考虑肌源性受损。拟诊为"进行性肌营养不良"。西医给予对症治疗,鲜效,遂来就诊。患儿既往无家族遗传病史。刻下症见:双下肢无力,走路摇摆,呈鸭步态,易疲劳,动则汗出,盗汗,纳可,二便调,睡眠多梦。舌淡苔薄,脉弦细。

诊断 中医:痿病(肝肾不足)。

　　　　西医:进行性肌营养不良。

治法 补益肝肾,舒筋活络。

处方、剂量 黄芪50克,绞股蓝15克,炮山甲(先煎)8克,穿山龙15克,五爪金龙15克,路路通12克,五加皮12克,千年健12克,怀牛膝12克,宣木瓜12克,金狗脊10克,淡全虫4克,土元6克,炙水蛭3克,鸡活血藤各12克。40帖。

二诊 2011年8月30日。

病史同前,家长代诉,患儿双下肢无力感较前好转,余症同前。

处方、剂量 守上方加:糯稻根15克,垂盆草15克。30帖。

三诊 2011年10月3日。

患儿服药后诸症皆有改善,行走渐有力,步履渐轻松,方既奏效,勿须更张,继以上方辨治。

大师点评 肝主筋脉,肾主骨生髓,为作强之官,肝肾阴精亏损则筋脉失养,骨软髓枯,作强不能,故见双下肢痿软无力。肝肾阴虚,水不涵木,内迫营阴,则五心烦热、盗汗。治以滋补肝肾之阴,清泻阴虚所生之内热;理气健脾利湿通络而获良效。因患儿治疗及时,有望达到腰膝强,筋骨壮,肝肾足之态。

学生心得 案一:患儿上下楼梯困难,双侧小腿腓肠肌发硬,盗汗,手足心热,舌红苔偏黄,脉细数,为典型的儿童虚痿。本病最常见的病因为先天禀赋不足和后天调养不当。小儿为蓬勃向上之躯,若喂养不当则易造成患儿营养失衡或匮乏,后天之精不足,则脏腑阴阳气血津液皆易损亏,而不能以奉生身,渐则肢体不能正常运动而成痿疾。患儿外周DMD基因1-9外显子缺失突变,常为先天禀赋不足之象,故需滋补肝肾以养先天,理气健脾以强后天,舒筋活络以通痿弱之筋。

方中细生地专补肾水之真阴,且善填骨髓、长肌肉,病人虚而有热者宜用其养阴生津,兼以清热。金狗脊为平补肝肾之品,通调百脉、强腰膝、坚脊骨、利关节,而驱痹著,起痿废,强督任,且温而不燥,走而不泄,尤适用于肝肾阴精不足所引起的腰膝酸软无力、行走不便等症,李老喜以其与山萸肉、地黄、怀牛膝、千年健等配伍,常收佳效。巴戟天甘温能补,辛温能散,善强筋骨,安五脏,补中增志益气,使脾、肾二经得以所养,而诸虚自愈,筋壮骨健。肉苁蓉入肾经,滋腻柔润,补而不峻,温而不热,暖而不燥,滑而不泄,故有从容之名,且补益力佳,善养命门,滋肾气,既补肾阳,又益精血,久则肥健而轻身。怀牛膝补益肝肾,曲而能达,无微不至,逐邪者,固倚以为君,养正者,亦赖以辅佐,所以痿弱痹著,骨痛痉挛诸证,皆不可一日无此也。千年健虽其补肾益精作用不强,但配伍以上诸药应用,可以加强其生精益髓之功,同时可促进渐充之肾精向患肢血脉的运行,从而使痿弱肢体的肌力得以恢复。苍术统治三部之湿,燥湿驱邪,以疗足膝痿软,白术健脾补虚,以兼顾健脾利湿。用垂盆草、五味子降酶功效显著。双侧小腿腓肠肌发硬,予五爪金龙、穿山龙改善其代偿期的假性肥大堪称良效。

案二:以往大家认为本病系遗传所得,李老认为本病大多是基因缺失或突变,而与遗传关系不大。诸多医家大都从脾胃论治,李老则重补益肝肾以养先天,又兼顾护脾胃,通经活络,并加用大剂益气养血药。气为血之帅,方中重用黄芪,其甘温善入脾胃为补中益气要药,若脾气虚弱,倦怠乏力,李老常配伍党参、白术,取本品补气之效,以达生血生津、行血通络之功。绞股蓝味甘入脾,能益气健脾,亦有清热解毒作用,药理研究显示其具有显著的抗疲劳及保肝作用,并且能增加非特异性免疫、细胞免疫、体液免疫、免疫调节的功能。加用"大能通十二经穴"的路路通祛风湿、舒筋络、通经脉,本品入肝肾经,李老用药时常与伸筋草、络石藤、秦艽等同用。《神农本草经》:"牛膝,主寒湿痿痹,四肢拘挛,膝痛不可屈伸。"其原为补益之品,而善引气血下注,是以用药欲其下行者,恒以之为引经,故善治肾虚腰疼腿疼,或膝痛不能屈伸,或腿疼不能任地。对于双下肢痿软无力者,李老常用牛膝配伍桑寄生、续断、黄芪、当归、川芎等驱邪而使之流通,滋养而助其营运。宣木瓜作用部位亦偏于下肢,专入肝益筋走血,功能祛湿舒筋活络,主要用于腰膝无力及筋痹、骨痹之关节拘挛、筋脉拘急者,尤以两膝疼痛不利、麻木为宜,李老认为痹痿病尤其骨痹、筋痹以下肢为主者无论虚实均可酌用木瓜。五加皮功能祛风湿、补肝肾、强筋骨,与木瓜配伍,一偏于利湿行水,一偏于舒筋活络,两药合用有协同作用。

案三

王某某,男,15岁,1985年1月31日初诊。

主诉 进行性双下肢无力2年余。

病史 患者于1982年5月上楼时忽觉双腿乏力,之后渐感上下楼梯及下蹲后起立较困难,疲劳后症状加重,步履时足跟不易着地,症状逐渐加重,且两侧小腿发硬,易疲乏,走路左右摇摆。于1984年10月分别在泰兴县人民医院和上海长海医院就诊诊断为"进行性肌营养不良"。无家族遗传病史。

刻下症见 四肢无力,尤以双下肢明显,走路摇摆,易疲劳,伴自汗,盗汗,纳可,夜寐梦扰,二便调。舌淡红苔薄白,脉细弦。查体:神清,精神疲乏,两臀部及两大腿部肌肉萎缩明显,双侧腓肠肌假性肥大,双上肢肌力5⁻级,双下肢肌力4级。膝反射、跟腱反射减弱,病理反射未引出,无感觉障碍。

诊断 痿病(肝肾不足)。

治法　补益肝肾,舒筋活络。

处方、剂量　肥玉竹 15 克,金狗脊 12 克,生地 15 克,熟地 15 克,山萸肉 15 克,肉苁蓉 12 克,千年健 15 克,鸡血藤 12 克,活血藤 12 克,补骨脂 12 克,炒杜仲 15 克,生、炒苡仁各 15 克,仙茅 9 克,仙灵脾 12 克。40 剂。

二诊　1985 年 3 月 18 日。

患者服药后精神状态较前稍好转,肌肉萎缩及腓肠肌假性肥大等症同前,纳欠佳,二便调,寐安。舌淡红苔白,脉濡。

处方、剂量　守 1985 年 1 月 31 方去生、炒苡仁、炒杜仲、加苍术;白术各 9 克。10 剂,每日 1 剂,水煎服。

三诊　1985 年 3 月 28 日。

病史同前,疲乏、自汗、走路足跟不着地症状较前好转,仍有盗汗,四肢肌力同前。舌淡红苔薄白,脉细濡。

处方、剂量　肥玉竹 15 克,甘枸杞 15 克,肉苁蓉 12 克,巴戟天 9 克,鸡血藤 12 克,活血藤 12 克,补骨脂 12 克,苍术 9 克,白术 9 克,生、炒苡仁各 15 克,五加皮 9 克,怀牛膝 12 克。10 剂。

四诊　1985 年 5 月 15 日。

病史同前,患者双下肢无力、双侧腓肠肌假性肥大较前好转,两臀部及两大腿部肌肉萎缩未进一步萎缩,余无不适主诉,纳可,二便调,寐安。舌淡红苔薄白,脉细濡。

处方、剂量　生地 15 克,熟地 15 克,甘枸杞 15 克,桑寄生 12 克,怀牛膝 12 克,鸡血藤 12 克,活血藤 12 克,伸筋草 10 克,路路通 12 克,桂枝 9 克,宣木瓜 12 克,五加皮 10 克,千年健 15 克,当归 15 克,炒续断 12 克,金狗脊 12 克。20 剂。

五诊　1985 年 8 月 7 日。

患者服药已半年,自觉症状明显改善,无自汗、盗汗,四肢较前稍有力,两臀部及两大腿部肌肉萎缩未进一步萎缩,走路摇摆较前好转,双上肢肌力 5 级,双下肢肌力 4⁺级。舌淡红苔薄白,脉细。

处方、剂量　生地 15 克,熟地 15 克,甘枸杞 15 克,桑寄生 12 克,怀牛膝 12 克,鸡血藤 12 克,活血藤 12 克,伸筋草 10 克,路路通 12 克,桂枝 9 克,宣木瓜 12 克,五加皮 10 克,千年健 15 克,当归 15 克,炒续断 12 克,金狗脊 12 克。10 剂。

六诊　1985 年 10 月 10 日。

病史同前,患者自己扶栏杆已能上下楼,双下肢无力、两侧小腿发硬较前好转,双上肢肌力 5 级,双下肢肌力 4⁺级。食欲渐增,舌脉同前。

处方、剂量　生地 15 克,熟地 15 克,怀山药 15 克,山萸肉 15 克,怀牛膝 12 克,宣木瓜 12 克,五加皮 15 克,千年健 15 克,金狗脊 15 克,鸡血藤 15 克,活血藤 15 克,肉苁蓉 12 克,苍术 9 克,白术 9 克,甘枸杞 15 克。20 剂。

大师点评　人体乃禀受先天之精气而生,赖后天水谷精气以养。其人若素体禀赋薄弱,肝肾精血先天不足则筋骨不得壮养,一旦受邪则致脏腑、阴阳、气血、津液诸损而生痿疾。痿病起病隐袭,发展缓慢,很多患者开始时仅表现为某一肢体或四肢软弱无力,经过数周、数月甚至数年以后才逐渐发展至丧失运动功能,但也有少数患者病势发展较快,这与患者体质、内伤虚损程度以及环境等诸多因素有关。临证时须牢记"五心":细心问诊,悉心辨证,精心论治,耐心锻炼,静心调养,方能取得较好的临床疗效。

按 患者于1985年1月至1998年12月一直在李老处就诊并间断服药,因路途遥远,要求信函交流,李老告知在来信时需要写明(身体最主要、最明显的不适和感受;以及气候、环境、情绪、起居饮食等情况;复查化验结果等),并悉心告知其家人应该如何更好地帮助孩子生活、饮食(嘱其用薏米、红枣、芡实、胡桃肉熬粥多食),一定要加强身体锻炼,期间多次写信鼓励患者,以增强其治疗信心。患者恢复良好,身体健康,未耽误学习,现婚后已育一女。

学生心得 当我们看着这厚厚的一沓病历兼夹着一些温馨的话语时,回味李老常常教导我们《医家十要》,"一存仁心,乃是良箴,博施济众,惠泽斯深。二通儒道,儒医世宝,道理贵明,群书当考。……十勿重利,当存仁义,贫富虽殊,药施无二。"古代这类大医仁术心得,李老娓娓道来,并且以身作则,告诫我们仁心仁德仁术"一仁也不能缺"。这看似简单,长期如一日的坚持下来却并非易事,而李老做到了,就像启明灯一样照亮着我们的医路。

分析李老对此患者的用药,正是体现了守法守方,变中不变、不变中有变的规律。方中用六味地黄丸中的"三补",即熟地、淮山药、山萸肉,肝脾肾三阴并补,以补肾为主。肝为藏血之脏,腰为肾之府,膝为筋之府,肾主骨生髓,精血互可转化,脾为气血生化之源,气机升降之枢,三脏并调,以补亏虚之躯。

方中又用壮阳药与滋阴泻火药同用的二仙汤加减,诸如仙茅、仙灵脾、巴戟天配伍当归、知母等,以应对阴阳俱虚于下,而又有虚火上炎的复杂证候。

五加皮辛能散风,苦能燥湿,温能祛寒,且兼补益之功,为强壮性祛风湿药,其温补之效,能补肝肾,强筋骨,常用于肝肾不足,筋骨痿软者,治小儿行迟,李老常与牛膝、宣木瓜、杜仲等同用。牛膝,主寒湿痿痹,四肢拘挛,膝痛不可屈伸,其原为补益之品,而善引气血下注,是以用药欲其下行者,恒以之为引经;宣木瓜作用部位亦偏于下肢,专入肝益筋走血,功能祛湿舒筋活络,主要用于腰膝无力及筋痹、骨痹之关节拘挛、筋脉拘急者,尤以两膝疼痛不利、麻木为佳,李老认为痹痿病尤其是骨痹、筋痹以下肢为主者无论虚实均可酌用木瓜。五加皮功能祛风湿,补肝肾,强筋骨,与木瓜配伍,既能利湿行水,又能舒筋活络,两药合用有协同作用。对于双下肢痿软无力者,此配伍又是李老用药特点之一。

金狗脊能温养肝肾,通调百脉,强腰膝,坚脊骨,利关节,起痿废,且温中而不燥,走而不泄;辛散苦燥温通之千年健,宣通经络,祛风逐痹,入肝肾强筋骨;两者配伍补阳药补骨脂,暖水脏,阴中生阳,壮火益土,颇有应验。并且李老嘱其多食胡桃仁,辅以补气养血,润燥化痰,对于腰膝酸痛,两足痿弱者,常而食之,尤为适宜。

鸡、活血藤养血活血、祛瘀舒筋止痛,鸡血藤养血之功优于活血藤,而活血藤更适于活血,李老喜二味并用,以冀补血而不滋腻,活血而不伤气。苍术、白术均有健脾燥湿之功效,然白术为补气健脾第一要药,以兼顾健脾利湿,苍术统治三部之湿,燥湿驱邪,以疗足膝痿软。薏苡仁为阳明经药,健脾益胃,清利湿热,无论何种痿病都存在湿邪留滞和脾虚湿困两种病理状态,而薏苡仁具有健脾利湿,舒利经筋之双重功效,为痿病不可缺少的药物之一。

总结此患者十余年的用药,以补肝肾为主,兼顾健脾利湿,活血通络,随证辅用滋阴、补气养血等药,各司其职,面面俱到,启发我们用药时一定要辨病与辨证相结合。

案四

吴某某,男,31岁,2011年6月23日初诊。

主诉 四肢远端肌肉萎缩20年,加重7年余。

病史 患者四肢远端肌肉萎缩,逐渐加重,早期下肢远端易抽搐,随之双足抬起略困难,步履艰辛,后腓肠肌假性肥大,渐发展为远端肌肉萎缩,睡眠,饮食,二便基本如常,双手静止性震颤,痛觉减退。于2011年4月在广州中医药大学第一附属医院诊治,用药不详,疗效不佳。

刻下症见 今观其舌淡红,苔薄白,按脉细弦。

诊断 痿病(肝肾两虚)。

治法 补益肝肾,舒筋活络。

处方、剂量 黄芪40克,炒白术15克,鸡血藤20克,活血藤20克,五爪金龙15克,当归15克,土元10克,淡全虫6克,威灵仙15克,巴戟天12克,山萸肉12克,肉苁蓉12克,炮山甲(先煎)10克,扦扦活15克,生仁米20克,炒仁米20克,穿山龙15克,金狗脊15克。20剂。

二诊 2011年7月5日。

来人代诉,身体较前舒适,肌力增加。

处方、剂量 6月23日方加五加皮、补骨脂各15克。20剂。

大师点评 因长期不能随意运动则肌肉萎缩松弛,筋脉失养则知觉迟钝无痛感。治疗痿病决不能拘泥于"独取阳明",应辨明病因,分清脏腑虚实,一方一法,辨证施治。

学生心得 痿病的病因除"肺热叶焦"、"因于湿……弛长为痿",以及邹滋九所谓的"痿乃肝、肾、肺、胃四经之病"外,脾虚也是导致痿病的原因之一。治疗痿病时,若在各证型方剂的基础上配伍强筋骨,通经络药物,有助于增强肌力的恢复,提高疗效。亦不能只补阴而忘扶阳,不仅要温肾阳,还要扶脾阳。若单纯应用养阴之剂,无阳性流动之品,则药物之效难达病所。此即阴中求阳、阳中求阴之理也。

"二八则肾气盛。"少年之际,生机旺盛,须有充足精血以供骨脉筋肉生长之需要。该患者10岁即抬腿困难,步履艰辛,乃骨软筋弱之象。故用黄芪、白术、当归、鸡活血藤,益气健脾,活血补血,养血通络。然"善补阴者,必于阳中求阴",且肾之阳气能促进阴精的化生。故投以肉苁蓉、山萸肉、金狗脊温阳之品,温肾而不刚燥,无动阴之弊,且有强筋骨利机关之功。以上诸药配伍乃"阴精得阳助而益充,得血养而益盛"之意。

巴戟天、金狗脊入肝肾经,既能强筋骨又能祛除风湿,尤适用于风寒湿痹久著肢体造成肌肉日渐萎缩,肌力减弱的痹痿病。用土元破血逐瘀,续筋接骨,又用淡全虫熄风止痉,引各种风药直达病所,对于此病患之肌肉震颤、抽搐具有较好疗效。为防湿邪久滞不去,阻滞经络,又以威灵仙、五加皮、扦扦活、穿山龙清热祛风湿并增强舒筋活络之功。全方配伍,补运得调,患者自觉肌力增强,身体舒适。虽经补益,肝肾精血渐生,但恢复萎缩之肌肉尚需时日,所以还应守方守法继续服药以资疗效。

案五

吴某某,女,57岁,2011年10月20日初诊。

主诉 四肢萎软乏力、麻木3年。

病史及刻下症见　患者3年前突发四肢不能活动,下肢不能行走,在武汉同济医院诊断急性神经炎,给予抗生素、维生素、激素治疗后,四肢活动能力恢复,但遗留四肢麻木不仁感。膝关节以下伴酸胀明显,遇冷痛甚,肌肉拘挛,双上肢麻木伴精细动作不利,遇冷、麻木疼痛症状加重,伴全身乏力,易汗,饮食、睡眠及二便正常。检查示:双臀部及大腿部肌肉瘦削,双上肢臂部细瘦;双上肢及下肢肌力均为Ⅲ级。舌暗苔白腻,脉细弦。

处方、剂量　大抽芪35克,鸡活血藤、生炒仁米、威灵仙各20克,炒白术、千年健、五加皮、金狗脊、扦扦活各15克,伸筋草、八楞麻、穿山龙、土元、路路通各10克,淡全虫6克。20帖。

二诊　2011年11月10日。

病史同前,患者诉服药后双上肢麻木、酸胀感较前改善,双下肢萎软症状无明显缓解,伴腰部酸软,动后易出汗,饮食、睡眠及小便正常,大便稀溏。舌淡红苔薄白,脉弦。

处方、剂量　2011年10月20日方去扦扦活,加怀山药25克,葛根20克,炙蜈蚣2条。20帖。

三诊　2011年12月8日。

病史同前,服药后肢体麻木萎软较前明显好转,仍有腰部酸痛,动辄汗出,纳尚可,二便调,夜寐安。检查示:双臀部及大腿部、双上肢臂部肌肉均较初诊时增粗;双上肢及下肢肌力均为Ⅳ⁻级。舌淡红苔白,脉细弦。

处方、剂量　2011年10月20日方去扦扦活、白术,加怀山药30克,粉葛根20克,炙蜈蚣2条,细辛6克。30帖。

大师点评　治痿不拘泥于独取阳明,更何况该患者属于痹痿同病。关于痿病各代医家均有论述,首见于《内经》,《痿论》曰:"五脏因肺热叶焦,发为痿。"《生气通天论》曰:"湿热不攘,大筋软短,小筋弛长,软短为拘,弛长为痿。"《素问·脏气法时论》又曰:"脾病者,身重善肌肉痿,足不收行。"认为痿病主要是由肺热、湿热、脾虚所致,而在治疗上仅提出"独取阳明"。后世医家在此基础上,不断有所发展。李中梓把痿分为:湿热痿、湿痰痿、血虚痿、阴虚痿、血瘀痿、食积痿等型。在治疗上专重于肝肾,因肾主骨而藏精,肝主筋而藏血,故肝肾虚则精血竭,致内火消灼筋骨为痿,治当补养肝肾。张景岳也说:"元气败伤,则精虚不能灌溉,血虚不能营养。"朱丹溪指出:"痿之不足,阴血也。"清代林珮琴"参而酌之"将痿病之因概括为:湿热蕴阻、阳明脉虚、肝胃阴虚、肝肾阴虚、肾督阳虚、瘀血留著等六类,辨证而各立治法方药,甚为全面。

虽然有"治痿独取阳明"之论,但在临床上更应着重辨证论治。如本例患者的临床表现在任何教科书中都找不着,她既有痿病的临床表现,亦有痹病的临床表现,但只要抓住"证"这个主线,结合患者的个体差异,进行处方用药,仍然可取得预期的疗效,这就是我们常说的"师古而不泥古"。当然,这类疾病可能有的病人在短时间内没有取得较明显的疗效,只要辨证正确,就需要坚持"守法守方"了!

学生分析　本病初诊为急性神经炎,后经"三素"(抗生素、维生素、激素)并用,下肢活动不利症状虽有部分改善,但遗留下四肢麻木不仁,膝关节以下酸胀明显,遇冷痛甚,肌肉拘挛,双上肢麻木伴精细动作不利,久之出现臀部及上下肢肌肉瘦削、痿弱不用。根据其临床症状,可以诊断为痿病,辨证为气虚血瘀;然据其兼症又可诊断为痹病,辨证为寒湿痹。对于本病,中西医在认识上基本一致,但又有区别。

　　西医认为,类似于本例中的肢体瘦削乃由于肢体瘫痪(包括上运动神经元性和下运动神经元性瘫痪)或肢体关节病变限制肢体运动,致使肢体长期失用而致的肢体运动肌肉废用性萎缩。这正好符合法国博物学家拉马克所提出的"用进废退"原理,亦即是由于长期不运动,局部组织的血液供应和物质代谢降低所致。结合其检查示:双臀部及大腿部肌肉瘦削,双上肢臂部细瘦;双上肢及下肢肌力均为Ⅲ级。似为进行性肌营养不良综合征。而四肢麻木不仁感明显,膝关节以下伴酸胀明显,遇冷痛甚,肌肉拘挛,双上肢麻木伴精细动作不利,遇冷麻木疼痛症状加重等临床表现,似属风湿性关节炎(因本例患者未做相关检查)。而风湿性关节炎是一种常见的急性或慢性结缔组织炎症。可反复发作并累及心脏。临床以关节和肌肉游走性酸楚、重着、疼痛为特征,属变态反应性疾病。

　　故本例患者属于大师在其专著中所描述的痹痿同病。治疗采用益气健脾,活血化瘀,除湿止痛。由于大师辨证准确,选药精当,量大效速,彰显了大师数十年的功力,亦给吾等上了一堂生动的临床案例课,令吾侪大开眼界、印象深刻!方中取大剂量黄芪补气生血;鸡、活血藤能养血活血;威灵仙、千年健、五加皮、扦扦活、伸筋草、生炒仁米、炒白术等健脾除湿;金狗脊既能祛风湿,又能补肝肾;八楞麻能清热解毒,祛风除湿;穿山龙、土元、路路通、淡全虫等活血化瘀而止痛。全方贯穿了痹痿同治的思想,取得疗效后,能守法守方,共进了40剂,获得了显著的疗效,实属难能可贵!

　　获得如此疗效,其中和运用大剂量黄芪密切相关。历代医家均盛赞该药,考证黄芪始载于《神农本草经》。古代写作黄耆,李时珍在《本草纲目》中释其名曰:"耆,长也。黄耆色黄,为补药之长,故名。"如张景岳:"(黄芪),因其味轻,故专于气分而达表,所以能补元阳,充腠理,治劳伤,长肌肉。"(《本草正》)张秉成:"(黄芪)之补,善达表益卫,温分肉,肥腠理,使阳气和利,充满流行,自然生津生血,故为外科家圣药,以营卫气血太和,自无瘀滞耳。"(《本草便读》)李东垣:"黄芪既补三焦,实卫气,与桂同功,特比桂甘平,不辛热为异耳。但桂则通血脉,能破血而实卫气,芪则益气也。又黄芪与人参、甘草三味,为除燥热、肌热之圣药。脾胃一虚,肺气先绝,必用黄芪温分肉、益皮毛、实腠理,不令汗出,以益元气而补三焦。"(引自《本草纲目》)从众医家对黄芪的评述中可以看出:黄芪具有补气固表、利水退肿、托毒排脓、生肌的作用。

　　现代药理研究,黄芪含皂苷、蔗糖、多糖、多种氨基酸、叶酸及硒、锌、铜等多种微量元素。有增强机体免疫功能、保肝、利尿、抗衰老、抗应激、降压和较广泛的抗菌作用。该项药理作用,或为治疗痹痿同病的重要药物之一,大师深谙此道,亦彰显了大师兼收并蓄的博大胸襟。

案六

　　史某某,男,19岁。2011年7月7日初诊。

　　主诉　双下肢肌肉瘦弱乏力12年。

　　病史　患者7岁时于上海儿童医院诊断为进行性肌营养不良。1999年6月2日上海儿童医院检查示:谷丙转氨酶:195U/L,谷草转氨酶:170U/L,乳酸脱氢酶:1041U/L,肌酸磷酸激酶:8060U/L。2011年2月14日无锡市二院检查示:谷丙转氨酶:57.2U/L,尿酸:464μmol/L。

　　刻下症见　精神疲乏,肌肉瘦削,下肢无力,无法站立,腓肠肌假性肥大显著,两足内翻,双下肢肌张力增高,肌力Ⅰ级,双上肢张力基本如常,肌力Ⅲ级,脊柱变形,畏寒。舌淡红胖大,脉滑数。

诊断 中医:痿病(肝肾不足)。

西医:进行性肌营养不良。

治法 补益肝肾,强筋健骨,活络关节。

处方、剂量 千年健15克,五爪金龙15克,伸筋草15克,淡全虫5克,垂盆草20克,五味子25克,当归15克,炮山甲先煎10克,净连翘15克,金狗脊15克,巴戟天12克,肉苁蓉10克,穿山龙12克,补骨脂10克,生炒仁米各15克。20帖。

二诊 2011年7月28日。

来人代诉,病史同前,服药后乏力好转,精神提振。

原方去生炒仁米,加牛角鰓10克,苍白术各10克。20帖。

三诊 2011年8月18日。

来人代诉,服药后精神状态好转,腓肠肌较前变软,下肢较前有力,但是小腿依然畏寒。

处方、剂量 原方去伸筋草,生炒薏米,加苍白术各12克,牛角鰓12克,大功劳12克,炒杜仲12克。20帖。

大师点评 痿病的治疗不能拘泥于"治痿独取阳明"之法,须辨证论治,有其证必有其法。本病诊断要点是精神疲乏,肌肉瘦削,无法站立,症状典型,不难诊断。其中虽有湿热为患者,但至痿弱症状出现时,则外邪多已不显,主要矛盾当是精血不足,筋脉失濡,脾虚不主四肢肌肉所致。所以治疗当以大剂填补肝肾精血为要,兼顾健脾利湿,活血舒筋。

学生心得 进行性肌营养不良症从临床表现看,属于中医痿病范畴。李老认为,早期治疗有望痊愈,晚期治疗控制症状。在治疗痿病时,李老用千年健、五爪金龙、伸筋草直入肝肾两经,入肝尤善通经络,疗肢体麻木,屈伸不利;尤其是千年健主用于日久不愈,邪入筋骨,正气偏衰,气血运行不畅,脉络痹阻,肢体瘦削痿废失用之痹痿病。而五爪金龙、穿山龙在肌肉初始麻硬状态时使用能使肌肉变软转好。因痿病多有转氨酶、肌酸磷酸激酶等增高的现象,所以选用具有显著降酶功效的垂盆草、净连翘,且净连翘宣透散邪,总治三焦诸经之火,心肺居上,脾居中州,肝胆居下,一切血结气聚,无不条达而通畅也。淡全虫息风镇痉,攻毒散结,通络止痛。盖五味子五味俱全,能滋肝肾之阴,升脾胃之津,收肺肾耗散之气,入肾有固精养髓之功;当归、炮山甲活血补血,散瘀通络;金狗脊、巴戟天、肉苁蓉、补骨脂,补肝肾,强筋骨;薏苡仁阳明药,健脾益胃,清利湿热,无论何种痿病都存在湿邪留滞和脾虚湿困两种病理状态,而本药具健脾利湿、舒利经筋的双重功效,为痿病不可缺少的药物之一。服20剂之后腓肠肌已由僵硬转软,李老说这是好转的迹象。复诊加功劳叶清热除蒸疗腰腿酸软;牛角鰓入其阴血分,杜仲益精气,健筋骨,补肝肾之精血;苍术通治三部之湿,足膝痿软,以燥湿驱邪;白术健脾补虚,以兼顾健脾利湿。疗效可赞,继续服药中。

案七

姚某某,男,50岁,2011年7月7日初诊。

主诉 四肢先后进行性乏力20个月。

病史 患者于2009年9月开始出现右膝关节痛,后出现右下肢无力,呈进行性加重,现已不能行走,右手握持无力,在外院就诊诊断为慢性轴索型周围神经病,相关检查:CK:412.8U/L,CKMB:26.4U/L,脑脊液生化:U-TP蛋白0.7g/L,LDH:12U/L,神经内科肌电图示:脊髓前角细胞损害可能,肿瘤标志物:铁蛋白506ng/ml,结缔组织全套:抗RNP抗体(+)。

刻下症见 全身肌无力,不能行走,以右侧肢体明显,偶咳嗽无力,纳可,二便调,夜寐安。舌红苔薄腻微黄,脉细。

诊断 痿病(肝肾两虚型)。

治法 补益肝肾,舒筋活络。

处方、剂量 黄芪35g,当归15g,威灵仙15g,土元10g,五爪金龙15g,五味子20g,垂盆草20g,伸筋草15g,淡全虫7g,炮山甲(先煎)10g,炙水蛭6g,鸡活血藤各15g,白僵蚕15g,千年健15g。30帖。

二诊 2011年8月4日。

服药后大便溏,时身灼热,无汗,全身无力感有所好转,余无不适。舌淡红苔薄腻,脉细。

处方、剂量 上方去威灵仙,加淮山药20g,穿山龙15g。30帖。

大师点评 痿病以肢体软弱无力、功能活动障碍、肌肉萎缩为主要临床表现,各种类型的痿病均以软弱无力为特征。本病病因病机虽有虚实之别和外感与内伤之分,实质为脾胃虚弱、肝肾亏虚、五脏内热、久病正衰、气血双损等导致四肢百骸得不到充足的精血濡养,则肢体痿弱不用而发病。诸多研究认为,痿病与遗传有关,实则不然,临床所见大部分与遗传关系并不紧密,而且有传男不传女之象。早期有希望治愈,晚期可以控制症状。治当补养肝肾,舒筋活络,佐健脾益气,滋阴润肺;适当配合针灸推拿理疗按摩则疗效更佳。如当归养血柔肝;治痿独取阳明用淮山药,肌肉萎缩补肾用巴戟天、补骨脂;垂盆草、五味子、连翘等降酶效果较好;先小腿痿软用五爪金龙、穿山龙活血通络,鸡活血藤补血养血活络。

学生心得 痿病是指肢体筋脉弛缓,手足软弱无力,不能随意运动或伴肌肉萎缩的一种病症。清代医家翁藻云:"痿病手足疾软而无力,百节纵缓而不收,通身不痛。"李老指出,痿病的治疗应分清外感与内伤,确立祛邪与扶正法的使用,其次再辨明脏腑病位,有的放矢地用药,在补肝肾的同时注重从肺、脾、胃调治。脾胃为后天之本,气血生化之源,人体的全身肌肉,四肢百骸,都有赖于水谷精微物质的供养,才能维持其正常的功能活动。若饮食不节,嗜食膏粱厚味,或思虑过度而伤脾,或素体脾弱健运失司,清阳不升,精微不布,四肢不充,日久则肢体痿废不用。李老认为"治痿独取阳明"是强调从脾胃着手,或健脾胃,或清湿热以治痿病,并重视脾胃功能的健运,时时顾护胃气,但并非"独取"。因经络是气血循行的通路,经络闭阻乃痹病病机,而痿病肢体活动减少,经络易于瘀滞或积血不消,影响气血的运行,可更致筋骨失却濡养,关节不利,肌肉萎缩,李老治疗多用舒筋通络法。本例患者乃属肾精亏虚,肝血不足。根据"肝肾同源"、精血互生之论,以补肾为法。治疗当以补肝肾,填精补血,强筋续骨,舒筋活络,佐健脾益气,滋阴润肺,以获全功。方中五爪金龙、伸筋草直入肝肾两经,入肝尤善通经络,疗肢体麻木,屈伸不利。穿山龙归肝肺经,功善祛风活血通络,清肺化痰。淡全虫配伍白僵蚕息风镇痉,攻毒散结,通络止痛,对于风寒湿痹久治不愈,筋脉拘挛,甚则肢体痿废,作用颇佳。水蛭归肝经,咸苦入血,逐瘀通经络,并且最新药理学提示其具有改善血流变作用。五味子,能滋肝肾之阴,升脾胃之津,收肺肾耗散之气,入肾有固精养髓之功。穿山甲味淡性平,气腥而窜,其走窜之性,无微不至,故能宣通脏腑,贯彻经络,透达关窍,凡血凝血聚为病,皆能开之。诸药合盟,功效独特。

二、痹证临证方药解析

20世纪80年代，李大师著有积攒了他重要痹证临证心悟的专著《痹证通论》，其中收载了大量李老常用和自拟的治痹方药，从中我们可以看到李老对痹病治疗的独到之处。我们的传承重点，就应该是李老的痹病临证思路。我们希望通过对李老长期以来临床用药的分析研究，从中寻找诊治痹证新的突破口。我们学习的部分体会也附于其间。

（一）皮痹气虚血滞型

主症　皮肤板硬，肌肉萎缩，肌肤甲错，皮骨相贴，捏之不起，皮色呈褐色或黑褐色，伴口眼干涩，形体羸瘦，面色萎黄或晦滞，舌质瘦薄或有瘀斑，苔少脉沉细涩。

证候分析　皮痹日久，气血亏耗，肌肤失养，故肌肉萎缩，皮骨相贴，形体羸瘦，面色晦滞；瘀血未除，皮络未通，湿痰死血，凝成硬块，而致肌肤甲错，皮色变褐。此时虽有血瘀之实，然气血之虚亦不容忽视，愈瘀愈虚，愈虚愈瘀，故治之宜虚实兼顾。

治则　益气养血，活血化瘀通络。

处方　桃红四物汤（《医宗金鉴》）加减。

炙黄芪15g，潞党参12g，全当归12g，川芎6g，紫丹参12g，生、熟地各9g，桃仁6g，红花6g，刺猬皮9g，露蜂房9g，干地龙9g，鸡、活血藤各9g。

方义略释　黄芪、党参益气健脾；当归、川芎、丹参、鸡活血藤养血活血，祛瘀生新；桃仁、红花、露蜂房、干地龙化瘀通络；刺猬皮以皮行皮；生熟地并用，养阴生津。本方标本并治，以养为主，以通为辅，扶正不留瘀，化瘀不伤正。

加减法　面色黧黑，舌有瘀斑，可并用大黄䗪虫丸，关节疼痛，可加用大活络丹；若舌质瘦薄偏红，加地骨皮15g，重用生地至30g。

分析　桃仁四物汤（地黄、当归、川芎、芍药、桃仁、红花）是活血化瘀的基本方。痹的本质是经络痹阻，在皮痹则难说因瘀致痹。因此，以本方养血兼活血的思路是正确的。考虑到痹与皮的两大特点，加用补气药以加强补益之功；加用了藤类、虫类药加强对痹的针对性。

（二）肌痹热毒型

主症　肌肉剧痛，手不可触，可见全身皮肤散在性红斑，眼睑及面部尤甚，红斑色泽鲜红，高热口渴，喜凉饮，心烦躁动，甚则神昏谵语，口苦咽干，大便燥结，小溲黄赤，舌质红或绛苔黄干，脉洪大滑数。

证候分析　素蕴肺胃之热，感受风温热毒，内外相会，气血两燔。血热妄行，阳络伤则血外溢，见全身皮肤散在红斑；热毒灼伤肌络，壅滞血脉，故肌痛；肺胃热蒸，耗伤津液故口渴咽干、便结溲黄；热犯心包，扰动心神，故烦躁不宁、神昏谵语。舌脉均示热毒之象。

治则　清热解毒，凉血化瘀通络。

处方 犀角地黄汤(《备急千金要方》)加味。犀角地黄汤原方由犀角、地黄、芍药、丹皮构成,功用是清热解毒,凉血散瘀,主治热入血分,迫血妄行,证见吐衄、发斑等。李老加土牛膝、白芍、土茯苓、板蓝根、地龙、甘草,加强了原方的清热解毒功效;另增了酸甘化阴、缓急止痛、息风止痉的药物。

犀角0.3g,细生地50g,赤、白芍各15g,丹皮20g,土茯苓50g,土牛膝15g,板蓝根30g,干地龙15g,生甘草9g,生大黄(后下)6g。

本方中犀牛角水磨汁冲服。若无,以水牛角15g代替。打碎先煎。

方义略释 犀角、土茯苓、土牛膝、板蓝根、生甘草清热解毒,赤白芍、丹皮、地龙凉血活血通络,生地黄凉血滋阴除痹,生大黄逐泻肺胃之热。其中生地及土茯苓用量宜大,热毒炽盛阴伤较重者,生地可用至100g,土茯苓可用至100g。

加减法 肺胃热盛而毒血症状不明显者,可减犀角、丹皮,加生石膏(打碎先煎)50g,肥知母、山栀子各15g;神昏谵语者,可加服安宫牛黄丸;口渴咽干较甚加肥玉竹、北沙参15g,便结不下、津枯液亏者,加全瓜蒌(打)15g,火麻仁9g。

分析 犀角地黄汤同名方甚多,主要功效多为清热解毒,凉血散瘀。用于主治热入血分证,热迫血溢证。大师以《备急千金要方》卷十二所载方(组成:芍药三分,地黄半斤,丹皮一两,犀角屑一两。上切。以水一升,煮取四升,去滓,温服一升,一日二三次)为基本方。其中犀角屑用牛角作代用品,加味治疗肌痹病,是其独创。

(三) 肌痹寒湿型

主症 肌肉酸胀、疼痛,麻木不仁,皮损暗红,四肢萎弱无力,每遇冷时肢端发凉疼痛,伴畏寒肢冷,关节疼痛,面白唇淡,舌淡苔白腻或有齿痕,脉沉细或濡缓。

证候分析 寒凝气血,湿阻脉络,故肌肉酸胀、疼痛,麻木不仁,皮损暗红,寒湿郁遏阳气,阳郁不达四末,故肢冷节痛;寒湿困脾,中州不振,精微不布,故四肢萎弱无力;寒湿阻滞脉道,故脉沉细或濡缓,气血不荣,则面白唇淡。

治则 散寒化湿,解肌通络。

处方 温经解肌汤(自拟方)。

葛根30g,香白芷6g,制川、草乌(先煎)各6g,生、炒薏米各20g,白茯苓15g,五加皮、宣木瓜、川桂枝、路路通各9g,炙马钱子粉0.6g(随汤送服)。

方义略释 葛根、白芷解肌疏表,川草乌、马钱子散寒定痛,薏米、茯苓、五加皮、宣木瓜渗利水湿,健脾扶中,桂枝、路路通通经疏络。

加减法 肌肉萎缩加党参9g,炙黄芪、熟地黄各15g;吞咽不利,食后泛恶加姜半夏6g,莱菔子、苏梗各9g。

亦可用药酒:粉葛根50g,香白芷20g,炙乳、没各9g,制川、草乌各6g,白花蛇一条,放入500g白酒(或黄酒)内,浸泡5天后服用,每次15g,每日1次。

分析 本方中薏苡仁生用则利湿舒筋,炒用则健脾利水。常生、炒薏米同用,一般用量为各15g。据病情可用至各25~50g。久服无副作用。

温经解肌汤方解:葛根味辛性凉,辛能外透肌热,凉能内清郁热;白芷,性温味辛,解表散寒,祛风止痛,又可助葛根外透郁热,《滇南本草》记载:白芷祛皮肤游走之风,止胃冷腹痛寒痛,周身寒湿疼痛。两者相互配伍,为君药,温经散寒,祛风除湿,且可疏解风寒阻遏之阳气。马钱子为治疗痹病之要药,别名番木鳖、苦实把豆儿,归肝、脾二经。《本草纲目》记载:"苦,寒,有毒,通络止痛。"需经炮制而用,止痛疗效好。现代药理研究,马钱子内含主要活性成分为番木鳖碱(士的宁,strychnine)和马钱子碱(brucine),马钱子碱有镇痛、镇静作用,故马钱子用以关节、肌肉疼痛明显之风湿顽痹。川乌、草乌二药,辛、苦、热,有大毒,归心、肝、肾、脾经,祛风除湿、温经止痛的功效,主治风寒湿痹、关节疼痛。《本草纲目》载:"乌头有两种,出彰明者即附子之母,今人谓之川乌头是也;其产江左山南等处者,乃本经所列乌头,今人谓之草乌头是也。"《本草求真》载:"草乌头,《本经》治恶风洗洗汗出,但能去风而不能回阳散寒可知。乌附五种,主治攸分:附子大壮元阳,虽偏下焦,而周身内外无所不至;天雄峻温不减于附,而无顷刻回阳之功;川乌专搜风湿痛痹,却少温经之力;侧子善行四末,不入脏腑;草乌悍烈,仅堪外治。此乌、附之同类异性者。至于乌喙,禀气不纯,服食远之可也。"二者主要含乌头碱(aconitine),毒性极强,须经炮制后方可入药,有很好的抗炎、镇痛、局麻作用,善于止风寒湿痹之周身关节疼痛明显者。马钱子与川草乌合用,马钱子性寒,而川草乌性热,相互配伍,寒热并用,止痛作用强,三者药味峻猛,且有毒性,一般医家较少使用,不失为憾事,但使用剂量因人而异,小剂量开始使用。薏仁米及茯苓健脾除湿,五加皮、宣木瓜、川桂枝、路路通祛湿通络止痛。

本方适用于风寒湿邪之痹证,兼见表证,以周身关节、肌肉酸痛明显为主要症状。因本方马钱子、川草乌联合使用,止痛效果极佳,但三药有大毒,故使用时可加用甘草 10~30g,减低毒性。

(四)肌痹脾肾两虚型

主症 肌肉麻木不仁、松弛无力、萎缩,四肢怠惰。伴有面色萎黄或㿠白,身体消瘦,脘腹微胀,纳谷不香,便溏,吞咽困难,毛发稀疏,畏寒肢凉,舌淡苔白,脉沉迟弱。

证候分析 此型多见于肌痹后期,日久不愈,累及脾肾。脾主四肢,肾为作强之官,脾肾虚则肌肤不仁,肌肉软弱无力,四肢怠惰;脾之精微不足,肌肉失养萎缩,身体消瘦,脾虚不运,肾阳失煦,则脘腹微胀、纳谷不香、便溏,咽肌无力故吞咽困难,气血生化不足,毛发稀疏脱落;肾阳不足,寒从内生,故畏寒肢凉、舌淡苔白、脉沉迟弱。

治则 温肾补脾,益气养血。

处方 生肌养荣汤(自拟方)。

熟地黄、何首乌各 15g,淮山药 12g,山萸肉 9g,阿胶、鹿角胶(烊化冲服)各 9g,淡附片(先煎)9g,上肉桂 5g,巴戟天 9g,潞党参、全当归各 9g,鸡、活血藤各 9g,细砂仁 6g,广陈皮 9g,炙马钱子粉(随汤送服)0.6g。

方义略释 熟地、首乌、淮山药、山萸肉、阿胶、鹿角胶大补阴血;淡附片、上肉桂,巴戟天温补命火,求阳于阴血之上;党参培补中气;当归、鸡血藤、活血藤养血活络;砂仁、陈皮行气健脾,用于补药之中,使之补而不滞,炙马钱子粉增强肌肉收缩力。

加减法 心悸气短,动则悸甚,加紫石英 25g,茯神、五味子各 9g;便溏减当归、阿胶、鹿角胶,加肉豆蔻、炮姜各 9g;呃逆、吐涎沫,减地黄、阿胶、鹿角胶,加姜半夏 6g,高良姜、小茴香、旋覆花各 9g。

分析 本方之名与气血双补的人参养荣汤相似,但该方由人参、白术、茯苓、甘草、陈皮、黄芪、当归、白芍、熟地黄、五味子、桂心、远志组成。主治:脾肺气虚,荣血不足,惊悸健忘,寝汗发热,食少无味,身倦肌瘦,色枯气短,毛发脱落,小便赤涩。亦治发汗过多,身振振摇,筋惕肉瞤。而本方由大量补阴血药物,配以补气和壮阳的药物。正如张景岳所说:"善补阳者,当以阴中补阳,则阳得阴助而泉源不竭。"

李老辨肌痹、肉痿、脚气、中风后遗症

肌痹病情较为复杂,往往与肉痿、脚气、中风后遗症有相似之处,故辨当细心。

(1) 似痿非痿。痿病多由内伤,肌痹必由外感;痿多无痛,肌痹多有疼痛;痿多起于下肢,肌痹起于四肢近端大肌肉;痿病的肌无力、肌萎缩较重,肌痹则较轻。

(2) 似脚气非脚气。脚气必由脚起,渐及于上,肌痹发病多在四肢近端大肌肉;脚气发展迅速,内攻脏腑,病多危重,肌痹则相对较缓;脚气预后较差,肌痹除并发肿瘤外,一般预后较好。

(3) 似中风非中风。中风多由肝肾不足、阴虚火旺、风火相煽,或怒伤肝、气逆血菀,或风痰上扰、痰阻清窍所成,肌痹则由外感风寒湿热毒邪所致;虽均可有手足不遂之症,但中风多突然发生,伴有口眼㖞斜、舌强言謇,肌痹多缓慢发生,逐渐加重,不伴有口眼㖞斜、舌强言謇等症。

(五) 脉痹阳虚型

主症　脉搏减弱或消失,患肢皮温较低、畏寒怕冷、麻木冷痛,遇寒则甚。伴有面白唇淡或暗,疲倦乏力,腰冷。舌淡苔白,脉沉迟无力。

证候分析　素体阳虚,阴寒内盛,感受寒邪,两寒相得,凝滞气血,脉道不畅或不通,则脉搏减弱或消失;阳虚阴盛,阳气不达,则皮温较低、肢冷麻木疼痛;寒则皮表血管收缩,气血不能上荣,则面白唇淡,舌淡苔白;寒则腰府失煦,气不化津,故腰背冷痛、小溲清长。

治则　温经散寒,活血通脉。

处方　阳和复脉汤加减。

炙麻黄、川桂枝各9g,炙川、草乌(先煎)各6g,鹿角胶(烊化冲服)9g,当归身9g,川芎6g,白芥子9g,巴戟天、熟地黄各12g,另用炙山甲、干地龙、地鳖虫各15g,蜈蚣2条,共研。

方义略释　阳气旺则阴翳散。麻黄、桂枝发汗解肌、宣通阳气;川草乌逐寒通络;鹿角胶、熟地黄、巴戟天温肾益精;当归身、川芎养血活血;白芥子温辛化痰;炙山甲、干地龙、地鳖虫、蜈蚣通结散瘀。全方辛开温散,攻补并用。

加减法　头晕目暗、记忆减退,加炙黄芪15g、升麻3g、北柴胡6g;心悸气短懒言加茯神9g、淡附片6g、北五味子9g;病在上肢、疼痛较甚加片姜黄9g、制乳没9g;病在下肢加川牛膝、宣木瓜各9g;腰膝冷痛加桑寄生、炒杜仲、炒川断各9g。

分析　本方主要由阳和汤及复脉汤加减而成。阳和汤出自《外科证治全生集》。由熟地、肉桂、麻黄、鹿角胶、白芥子、姜炭、甘草组成。功能温阳补血,散寒通滞。主治阴疽。复脉汤即炙甘草汤,出自《伤寒论》。由炙草、桂枝、人参、生地、阿胶、生姜、麦冬、麻仁、大枣、白酒(少量)组成。功能滋阴养血,益气温阳,复脉定悸。主治阴血不足,阳气虚弱。若病程长,则加虫类药,增加其活血化瘀作用。总之,达到温经散寒、活血通脉、复脉止痛的目的。

(六) 脉痹热毒血瘀型

主症　脉搏减弱或消失,患肢胀痛,身热而赤,头重头痛,多汗夜间尤甚,可伴有关节红肿

热痛或结节性红斑,行路则腿胀痛难忍;口干咽燥,溲黄便结,舌红绛或紫暗有瘀斑苔薄黄。

证候分析 素有热毒内蕴,外感热毒之邪,侵入血脉,耗津伤液,血液被煎熬而浓缩积聚,渐成瘀血。热毒瘀血阻滞血脉,故脉搏减弱或消失;热毒灼伤脉络,故患肢胀痛、关节红肿热痛,或出现疼痛较剧的结节性红斑。热毒熏蒸,耗津伤液,故身热面赤、头重头痛、多汗夜甚、口干咽燥、便结溲黄、舌红绛等。此为热甚而毒,热毒而瘀。

治则 清热解毒,凉血生津,化瘀通络。

处方 四妙通脉汤(自拟)。

金银花30g,蒲公英、土茯苓各50g,野菊花15g,生石膏(打碎先煎)25g,肥知母、凤丹皮各9g,生地黄30g,肥玉竹15g,干地龙、丝瓜络、生甘草各9g。

方义略释 双花、公英、土茯苓、野菊花、生甘草清热解毒,大剂量直折邪热;生石膏、肥知母清泻阳明热邪;凤丹皮、生地黄、肥玉竹凉血生津;干地龙、丝瓜络通络化瘀。

加减法 大便燥结,口臭鼻干,加生大黄(后下)9g;关节或结节性红斑痛甚加炙乳没各12g;心烦躁动加黄连9g;腹痛加杭白芍15g,头痛抽搐,加生龙牡(先煎)各25g,钩藤(后下)15g,生石决明(先煎)15g;溲血者,加生蒲黄9g,大小蓟各9g,生地榆9g。

分析 "四妙"是指本方有金银花、蒲公英、土茯苓、野菊花四味主药,功效绝妙,量大力专,服药之后,作用迅速,清热解毒,使邪祛病除。

其他疗法 针刺取穴:上肢无脉取太渊、尺泽、少府、少海、内关、曲泽、膈俞、心俞,下肢无脉取解溪、内庭、不容、血海、三阴交、膈俞。每次取三四穴,留针30分钟,肢体穴位每10分钟提插1次。

若服水药不便,或服水药病情好转,为巩固疗效,可服三参复脉丸(自拟)。

三参复脉丸:小红参、紫丹参、西洋参(或用球儿参代)各30g,川桂枝、川芎、川牛膝各25g,炙黄芪50g,广地龙15g,丝瓜络30g,鸡血藤、羌独活各25g,广陈皮、白茯苓各20g。

上药共为细末。另以生熟地、山萸肉各30g熬成浓汁,兑入适量蜂蜜,炼蜜为丸。每丸重约5g,早晚各服1丸。

(七)筋痹湿热型

主症 肢体沿经脉走行方同出现掣痛胀痛或灼痛,饮酒痛剧;伴胸胁苦满,口苦咽干,面色灰垢或萎黄,舌红苔白厚腻或黄腻,脉濡数。

证候分析 湿热阻滞,灼伤筋脉,故疼痛如掣;酒性温烈,助湿化热,故饮酒疼痛加剧,湿阻肝阳之经,肝胆瘀热则胸胁苦满,口苦咽干;湿热上蒸则颜面灰垢,苔腻而厚。湿盛则脉濡,热盛则脉数。

治则 清热利湿,舒筋活络。

处方 三妙舒筋汤(自拟)。

炒苍术9g,炒黄柏15g,龙胆草25g,宣木瓜、川牛膝各9g,薏仁米30g,丝瓜络、木通、泽泻各9g,土茯苓50g,生甘草9g。

方义略释 二妙散(黄柏、苍术)、龙胆草清热燥湿,泻肝胆之火,宣木瓜、川牛膝、薏仁米祛湿舒筋,引诸药下行,木通、泽泻利湿泻热,导内湿从小溲而出,丝瓜络舒筋通络;土茯苓、生甘草清热解毒。

加减法 拘挛痛甚加杭白芍25g,伸筋草9g;口干口苦、目赤耳聋加栀子、细生地各15g;

久痛络瘀加地龙、地鳖虫各 9g。

分析 二妙丸是中医用于燥湿清热的基础名方,以炒制的苍术、黄柏按照 1:1 的比例制成的中药成方制剂,用于湿热证,尤其是湿重于热证。三妙丸的功能主治是燥湿清热,消肿止痛;主要用于湿热下注引起的湿热痹病等症;本方言"三妙",取其燥湿清热之意,以黄柏、苍术、龙胆草三味主药。

其他疗法

(1) 夏天无注射液 4ml,环跳穴或痛点封闭,每日 1 次,10 日为一疗程。

(2) 300% 甘草注射液 4ml,在痛点局部注入,隔日 1 次,4~7 次为一疗程。一般急性者须注射一个疗程,慢性者须注射两个疗程。

(八) 筋痹瘀阻型

主症 疼痛加锥如刺,固定不移,痛不可按,寒热多不明显,面色晦滞,舌质紫暗或有瘀斑苔白,脉沉涩或细弦。

证候分析 外伤扭屈,损伤筋脉,或筋痹不已,久痛入络,瘀血阻滞,经气不通,故疼痛如锥刺;痰血为实故痛不可按。舌脉亦为血瘀之象。

治则 活血化瘀,舒筋通络。

处方 化瘀舒筋汤(自拟)。

川芎 9g,桃红各 9g,炙乳没各 9g,当归身 9g,鸡活血藤各 9g,五加皮 9g,丝瓜络、橘络各 6g,路路通 9g,宣木瓜 15g,川牛膝 9g。

另以全蝎 15g、蜈蚣 4 条、白花蛇 15g、地龙 9g 共研细末,每服 3g,随汤送服。

方义略释 川芎、当归、鸡血藤、活血藤养血活血;桃红、乳没、四虫活血化瘀,开闭通结;五加、木瓜、牛膝、丝瓜络、橘络、路路通舒筋通络。

加减法 舌质隐青,身寒加淡附片 6g,巴戟天、川桂枝各 9g;腰痛加炒杜仲、炒川断各 9g,炙山甲 6g。

分析 顽痹发病,始因外邪侵袭,邪阻经络,气血瘀滞不通,终致经络久痹,气血不达,不能荣养肢体而诸症蜂起。正如王清任所说"元气即虚必不能达于血管,血管无力,必停留而瘀"(《医林改错》)。然顽痹之瘀,乃多虚瘀,法当从补气活血着手。故化瘀舒筋汤以"养血、活血、舒筋通络"为法,配以"全蝎、蜈蚣、地龙、白花蛇"组成的"四虫散",叶天士云"痹痛在外跟筋骨,妨于行走,邪留经络,须以搜剔动药",故久痹、顽痹、疼痛剧烈、关节畸形者,非虫类药物不可解,虫类药物均有良好的通络止痛作用,属治疗痹病药物中之佳品,大师尤为常用。四虫散中,全蝎,性寒,味咸、辛,其性善于走窜,穿筋透骨,功能搜风剔络、解毒止痛;蜈蚣性温,味辛,功能祛风止痉、攻毒散结,尤善止痛,两者常配伍而用,内达脏腑,外至经络,皆能通之,共为治疗顽痹之要药;白花蛇味甘、咸,性温,有毒,功能搜风祛湿,舒经通络,尤善祛瘀散结,用于血瘀顽痹之症;地龙性寒、味咸,长于清热活血,通络止痛;四药合用,功用搜风剔络,活血散瘀、止痛。久痹必兼瘀证,久瘀必有虚,四虫散虽擅长搜风剔络,活血止痛,但易耗气破血,故配合化瘀而舒筋汤服用,而舒筋汤中当归、鸡血藤为养血之品,故能祛瘀而不伤正。

(九) 骨痹痰瘀型

主症 关节肿胀明显,疼痛剧烈,屈伸不利,或关节变形。寒热不显,夜间两臂或两腿常觉抽掣,两手战掉,舌紫暗或有瘀斑,苔白腻或白滑,脉弦滑。

证候分析 经络为风寒湿邪所阻,久必生痰生瘀,痰瘀互结故疼痛多较固定,痰瘀聚于关节则关节肿大变形;夜间痰动则四肢抽掣、两手战掉;瘀血阻络则舌紫而暗或有瘀斑,痰阻血分则脉弦滑。

治则 化痰开瘀,活血通络。

处方 趁痛散(《丹溪心法》)合指迷茯苓丸(《证治准绳》)化裁。

法半夏、白茯苓各12g,炒枳壳、白芥子各6g,桃仁、红花各9g,制乳、没各6g,广地龙、炮山甲各6g,蜣螂虫9g,全当归6g,炙甘草9g,橘络9g。

上药水煎后另兑入竹沥水30ml、生姜汁10ml,分2次服,每日1剂。

方义略释 半夏、茯苓、白芥子温化寒痰;"竹沥行痰,通达上下百骸毛窍诸处……一痰在四肢可散,痰在脏腑经络可利,痰在皮里膜外可行"(《本草衍义》),但非姜汁配合不能行经络,故竹沥配姜汁、橘络以开经络之痰;枳壳利气行痰;桃、红、乳、没、当归活血化瘀;更以地龙、山甲、蜣螂搜风剔络,逐瘀开痹;甘草调和诸药,合之可奏痰化瘀开之功。

加减法 上肢臂痛加片姜黄、川桂枝各9g,腰骶冷痛者加鹿角霜9g、小茴香4.5g;下肢痛者加川牛膝、宣木瓜各9g;多痰、时眩冒者加服控涎丹3g。

分析 《丹溪心法》趁痛散的组成是:乳香、没药、桃仁、红花、当归、地龙(酒炒)、牛膝(酒浸)、羌活、甘草、五灵脂(酒淘)、香附(童便浸)。功能散瘀通络,行痹止痛。主痛风,瘀滞络阻,筋脉、关节疼痛。《证治准绳》茯苓丸的药物组成:枳壳、芒硝、茯苓、生姜、半夏。功能燥湿和中,化痰通络。用于痰饮留伏,筋络挛急,臂痛难举。

大师的组方基本包含了上述两方,但大师方中有白芥子、炮山甲、蜣螂虫、橘络,为两方所无。另外,大师在汤汁中加了竹沥,并将茯苓丸中的生姜,改为姜汁兑入,更能促进药性的发挥。大师在[方义略释]中已专门提到了诸药的通络逐瘀开痹作用,表明大师在具体治疗灵活化裁古方之长。《丹溪心法》为元人朱震亨所著。朱震亨,后人多称朱丹溪,金元四大家之一,亦为其集大成者。《丹溪心法》有"痛风"一节,专论痹病者,其立下的方药,又成为后世治痹之圭臬。李老临床治痹尤喜用丹溪方化裁,此与《证治准绳》茯苓丸合用,是其对前人经验的有益继承。

其他疗法

(1)隔皮吊痰膏。组成有全蝎、龙农、蜈蚣、炮山甲、天龙、蜂房、腰黄、丁香、蟾酥、太乙药肉、硇砂、麻油。

于局部酸痛最明显之处敷贴,7天为一疗程。敷贴后局部有温热、微痒感,3~5天后更有灼热微痛感,不宜揭开,不能水洗。待7天后揭除药膏,可见黏液吊出,用药棉轻轻拭去,局部皮疹可外敷特别护肤膏(由青黛、蛤粉、川柏、煅石膏及氧化锌油膏制成)。一般2、3天后皮肤即可恢复正常。如需要,俟局部皮肤恢复正常后,可继续贴敷膏药。

(2)竭竹丸(自拟)。血竭,乳香、没药、水蛭、当归、生地各40g,虎胫骨(酥制)25g(可用狗脊骨40g代替),半夏、茯苓、白芥子各30g,上药共研细末,以适量蜂蜜加竹沥水60ml、生姜汁25ml泛丸,每丸6g,每次1丸,早晚空腹服(本方据《明医指掌》麒麟竭散化裁而来)。

临床治疗上肢痹痛常将片姜黄与桂枝同用,引药旁达上肢。笔者常以自拟肩宁散治疗肩关节周围炎。处方为:片姜黄15g、川桂枝、羌活各9g、归尾12g、炙山甲6g、祁蛇、干地龙各15g、红花9g、威灵仙12g、川芎9g、生地黄25g、白芥子12g,共为细末,每服6g,黄酒送下。

三、常用治痹药物解析

李老行医六十多年,尤其长于治痹,对于痹病的用药有自己特有的领悟。我们传承大师经验,特别要从李老的临床用药中找出那些有特色的东西。根据我们的基本分析,大师使用最多的是羌活、独活,附子、川乌、草乌等,这些药的科学内涵及用药合理性应该是我们研究的重点。此外,大师经常使用频率也颇高的川芎、鸡血藤、活血藤等,我们也应该揭示其科学依据。现将这类药与痹病治疗相关的主要临床资料荟集一处。

独活 羌活

独活又名独摇草,为伞形科植物重齿毛当归等的干燥根茎。性温,味辛、苦。功能祛风渗湿、散寒止痛。以独活为主组成的治痹方剂,有《千金方》的独活寄生汤,独活酒等。现代药理学研究证明,独活具有明显的镇痛、镇静、抗炎作用。羌活为伞形科植物羌活、宽叶羌活或川羌活的根及根茎。性味同独活。功能舒筋通络。现代药理研究发现,羌活有解热、抗炎、镇痛作用。羌活与独活功用相似而有异。羌活药力雄厚,比较峻猛,能直上巅顶、横行手臂,善治游风;独活药力稍缓,能通行胸腹、下达腰膝,善理伏风。痹在上宜羌活,配桂枝、姜黄;痹在下宜独活,配牛膝、木瓜;上下俱病,羌独同用。痹初邪浅多用羌活,取其发散解表之力宏;痹久邪深多用独活,取其祛风除湿之力缓。血虚之痹不用或少用羌活,以防其发散太过,耗伤气血,或伍以当归、地黄、鸡血藤等养血之品。

名家论述(独活)

(1)《别录》:治诸风,百节痛风无久新者。

(2)李杲:治风寒湿痹,酸痛不仁,诸风掉眩,头项难伸。

(3)王好古:去肾间风邪,搜肝风,泻肝气,治项强腰脊痛。

(4)《本草正》:理下焦风湿,两足痛痹,湿痒拘挛。

(5)《本草经疏》:独活,其主风寒所击金疮止痛者,金疮为风寒之所袭击,则血气壅而不行,故其痛愈甚,独活之苦甘辛温,能辟风寒,邪散则肌表安和,气血流通,故其痛自止也。奔豚者,肾之积,肾经为风寒乘虚客之,则成奔豚,此药本入足少阴,故治奔豚。痫与痉皆风邪之所成也,风去则痫痉自愈矣。女子疝瘕者,寒湿乘虚中肾家所致也,苦能燥湿,温能辟寒,辛能发散,寒湿去而肾脏安,故主女子疝瘕,及疗诸贼风、百节痛风无久新也。

(6)《本草汇言》:独活,善行血分,祛风行湿散寒之药也。凡病风之证,如头项不能俯仰,腰膝不能屈伸,或痹痛难行,麻木不用,皆风与寒之所致也,暑与湿之所伤也;必用独活之苦辛而温,活动气血,祛散寒邪,故《本草》言能散脚气,化奔豚,疗疝瘕,消痈肿,治贼风百节攻痛,定少阴寒郁头疼,意在此矣。

(7)《药品化义》:独活,能宣通气道,自顶至膝,以散肾经伏风,凡颈项难舒,臀腿疼痛,两足痿痹,不能动移,非此莫能效也。能治风,风则胜湿,专疏湿气,若腰背酸重,四肢挛痿,肌黄作块,称为良剂。又佐血药,活血舒筋,殊为神妙。

(8)《本草求真》:独活,辛苦微温,比之羌活,其性稍缓,凡因风干足少阴肾经,伏而不出,发为头痛,则能善搜而治矣,以故两足湿痹,不能动履,非此莫痊,风毒齿痛,头眩目晕,非此莫攻因其所胜而为制也。且有风自必有湿,故羌则疗水湿游风,而独则疗水湿伏风也。羌之气清,行气而发散营卫之邪,独之气浊,行血而温养营卫之气。羌有发表之功,独有助表之力。羌行上焦而上理,则游风头痛,风湿骨节疼痛可治,独行下焦而下理,则伏风头痛,两足湿痹可治。二活虽属治风,而用各有别,不可不细审耳。

(9)《本草正义》:独活气味雄烈,芳香四溢,故能宣通百脉,调和经络,通筋骨而利机关,凡寒湿邪之痹于肌肉、着于关节者,非利用此气雄味烈之味,不能直达于经脉骨节之间,故为风痹痿软诸大证必不可少之药。

名家论述(羌活)

(1)《本草正义》:羌、独二活,古皆不分,《本经》且谓独活一名羌活,所以《本经》、《别录》,止有独活而无羌活。李氏《纲目》尚沿其旧。然二者形色既异,气味亦有浓淡之殊,虽皆以气胜,以疏导血气为用。通利机关,宣行脉络,其功若一。而羌活上气尤胜,则能直上顶巅,横行支臂,以尽其搜风通痹之职,而独活止能通行胸腹腰膝耳。颐之师门,恒以羌活专主上部之风寒湿邪,显与独活之专主身半以下者截然分用,其功尤捷,而外疡之一切风湿寒邪,着于肌肉筋骨者亦分别身半以上,身半以下,而以羌、独各为主治。若在腰脊背膂之部,或肢节牵挛,手足上下交痛,则竟合而用之,宣通络脉,更能神应,固不仅内科着痹,应手辄效,而外科之风寒湿邪,亦莫不投剂立验。

(2)《医学启源》:羌活,治肢节疼痛,手足太阳本经风药也。加川芎治足太阳、少阴头痛、透关利节,又治风湿。

(3)《日华子本草》:治一切风并气,筋骨拳挛,四肢羸劣,头旋眼目赤疼及伏梁水气,五劳七伤,虚损冷气,骨节酸疼,通利五脏。

(4)《品汇精要》:主遍身百节疼痛,肌表八风贼邪,除新旧风湿,排腐肉疽疮。

(5)《本草备要》:泻肝气,搜肝风,治风湿相抟,本经(太阳)头痛,督脉为病,脊强而厥,刚痉柔痉,中风不语,头旋目赤。

(6)《本草汇言》:羌活功能条达肢体,通畅血脉,攻彻邪气,发散风寒风湿。故疡证以之能排脓托毒,发溃生肌;目证以之治羞明隐涩,肿痛难开;风证以之治痿、痉、癫痫,麻痹厥逆。盖其体轻而不重,气清而不浊,味辛而能散,性行而不止,故上行于头,下行于足,遍达肢体,以清气分之邪也。

(7)《本经逢原》:羌活乃却乱反正之主帅,风能胜湿,故羌活能治水湿,与芎䓖同用,治太阳、厥阴头痛,发汗散表,透关利节,非时感冒之仙药也。昔人治劳力感寒,于补中益气汤中用之,深得补中寓泻之意。

羌活、独活是李大师临证时的常用药对,很少只使用其中一味,都是相偕而用。大师以为,临证的病因诊断固属关键,病位确定也非常关键,与之相配,药物作用于人体的特定部位就有其讲究。羌活、独活祛风除湿、通利关节特点是其作为首选的依据。羌活药力善祛上部风湿;独活药力善祛下部风湿,以其相合,尽散一身上下之风湿,通利关节而止痹痛。

附子(与川乌为一物)

本品是毛茛科植物乌头的子根。性大热,味辛、甘,有毒。功能回阳救逆,补火助阳,散寒止痛。现代药理学研究发现,附子有抗炎、镇痛作用,对急性炎症有抑制作用。乌头碱类生物碱也有抗炎作用。

名家论述

(1)《本草衍义》:乌头、乌喙、天雄、附子、侧子凡五等,皆一物也,止以大小、长短、似象而名之。后世补虚寒,则须用附子,仍取其端平而圆大及半两以上者,其力全,不僭。风家即多用天雄,亦取其大者,以其尖角多热性,不肯就下,故取敷散也。此用乌头、附子之大略如此。余三等则量其材而用之。

(2)张元素:附子以白术为佐,乃除寒湿之圣药,湿药少加之引经。益火之原,以消阴翳,则便溺有节,乌、附是也。

(3)朱震亨:气虚热甚者,宜少用附子以行参、芪,肥人多湿,亦宜少加乌、附行经。附子之性走而不守,但取其健悍走下之性,以行地黄之滞,可致远尔。

(4)《伤寒蕴要》:附子,乃阴证要药,凡伤寒传变三阴及中寒夹阴,虽身大热而脉沉者必用之,或厥冷腹痛,脉沉细,甚则唇青囊缩者,急须用之,有退阴回阳之力,起死回生之功。近世阴证伤寒,往往疑似不敢用附子,直待阴极阳竭而用之已迟矣。且夹阴伤寒,内外皆阴,阳气顿衰,必须急用人参健脉以益其原,佐以附子,温经散寒,舍此不用,将何以救之。

(5)虞抟:附子禀雄壮之质,有斩关夺将之气,能引补气药行十二经,以追复散失之元阳;引补血药入血分,以滋养不足之真阴;引发散药开腠理,以驱逐在表之风寒;引温暖药达下焦,以祛除在里之冷湿。

(6)《本草蒙筌》:天雄,其气亲上,补上焦阳虚;附子,其气亲下,补下焦阳虚;乌头,守而不移,居乎中者也;侧子,其气轻扬,宜其发四肢、充皮毛,为治风疹之神妙也;乌喙,其气锋锐,宜其通经络、利关节,寻蹊达径,而直抵病所也。

(7)《本草纲目》:按《王氏究原方》云,附子性重滞,温脾逐寒;川乌头性轻疏,温脾去风;若是寒疾,即用附子;风疾即用川乌头。一云,凡人中风,不可先用风药及乌、附,若先用气药,后用乌、附乃宜也。又凡用乌、附药,并宜冷服者,热因寒用也。盖阴寒在下,虚阳上浮,治之以寒,则阴益甚而病增,治之以热,则拒格而不纳。热药冷饮,下咽之后,冷体既消,热性便发,而病气随愈,不违其情,而致大益,此反治之妙也。

(8)《本草汇言》:附子,回阳气,散阴寒,逐冷痰,通关节之猛药也。诸病真阳不足,虚火上升,咽喉不利,饮食不入,服寒药愈甚者,附子乃命门主药,能入其窟穴而招之,引火归原,则浮游之火自熄矣。凡属阳虚阴极之候,肺肾无热证者,服之有起死之殊功。

(9)《本草正义》:附子,本是辛温大热,其性善走,故为通行十二经纯阳之要药,外则达皮毛而除表寒,里则达下元而温痼冷,彻内彻外,凡三焦经络,诸脏诸腑,果有真寒,无不可治。但生者尤烈,如其群阴用事,汩没真阳,地加于天,仓猝暴症之肢冷肤清,脉微欲绝,或上吐下泻,澄澈不臭者,非生用不为功。而其他寒症之尚可缓缓图功者,则皆宜熟用较为驯良。

李大师的体会是:附子辛温大热有毒,走而不守,性烈力雄,有补火回阳,通经散结之功。

善治一切沉寒痼冷之证,为祛散阴寒的首选药物。以感受寒邪为主,兼有水湿之邪阻滞者,用之尤宜。其"坚肌壮骨"作用亦为治痹所必须。

草乌

本品为毛茛科、乌头属多年生草本植物。性温,味辛。功能搜风胜湿,散寒止痛,开痰,消肿。治风寒湿痹,中风瘫痪,破伤风,头风,脘腹冷痛,痰癖,气块,冷痢,喉痹,痈疽,疔疮,瘰疬。现代药理学研究发现,本品具有较强的镇痛作用,能抑制毛细血管的通透性。

名家论述

(1)《本经》:主中风,恶风,洗洗出汗,除寒湿痹,咳逆上气,破积聚寒热。

(2)《别录》:消胸上痰,冷食不下,心腹冷疾,脐间痛,肩胛痛不可俯仰,目中痛不可久视,又堕胎。主风湿,丈夫肾湿阴囊痒,寒热历节掣引腰痛,不能行步,痛肿脓结。

(3)《药性论》:能治恶风,憎寒,冷痰包心,肠腹疗痛,痃癖气块,益阳事,治齿痛,主强志。治男子肾衰弱,阴汗,主疗风温湿邪痛。

(4)《药类法象》:治风痹血痹,半身不遂,行经药也。

(5)《纲目》:治头风喉痹,痈肿疔毒。主大风顽痹。

李大师的应用体会是:川乌、草乌有祛寒逐湿、温经止痛之功,且具有明显镇痛和局麻作用。凡是以疼痛为主的痹病,只要辨证属于寒邪者,均可在基本方的基础上加用乌头,因此药止痛作用强大而迅速。对于痹病的组方,李老认为附子、川乌、草乌是不可缺的。

鸡血藤　附活血藤

鸡血藤又名血风藤,为豆科植物密花豆、白花油麻藤等的藤茎。性温,味苦、甘。具有养血活血、祛瘀舒筋止痛之功。临床常用于血虚、血瘀之痹病。活血藤亦称血藤、气藤、红藤、大血藤,为木兰科植物翼梗五味子或华中五味子的藤茎或根;性平味苦;归肝经、大肠经。能通经活血、强筋壮骨。药理实验证实,鸡血藤有扩血管、抗血小板聚集、对实验性关节炎有显著疗效;活血藤有改善心血管及提高环磷酸腺苷水平。

名家论述(鸡血藤)

(1)《本草纲目拾遗》:活血,暖腰膝,已风瘫。

(2)《本草再新》:补中燥胃。

(3)《饮片新参》:去瘀血,生新血,流利经脉。治暑痧,风血痹病。

(4)《现代实用中药》:为强壮性之补血药,适用于贫血性之神经麻痹病,如肢体及腰膝酸痛,麻木不仁等。又用于妇女月经不调,月经闭止等,有活血镇痛之效。

(5)《植物名实图考》:浸酒主和血络。

名家论述(活血藤)

(1)《本草图经》:攻血,治血块。

(2)《简易草药》:治筋骨疼痛,追风,健腰膝,壮阳事。

(3)《湖南药物志》:通经补血,强筋壮骨,驱虫。治跌打损伤,风湿疼痛,血晕,血淋,筋骨疼痛,疮疖,血丝虫病。

李大师的体会是:二藤均养血活血、祛瘀舒筋止痛。同样是养血,鸡血藤之功优于活血藤;而同样是活血,活血藤强于鸡血藤。临证中大师喜二药并用,以冀补血而不滋腻,活血而不伤气。大师以为,临床上血虚而兼瘀者,为数不少,故二药并用,相得益彰。寒瘀可用鸡、活血藤配淡附片、炙麻黄、川桂枝、北细辛、巴戟天等,虚瘀可配以当归、干地黄、川芎、赤白芍、党参等。一般用量为鸡、活血藤各15~30g。

川芎

本品为伞形科藁本属植物川芎的根茎。因四川所产质量最优,故名川芎。性温,味辛。功能活血行气、祛风止痛。现代药理学研究发现,本品能扩张外周血管,使脑、股动脉及下肢血流量增加。

名家论述

(1)《本经》:主中风入脑头痛,寒痹,筋挛缓急,金创,妇人血闭无子。

(2)《药性论》:治腰脚软弱,半身不遂,主胞衣不出,治腹内冷痛。

(3)《日华子本草》:治一切风,一切气,一切劳损,一切血,补五劳,壮筋骨,调众脉,破症结宿血,养新血,长肉,鼻洪、吐血及溺血,痔瘘,脑痈发背,瘰疬瘿赘,疮疥,及排脓消瘀血。

(4)《纲目》:芎䓖,血中气药也,肝苦急以辛补之,故血虚者宜之;辛以散之,故气郁者宜之。

(5)《本草衍义》:芎䓖,今人所用最多,头面风不可阙也,然须以他药佐之。

(6)朱震亨:川芎味辛,但能升上而不能下守,血贵宁静而不贵躁动,四物汤用之以畅血中之元气,使血自生,非谓其能养血也。即痈疽诸疮肿痛药中多用之者,以其入心而散火邪耳。又开郁行气,止胁痛、心腹坚痛、诸寒冷气疝气,亦以川芎辛温,兼入手、足厥阴气分,行气血而邪自散也。

(7)《本草正》:川芎,其性善散,又走肝经,气中之血药也。反藜芦,畏硝石、滑石、黄连者,以其沉寒而制其升散之性也。芎归俱属血药,而芎之散动尤甚于归,故能散风寒,治头痛,破瘀蓄,通血脉,解结气,逐疼痛,排脓消肿,逐血通经。同细辛煎服,治金疮作痛;以其气升,故兼理崩漏眩运,以其甘少,故散则有余,补则不足,惟风寒之头痛,极宜用之。若三阳火壅于上而痛者,得升反甚,今人不明升降,而但知川芎治头痛,谬亦甚矣。

(8)《本草汇言》:芎䓖,上行头目,下调经水,中开郁结,血中气药。尝为当归所使,非第治血有功,而治气亦神验也。凡散寒湿、去风气、明目疾、解头风、除胁痛、养胎前、益产后,又癥瘕结聚、血闭不行、痛痒疮疡、痈疽寒热、脚弱痿痹、肿痛却步,并能治之。味辛性阳,气善走窜而无阴凝黏滞之态,虽入血分,又能去一切风、调一切气。同苏叶,可以散风寒于表分,同耆、术,可以温中气而通行肝脾,同归、芍,可以生血脉而贯通营阴,若产科、眼科、疮肿科,此为要药。

李大师认为,川芎为血中之气药,走而不守。故《普济本事方》以川芎为主组成的方剂芎附散主治五种痹。其通脉行血之力强,"行因行用",为脉痹之要药,常与地龙、活血藤、归尾、桂枝、水蛭等相配伍。但川芎性善走窜,易耗伤气血,故用量不宜过大,一般为3~9g,也不宜久服。"久服则走散真气"(见《品汇精要》)。

威灵仙

本品为毛茛科植物威灵仙的干燥根及根茎。性温,味辛、咸。功能祛风除湿、通络止痛、消痰散积。其性走窜,无处不到。主用于风湿、痰湿型之痹证。古已有用威灵仙一味治疗痹证,如《太平圣惠方》的威灵仙散。现代药理学研究显示,本品提取液对肥大性脊椎炎、腰肌劳损、类风湿性关节炎、鹤膝风等均有效。

名家论述

(1)《本草经疏》:威灵仙,主诸风,而为风药之宣导善走者也。腹内冷滞,多由于寒湿,心膈痰水,乃饮停于上、中二焦也,风能胜湿。湿病喜燥,故主之也。膀胱宿脓恶水,靡不由湿所成,腰膝冷疼,亦缘湿流下部侵筋致之,祛风除湿,病随去矣。其曰久积癥瘕、痃癖、气块及折伤。则病于血分者多,气分者少,而又未必皆由于湿,施之恐亦无当,取节焉可也。

(2)《药品化义》:灵仙,性猛急,盖走而不守,宣通十二经络。主治风、湿、痰壅滞经络中,致成痛风走注,骨节疼痛,或肿,或麻木。风胜者,患在上,湿胜者,患在下,二者郁遏之久,化为血热,血热为本,而痰则为标矣,以此疏通经络,则血滞痰阻,无不立豁。若中风手足不遂,以此佐他药宣行气道。酒拌,治两臂痛。因其力猛,亦能软骨,以此同芎、归、龟甲、血余,治临产交骨不开,验如影响。

李大师临床上多在治疗的后期,视骨关节疼痛的具体情况使用本品。

薏苡仁

本品为禾术科植物薏苡的种仁。性凉,味甘、淡。功能清热利湿舒筋,为治疗湿热型痹病之要药。现代药理学研究证明,本品有解热镇痛、抑制神经作用。

名家论述

(1)《神农本草经》曰:薏苡仁"治筋急拘挛、不可屈伸,风湿痹,下气。"

(2)《纲目》:薏苡仁阳明药也,能健脾、益胃,虚则补其母,故肺痿肺痈用之。筋骨之病,以治阳明为本,故拘挛筋急,风痹者用之。土能胜水除湿,故泄痢水肿用之。按古方小续命汤注云:中风筋急拘挛,语迟,脉弦者,加薏苡仁,亦扶脾抑肝之义。又《后汉书》云,马援在交趾,尝饵薏苡实,云能轻身省欲,以胜瘴气也。

(3)《本草新编》曰:薏仁最善利水,不至损耗真阴之气。凡湿盛在下身者,最宜用之,视病之轻重,准用药之多寡,则阴阳不伤,而湿病易去。

李大师在临床上常生、炒薏米同用,一般用量为各15g,据病情可用至各25~50g,本品的特点是生用利湿舒筋,炒用则健脾利水,且久服无副作用。

五加皮

本品为五加科植物五加或无梗五加、刺五加、糙叶五加,轮伞五加等的根皮。性温,味辛。功能祛风除湿、利水消肿、强筋壮骨。以五加皮为主组成的治痹方剂,有《奇效良方》治筋痹的五加皮酒等。现代药理学研究表明,无梗五加具有抗炎及镇痛、解热作用。

名家论述

(1)《本草经疏》:五加皮,观《本经》所主诸证,皆因风寒湿邪伤于(足少阴、厥阴)二经之故,而湿气尤为最也。《经》云,伤于湿者,下先受之。又云,地之湿气,感则害人皮肉筋脉。肝肾居下而主筋骨,故风寒湿之邪,多自二经先受,此药辛能散风,温能除寒,苦能燥湿,二脏得其气而诸证悉瘳矣。又湿气浸淫,则五脏筋脉缓纵;湿气留中,则虚羸气乏。湿邪既去,则中焦治而筋骨自坚,气日益而中自补也。其主益精强志者,肾藏精与志也。

(2)《日华子本草》:明目,下气,治中风骨节挛急,补五劳七伤。

(3)《纲目》:治风湿痿痹,壮筋骨。

李大师在临床上常用本品治疗下肢之痹,治痿证亦佳。

木瓜

本品为蔷薇科植物贴梗海棠的果实。性温,味酸。功能祛湿舒筋活络。现代药理学研究发现,木瓜煎剂对小鼠蛋清性关节炎有消肿作用。

名家论述

(1)《纲目》:木瓜所主霍乱吐利转筋、脚气,皆脾胃病,非肝病也。肝虽主筋,而转筋则由湿热、寒湿之邪袭伤脾胃所致,故筋转必起于足腓,腓及宗筋皆属阳明。木瓜治转筋,非益筋也,理脾而伐肝也,土病则金衰而木盛,故用酸温以收脾胃之耗散,而借其走筋以平肝邪,乃土中泻木以助金也。木平则土得令而金受荫矣。

(2)《本草正》:木瓜,用此者用其酸敛,酸能走筋,敛能固脱,得木味之正,故尤专入肝益筋走血。疗腰膝无力,脚气,引经所不可缺,气滞能和,气脱能固。以能平胃,故除呕逆、霍乱转筋,降痰,去湿,行水。以其酸收,故可敛肺禁痢,止烦满,止渴。

李大师临证时以本品主用于筋痹、骨痹之关节拘挛、筋脉拘急者。筋痹、骨痹以下肢为主者无论其虚实均可酌用木瓜。湿盛邪实者常配以五加皮、薏仁米、伸筋草、威灵仙、海风藤等;肝肾亏虚者常配以炒杜仲、怀牛膝、虎胫骨、熟地黄、续断、桑寄生等。木瓜入肝、肾二经,可作为筋痹、骨痹的引经药,一般用量为9~15g。以木瓜为主组成的治痹方剂,有《张氏医通》之木瓜散、《杨氏家藏方》之木瓜匀丸等。

土茯苓

本品为百合科植物土茯苓的根茎。性平,味甘、淡。具有解毒除湿、通利关节之功。主用于湿热及热毒型痹病。现代药理学研究发现,本品有抑制免疫反应作用。

(1)《本草正义》:"土茯苓,利湿去热,能入络,搜剔湿热之蕴毒。

(2)《本草纲目》:健脾胃,强筋骨,去风湿,利关节,止泄泻。治拘挛骨痛,恶疮痈肿。

李大师认为,土茯苓入络,不仅利湿而且通络,并且善搜剔湿热之蕴毒;故用土茯苓治疗湿热和热毒型痹病较佳,但用量要大,一般为50g,多用可达200g,无不良反应。

地黄

本品为玄参科地黄属植物地黄和怀庆地黄的根茎。鲜地黄经不同的加工炮制,就成了生地黄、干地黄、熟地黄、地黄炭。生地黄和干地黄均有清热养阴、除痹止痛之功效,但生地黄较干地黄性寒。现代药理学研究证明,地黄具有良好的消炎作用。

名家论述

(1)《神农本草经》曰:主折跌绝筋,伤中,逐血痹,填骨髓,长肌肉,作汤豫寒热积聚,除痹,生者尤良。

(2)《本草正义》:地黄,为补中补血良剂。古恒用其生而干者,故曰干地黄,即今之所谓原生地也。然《本经》独于此味用一干字,而又曰生者尤良,则指鲜者言之,可知干地、鲜地,六朝以前,本已分为两类,但辨别主治,犹未甚严。至《名医别录》,则更出生地黄一条,显与干地黄区别,其主治则干者补血益阴,鲜者凉血清火,功力治疗,不复相混。然究属寒凉之品,惟虚而有热者为宜,若真阴不充,而无热证,则用干地,犹嫌阴柔性质,不利于虚弱之脾胃。于是唐、宋以来,有制为熟地黄之法,以砂仁和酒拌之,蒸晒多次,至中心纯黑,极熟为度,则借太阳之真阳,以变化其阴柔性质,俾中虚者服之,不患其凝滞难化,所以熟地黄且有微温之称,乃能补益真阴,并不虞其寒凉滑泄,是以清心胃之火者,一变而为滋养肝、脾、肾之血,性情功效,已非昔比,而质愈厚重,力愈充足,故能直达下焦,滋津液,益精血。凡津枯血少,脱汗失精,及大脱血后、产后血虚未复等证,大剂频投,其功甚伟。然黏腻浊滞,如大虚之体服之,亦碍运化,故必胃纳尚佳,形神未萎者,方能任受,不然则窒滞中州,必致胀闷,虽有砂仁拌蒸,亦属无济,则中气太弱,运动无权之弊也。熟地之补阴补血,功效固不可诬,然亦惟病后元虚,及真阴素薄者,可以为服食补养之用。今人多以入之滋补膏方中,正是恰到好处,苟其人胃纳素薄,及虚弱成瘵者,得此亦必中满妨食,甚且作胀,其为害亦颇不浅,而痰饮弥漫,或兼挟外感者,固无论矣。

李大师认为,肾虚骨痹,痹病后期,因病损筋骨或筋骨失去气血濡养,此时宜从滋补肝肾之阴着手,即宜注意养阴柔筋,故地黄尤不可少。他借鉴名老中医姜春华教授用生地黄治疗顽痹的经验,临床不妨投以大剂量,最多可达150克。生地黄具有免疫双向调节作用,具有保护肾上腺皮质功能的作用。大剂量生地黄加入温经通络复方中,温痹清营、扶正祛邪、刚柔相济,疗效较西药激素加抗风湿药为胜,而且无副作用。目前临床上加大剂量的用法逐渐增多。

秦艽

本品为龙胆科龙胆属植物秦艽、麻花秦艽等的根。性平,味苦。功能祛风除湿、舒筋通络、清热止痛。现代药理学研究,秦艽具有抗炎作用,是通过神经体液系统作用以兴奋垂体-肾上腺皮质功能而实现的。并具有镇痛作用,治疗风湿性、类风湿性关节炎,对镇痛、消肿、关节功能的恢复和退热都有显著作用。

《神农本草经》曰:秦艽"主寒热邪气,寒湿风痹,肢弓痛,下水,利小便。"以秦艽为主组成的治痹方剂,有治疗皮痹的秦艽地黄汤(《类证治裁》)、治疗血虚筋痹的大秦艽汤(《医学发明》)等。

《名医别录》记载"秦艽能疗风,无问新久,通身挛急",因此,李大师临证时特别指出用本品治疗急性期关节红肿疼痛,对镇痛、消肿、关节功能恢复有显著作用,长于除下肢风湿。

防己

本品为防己科植物粉防己、木防己及马兜铃科植物广防己、异叶马兜铃的根。粉防己又名汉防己。性寒,味苦。功能利湿祛风、通络止痛。现代药理学研究发现,汉防己具有较强的镇痛、消炎及抗过敏作用,木防己有降温作用。

《本草纲目》"杲曰:本草十剂云,通可去滞,通草、防己之属是也。夫防己大苦寒,能泻血中湿热之滞,又通大便。……至于十二经有湿热壅塞不通及下注脚气,除膀胱积热,而庇其基本,非此药不可,真行经之仙药,无可代之者。"历来将防己分为汉防己、木防己,认为二者功用各有所长,如《本草拾遗》说;"汉防己主水气,木防己主风气,宣通。"

李大师用防己是着眼于其消肿利水功能,主要用于着痹(湿热型)。一般说来,汉防己偏于除湿利水,木防己偏于祛风止痛。关节肿胀可用汉防己、宣木瓜、五加皮、薏仁米、泽泻等。一般用量为 6~15g。

寻骨风

本品为马兜铃科植物缩毛马兜铃的根茎或全草,别名猴耳草、清骨草、猫耳朵等。性平,味苦。功能祛风活血、消肿止痛。现代药理学研究,寻骨风对炎性关节病变有消肿作用。

《饮片新参》曰:寻骨风"散风痹,通络,治骨节痛。一有用寻骨风制成流浸膏、浸膏片、注射液等多种剂型治疗风湿性、类风湿性关节炎,观察 306 例,总有效率 75%。还有用寻骨风汤剂治疗类风湿性关节炎。寻骨风 30g(鲜草 60g),红糖 60g,米酒 60g 为 1 日量。先将寻骨风用文火浓煎后,置入红糖与米酒,待药液沸腾后,即可离火。将煎好的药液滤渣,以不烫嘴为度,分成两份,在上、下午热服。

李老常用寻骨风治疗关节肿痛之骨痹,汤剂用量为 10~30g,洗剂、熨剂用量可酌情考虑。

桂枝(附肉桂)

桂枝为樟科植物肉桂的嫩枝。性温,味辛、甘。功能发汗解肌、温经通脉。主治上肢痹病,尤以风寒、寒湿型为切当。肉桂与桂枝来源均是樟科植物肉桂,肉桂是老干皮,桂枝是嫩树枝,但功用各有所长,一偏于发汗解肌,一偏于温阳逐寒;一偏于表,一偏于里。肉桂香气浓烈醇厚,用熏洗治疗痹病,欲其透达力专,肉桂较桂枝为上。现代药理学研究发现,桂枝有降温、解热作用。此作用系通过中枢及末梢,而使皮肤血管扩张,调整血液循环,使血液流向体表,有利于散热与发汗,并能加强其他活血化瘀药的功效。

名家论述

(1)《长沙药解》:桂枝,入肝家而行血分,走经络而达荣郁。善解风邪,最调木气。……舒筋脉之急挛,利关节之壅阻。入肝胆而散遏抑,极止痛楚,通经络而开痹涩,甚去湿寒。

(2)《药品化义》称桂枝"专行上部肩臂,能领药至痛处,以除肢节间痰凝血滞"。

李大师用桂枝治疗痹病,一是用其引药达上肢的作用,如上肢疼痛,常以片姜黄、桂枝配合使用通经疏络;一是用其发汗解肌、宣通阳气逐寒祛湿以治骨痹。用肉桂则以其温补命火,配巴戟天等治痹之偏于寒者。

路路通

本品为金缕梅科植物枫香的果实。性平,味苦。功能祛风通络、利水消肿。现代药理学研究发现,本品对大鼠蛋清性关节炎肿胀有抑制作用。

《本草纲目拾遗》:其性大能通十二经穴,故《救生苦海》治水肿胀用之,以其能搜逐伏水也。……周身痹痛,手脚及腰痛,焚之嗅其烟气,皆愈。

李大师用路路通,取其祛风湿,舒筋络,通经脉之效,常与伸筋草、络石藤、秦艽等同用。

当归

本品为伞形科植物当归的根。性温,味甘、辛。功能补血活血、温经通络、散瘀消肿。五体痹凡属血瘀血实者均宜用之。现代药理学研究发现,当归提取液对韧带、关节腔、肌肉、神经、血管及其他软组织炎症有不同程度的疗效。

名家论述

(1)《别录》:温中止痛,除客血内塞,中风痉、流汗不出,湿痹,中恶客气、虚冷,补五藏,生肌肉。

(2)《本草正》曰:当归,其味甘而重,故专能补血,其气轻而辛,故又能行血,补中有动,行中有补,诚血中之气药,亦血中之圣药也。

对于痹的临床特点,李大师主张,痹必兼瘀,久瘀必有虚。而当归既养血又活血,通补兼备,实为补虚祛瘀的理想用药。特别是虫类破瘀之药,易伤气破血,尤应注意配伍当归、地黄、芍药等药。一般说来,"归身主守,补固有功,归尾主通,逐瘀自验",补血用归身,活血用归尾,攻补并施可用全当归。常用量为 6~12g。当归滑肠,用量不宜过大,脾虚者尤应慎用。

络石藤

本品为夹竹桃科植物络石的茎、叶。性凉,味苦。功能祛风通络、止痛消肿。适用于筋脉拘急、关节肿胀、腰膝酸痛之筋、骨痹。现代药理学研究发现,络石藤总黄酮的提取物有抗炎镇痛药理作用。

名家论述

(1)《要药五方剂》:络石之功,专于舒筋活络。凡病人筋脉拘挛,不易伸屈者,服之无不获效,不可忽之也。

(2)《本草正义》:此物善走经脉,通达肢节。

(3)《本草纲目》:络石,气味平和,其功主筋骨关节风热痛肿……服之当浸酒耳。

李大师临床上特别注重以藤类药并用治疗关节红肿热痛,如鸡血藤、青风藤、天仙藤、忍冬藤、海风藤、宽根藤、丁公藤等。络石藤与丁公藤均能利湿舒筋,但丁公藤性温有毒,偏治寒湿,用量为 3~6g(煎汤);络石藤性凉平和,偏治湿热,汤剂可用至 30~60g。

牛膝　附:土牛膝

牛膝为苋科植物牛膝的根。味甘、苦、酸,性平。生用活血祛瘀、通经止痛,熟用补益肝肾,强筋壮骨。现代药理学研究发现,牛膝具有抗炎及镇痛作用。土牛膝又名野牛膝,为野生牛膝的干燥根茎及根。性平,味苦酸。能活血散瘀、祛湿利尿、清热解毒。

名家论述

(1)《神农本草经》:主寒湿痿痹,四肢拘挛,膝痛不可屈伸。

(2)朱震亨曰:牛膝能引诸药下行,筋骨痛风在下者,宜加用之。

(3)《本草经疏》曰:盖补肝则舒筋,下行则理膝,行血则痛止。

牛膝原为补益之品,而善引气血下注,是以用药欲其下行者,恒以之为引经。故治肾虚腰疼腿疼,或膝痛不能屈伸,或腿疼不能任地者,李大师多用之。凡痹在下半身均可酌用。川牛膝偏于活血祛瘀、通经止痛,怀牛膝偏于补益肝肾、强筋壮骨。

民间有用鲜土牛膝18~30g(干品12~18g)和猪脚一个(七寸),红酒和水各半煎水,治疗风湿性关节炎。李大师于湿热型和热毒型之痹病,常在方剂中加土牛膝15~30g、土茯苓50~100g,清热利湿解毒效果理想。

姜黄

本品为姜科植物姜黄或郁金的根茎。片姜黄又名片子姜黄,为植物郁金的干燥切片。性温,味辛、苦。功能活血行气、通经止痛。主治痹病上肢和肩背痛。现代药理学研究发现,姜黄素对角叉菜胶引起的大鼠和小鼠脚肿有明显的抗炎作用。

临床治疗上,李大师有自拟肩宁散以治疗属于上肢痹痛的肩关节周围炎。因片姜黄为上肢痹痛之要药,故常将片姜黄与桂枝同用,引药旁达上肢。处方为:片子姜黄15g、川桂枝9g、羌活9g、归尾12g、炙山甲6g、蕲蛇15g、干地龙15g、红花9g、威灵仙12g、川芎9g、生地黄25g、白芥子12g,共为细末,每服6g,黄酒送下,每日2次。

芍药

芍药分白芍、赤芍。白芍为毛茛科植物芍药(栽培种)的根,赤芍为毛茛科植物芍药(野生种)或草芍药、川赤芍等的根。二者来源有别,功效亦异。白芍养血柔肝、缓急止痛,偏重于补,赤芍行瘀消肿、凉血止痛,偏重于通。现代药理学研究发现,芍药甙有较好的解痉、镇痛、镇静、解热、抗炎、扩张后肢血管等作用。日本学者将芍药的药理作用归纳为9个方面,即镇痛作用、镇静作用、抗痉挛和解痉作用、血管扩张作用、抗炎作用、对子宫的特异作用、驱瘀血作用、利尿作用、解热作用。

《本草求真》:赤芍与白芍主治略同,但白则有敛阴益营之力,赤则只有散邪行血之意,白则能于土中泻木,赤则能于血中活滞。故凡腹痛坚积,血瘕疝痹,经闭目赤,因于积热而成者,用此则能凉血逐瘀,与白芍主补无泻,大相远耳。

白芍用于肝肾亏虚、关节拘挛疼痛之筋痹、骨痹,配甘草名同芍药甘草汤,有良好的缓急止痛效果,李大师对关节疼甚者大剂量应用白芍30~50g。赤芍用于脉痹、筋痹,骨痹以血瘀为主者,一般用量为9~15g。

海桐皮

本品为豆科植物刺桐的干皮。性平,味苦、辛。功能祛风除湿、通经活络、解肌行皮。现代药理学研究发现,本品所含生物碱能麻痹和松弛横纹肌。

名家论述

(1)《海药本草》:主腰脚不遂,顽痹腰膝疼痛。

(2)《日华子本草》:治血脉麻痹疼痛。

《奇效良方》有海桐皮散,专治白虎历节,走注,骨节疼痛。李大师师其意,以本品治疗风湿痹不仁,肢体疼痛者。亦作外用。

伸筋草

本品为石松科植物石松的带根全草。性温,味苦辛。功能祛风散寒、除湿消肿、舒筋活血。现代药理学研究发现,本品有抗炎、解热、镇痛作用。

凡筋脉拘急、关节肿痛、僵硬不舒、屈伸不利之痹病、骨痹,无论何型,均可酌情用之。湿热型常配土茯苓、薏苡米、土牛膝、川萆薢、汉防己、忍冬藤等;肝肾不足型常配熟地、山萸肉、鹿角胶、龟板胶、当归、白芍等;痰瘀互结可配白芥子、淡竹沥、鲜姜汁、法半夏、炙南星、橘络、干地龙、桃红、乳没等。一般用量 15~25g,也可用至 50g。

李大师认为,伸筋草因有舒筋活络之功,不仅可以治痹,亦可以治痿。但凡肢体麻木,屈伸不利,均可用本品入肝肾两经舒通经络。

全蝎

本品为钳蝎科动物钳蝎的干燥全虫。性寒,味咸辛。功能搜风剔络、解毒止痛。其性善于走窜,穿筋透骨,为治久痹顽痹之要药。现代药理学研究发现,本品有消炎镇痛作用。

《太平圣惠方》治疗风痹肢痛、营卫不行,用"川乌头二两炮去皮,以大豆同炒,至汁出为度,去豆焙干,全蝎半两,焙为末,醋醋熬稠,丸绿豆大。每温酒下七丸,日一服。"《仁斋直指方》载:"治风淫湿痹,手足不举,筋节拳痛:先与通关,次以全蝎七个,瓦炒,入麝香一字,研匀,酒三盏,空心调服,如觉已透则止,未透再服。"清代叶天士,善用虫类药,尤善用全蝎,在《临证指南医案》痹门用虫类药的 7 案中,6 案用全蝎。国医大师朱良春谓,全蝎"走窜之力最速,搜风定痉、开瘀通络,内而脏腑,外而经络,皆能开之,通则不痛,故为治顽痹之要药"。

李大师根据自己数十年的临床运用体会到:全蝎不但能搜风剔络,用于久痹顽痹,还能化瘀解毒,故热毒型痹证用之亦佳,可与蜈蚣、地龙、犀角、生地黄、土茯苓相伍用。一般用法:全蝎研末,每服 1~2g;若入汤剂,可用 6~9g。

蜈蚣

本品为大蜈蚣科动物少棘巨蜈蚣或其近缘动物的干燥全虫。性温,味辛,有毒。功能祛风止痉、攻毒散结。现代药理学研究发现,本品治疗痹病的药用成分为类似蜂毒的组胺样物质和溶血性蛋白质,以及蚁酸等多种活性物质。

李大师的经验是,蜈蚣攻专力雄,性善走窜,开瘀破结、搜风定痛,为治久痹、风湿顽痹之要药,但要防其耗血散血,尤其是证实体虚之人,要适量配伍党参、黄芪、当归、熟地等补气养血之品。常用剂量:散剂 0.5~1g,汤剂 1~2 条。

露蜂房

本品为胡蜂科昆虫大黄蜂或同属近缘昆虫的巢。性平,味甘,有毒。功能祛风攻毒、散肿止痛。现代药理学研究发现,本品通过抑制肿胀与抑制组织增生而抗炎作用明显。

李大师在临床上常用本品与全蝎、蜈蚣、蜣螂虫、地鳖虫、地龙、乌梢蛇等虫类药配伍应用。汤剂用量为 3~6g,或入丸散。

地龙

本品为钜蚓科动物参环毛蚓或正蚓科动物背暗异唇蚓等的全体。性寒、味咸,功能清热活血、通络止痛。现代药理学研究发现,蚯蚓能治"大热"。其解热成分蚯蚓解热碱及蚯蚓水浸剂对大肠杆菌内毒素及温热刺激引起的人工发热的兔均有良好的解热作用,而且具有镇静抗惊厥作用,与中医传统的认识相一致。因此,地龙常被用于热毒型和血瘀型的痹病。

在治疗热毒型之痹病时,李大师常用地龙配生地黄、双花、连翘、丹皮、土茯苓等,关节变形可用地龙配其他虫类药;肌痛难忍,可在九分散基础上加用地龙。一般煎汤内服 6~12g,散剂 2~3g。

白花蛇　附:乌梢蛇

白花蛇又名蕲蛇,为蝮蛇科动物五步蛇或眼镜蛇科动物银环蛇幼蛇等除去内脏的全体。味甘、咸,性温,有毒。功能搜风逐湿、通经活络、透骨舒筋。主要用于血瘀顽痹。乌梢蛇为游蛇科动物乌风蛇除去内脏的干燥全休。功用与白花蛇类似。现代药理学研究发现,蛇类药所含蛇毒之抗组胺、镇痛作用对痹症有益。

李大师认为,治疗血瘀顽痹可用白花蛇、乌梢蛇的走窜之性,以引诸药至病所,自脏腑而达皮毛,可以加强其他活血化瘀药的功效。以服散剂为佳,日服 0.5~1g。煎剂一般用 3~9g。或入丸剂、酒剂。

穿山甲

本品为鲮鲤科动物鲮鲤的鳞甲。处方常写炮甲珠、炙山甲或炒甲片。性平,味淡。功能通经化瘀、搜风去湿。现代药理学研究发现,本品有明显的抗炎作用。

李大师将穿山甲用于治血瘀痰凝之皮痹,可配刺猬皮、地骨皮、川芎、桃红、橘络、海藻、昆布等,用于治疗骨节变形之骨痹,可配用补肾壮骨和虫类搜剔之品。一般用量为汤剂 6~9克,或入丸、散、熰剂。

天仙藤　附:天仙子

天仙藤又名马兜铃藤、青木香藤,为马兜铃科植物马兜铃的茎叶。性温,味苦。功能行气止痛、活血化瘀。天仙子为茄科植物莨菪的种子,与天仙藤名近实异。现代药理学研究发现,二者所含化学成分具有抗炎与抗菌作用,及较强的镇静止痛作用。

李大师对筋痹、骨痹痰湿重、疼痛甚者常加用天仙藤 15g,有良好的镇痛效果,可与其他藤类药如络石藤、忍冬藤、海风藤、鸡活血藤等配伍应用。

雷公藤

雷公藤又名黄藤根、菜虫药、蝗虫药、断肠草,为卫矛科植物雷公藤的根、叶及花。性凉,味苦、辛,有大毒。功能祛风除湿、消肿止痛、通经活络。主用于筋痹、骨痹。现代药理学研究发现,本品具有抗炎、镇痛、抗肿瘤及免疫调节等作用,可降低类风湿因子及血沉水平。

李大师的经验是,雷公藤祛风除湿、消肿止痛、通经活络,对疼痛以关节周围组织,尤其是肌肉疼痛,疗效较好。因此,无论痹属寒属热,均可应用。

马钱子

本品又名番木鳖,为马钱科植物马钱的成熟种子。性寒,味苦,有毒。功能为通经络、止疼痛、散血热、消肿毒、祛风湿、强筋骨。常用于以疼痛、肿胀为主的肌痹、筋痹、骨痹。现代药理学研究发现,马钱子碱的镇痛作用是其治疗痹病的依据。

李大师在临床治疗肌痹、筋痹、骨痹寒凝血瘀疼痛者时,常嘱病人用汤剂冲服九分散1~2g,若肌肉松弛、缓弱无力可用汤剂冲服马钱子粉0.6~0.9g。马钱子毒性较大,应严格如法炮制并掌握剂量。

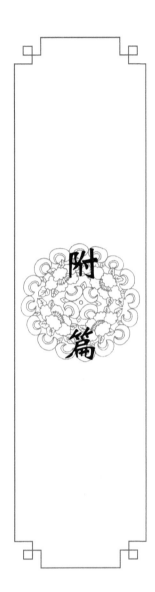

附篇

痹病证治经验谈

李 艳

痹病,是临床常见病之一,其病程长,易复发,治愈率低,严重地妨碍人们的身体健康。中医学认为痹病是由于风、寒、湿、热等外邪侵入人体,抑或内生,闭阻经络,气血运行不畅而致。临床表现以肌肉、筋骨、关节疼痛,重着,麻木不仁,屈伸不利为主,或有关节红肿灼热,或骨节肿大挛缩等症。李老通过长期临床,对于痹病一类疾患,积累了丰富的经验,理论上也每多阐发。

(一) 痹病的诊断与分类

痹病的临床诊断,在组织部位及临床表现上具有较明显的特征,一般医师均能识别无误。然而中医诊断痹病,并不是停留在某病人所患系"痹病",还必须弄清其"痹病"之原因如何?性质如何?厘清此点,与辨证用药关系甚为密切。因此明确痹病的分类诊断相当重要。

《素问·痹论》关于痹病的分类主要有三:按病因分类,有因风、寒、湿三邪所致之行、痛、着三痹;按五体病位分类,有皮、肌、脉、筋、骨五体痹;按五脏病位分类,有心、肝、脾、肺、肾五脏痹。三种分类互相联系,密不可分。

以病因分为三痹而言,每一病因所致痹均将在一定部位体现,如行痹,其痹在皮抑或骨,在肌抑或肉等。以病位五体痹而言,其痹又有属行痹抑或属痛痹,而与病因相关等。因此,《内经》所谓三痹、五痹之说,其旨在阐明诊断痹病,须从病因、病位及脏腑诸方面加以考虑。目前,临床上多注意从病因去诊断痹病,虽有一定意义,但不够全面,易使医师习惯地从祛风、胜湿、除寒等方面选方用药,对部位常欠考虑。李老认为病因诊断固属重要,病位诊断也不可忽视,因药物作用的部位有其一定的特点,只有明确痹病的病因病位,方能恰到好处地组方用药,即在针对病因用药的同时,结合对局部疼痛有特异作用的引经药物。如上肢用片姜黄、桂枝;下肢用独活、怀牛膝等。处方中还可酌加止痛、消胀、活络等药。另外,在诊断痹病时,还应与痿病相鉴别。痿病以肢体痿软不用,肌肤消瘦为特点,关节一般不痛,这是鉴别的要点。

由于痹病的形成非单一之因,故其症状也表现为多个部位症状的综合,这给临床诊断为何种痹病带来了困难,那么怎样把握诊断关键?虽痹病的成因及部位有错综之态,但总有其倚重之处。如病因就有偏风、偏湿的临床表现,病位则有以骨或以皮肤等为主之异,症象则有酸痛、胀痛、刺痛、红肿热痛、关节肿大、畸形等不同。临床需抓住主症,参考辅症,方可明其特性。

痹病诊治大法可从病因入手,首先需明其纲要,再究其条目。李老主张应先分寒热(因痹有寒、热两大类),而后再据此分为寒痹偏风型、偏湿型及单纯寒型、热痹偏风型、偏湿型及单纯热型等。

热痹的主症为关节肌肉红肿热痛,其痛及皮、及骨,轻按重按,均不可耐,运动障碍,得冷则舒,舌质红,苔黄厚干,脉数。偏风者则骨节间似风走窜,有许多关节的病变,恶风,汗出,舌质红,苔薄黄,脉浮数;偏湿者则关节肿大较多见,按之痛剧,下肢为甚,活动障碍明显,舌质嫩红,苔黄厚腻,口渴而饮水不多,口黏口淡;单纯热型则无偏风、偏湿的症状,而出现一派纯热症状。

寒痹的主症为关节肌皮触之冰冷,疼痛部位较深,喜按打叩击,关节活动障碍,特点是体位变换之初均不利,畏寒,关节疼痛,得热则舒,纳少便溏,舌质淡白,苔薄白,脉沉弦缓。偏风者则恶风,遇风刺痛,疼痛走窜不仅限于骨节间,还在关节周围皮肌部,舌质淡白,苔薄白而干,脉缓;偏湿者见骨节皮肤酸胀疼痛,疼痛部位似以肌肉为主,舌质淡白,苔薄白而腻;单纯寒型则无偏风、偏湿的症状,而出现一派纯寒症状。

以上主要从五体局部及舌脉言及寒、热痹及其各偏风或偏湿等不同类型的主要症状,除此之外,临床还当结合全身情况以辅助诊断。例如,治疗关节痹病还需要对各病型作进一步分析论证,如同一病型有时贯彻始终,但有轻重及时间长短,关节有无畸形,涉及皮肉筋骨脉情况如何,是否牵涉内脏,出现五脏病变等。总之,诊断既可相对固定,又须不断变化;既需从总的、大的方面区别归类,又应对局部症状条分缕析,以应不变中之变与变中之不变等多种情况。为适应复杂多变的病情变化,施治既要有相对固定的主方主药,又要善于针对局部症状之异而加减变化。如仅将治痹病药物罗列堆砌,有时也难以取得预期的效果。近几年治痹药研究较多,诸如雷公藤、川草乌、乌梢蛇、白花蛇等。有的医者则每人必用,每方必用,但因未能辨明证属何痹及何阶段,如此虽有可能治愈一二例患者,但若欲提高诊治水平,则难上难矣。

李老曾治一 65 岁的男性,系退休工人,西医诊断为类风湿性关节炎。初用泼尼松等激素可控制病情,近年来则病情加重,关节冷痛,呈游走性,涉及皮肤,喜叩打,面黄黝黑微浮,蹲下则难立起,站立则难坐落。舌质偏暗,苔薄白而干,脉弦缓等。曾服用一年轻中医之中药约 70 余剂,自诉未有任何改变。细观所服之方,皆系雷公藤、川草乌、二蛇以及温肾活血化瘀之品等。李老经细察,属寒痹偏风重型,故以阳和汤合蠲痹汤加减,虽未用雷公藤、川草乌、二蛇等,服 3 剂痛减,5 剂病除。

后询年轻中医组方之由,其曰:温肾药有类激素样作用,用之可增强患者所服泼尼松之作用,而雷公藤等药药理证实可祛风湿,抑制变态反应,故组方亦用之。然而,该医师仅注重辨病用药而忽视辨证用药,故疗效不佳。可见治痹病时诊断要细,要深入,不能仅仅诊知病情属痹即可。辨病一定要与辨证相结合,发挥中医特色。著名中医学家施今墨很重视痹病的诊断,曾治一蒙古族妇女,患者关节疼痛发热,曾屡进羌活胜湿汤、独活寄生汤之类,疼痛非但未减,反而愈甚。日夜叫号,痛苦万分,而发热迄不少退。施氏视其唇舌焦裂,脉象洪数。参以症象,诊为"热痹"。遂予紫雪丹顿服,一日 2 次,每次 3 克。药后疼痛少止,号叫渐歇,热亦见退。连服紫雪丹 60 克之多,发热头痛均愈。后予理气活血药调理。因此施老也认为,初治者不知热痹之理,循例屡进辛燥祛风之药,火势日燔,血气沸腾,致症有增,临证当注意之。

（二）痹病的内治方药

关于痹病的治疗,应采取内治与外治相结合的办法。现在一般对痹病外治法有忽视的倾向,李老认为在内治的同时辅以适当外治,对疾病的缓解、痊愈将有很大裨益。痹病的治疗,首先应胸有大法,李老很欣赏张石顽所论:"行痹者,痹处行而不定,走注历节痛之类,当散风为主,御寒利气仍不可废,更须参以补血之剂,盖治风先治血,血行风自灭也;痛痹者,寒气凝结,阳气不行,故痛有定处,俗称痛风是也,当散寒为主,疏风燥实仍不可缺,更须参以补火之剂,非大辛大温不以释其凝寒之者也;着痹者肢体重着不移,疼痛麻木是也,盖气虚则麻,血虚则木,治当利湿为主,祛风散寒亦不可缺,更须参以理脾补气之剂。"张石顽的论述提示了治痹时不仅应重视痹病成因中的"杂气合至"特点,还应注重从人体内脏功能、气血功能入手,综合施治,以助祛除邪气。但这只指一般情况。遇特殊情况,在一定的时间内可攻其一邪为主。如上述施案,仅以紫雪丹清其气,再理气活血而病愈。

李老发现,痹病很难在近期内完全病愈,故治疗时应以某方为主,大法基本不变,辅药随证加减,以体现变中不变、不变中有变的特性,守方守法是相当重要的,切不可主方、大法变动不休。李老常针对痹病的每一证型,确定大法主方。

热痹,以白虎汤为主。偏热者多用白虎桂枝汤加地骨皮、丹皮、丹参,偏风者多用桂枝芍药知母汤加羌独活、豨莶草、威灵仙、当归、川芎,偏湿者多用苍术白虎汤加黄柏、山栀、防己、木瓜、白术、茯苓等。

寒痹,以桂枝附子汤为主。偏寒者加巴戟天、补骨脂、仙灵脾、片姜黄等;偏风者,以桂枝附子汤合蠲痹汤加减,其中必用川芎、当归、丹参;偏湿者则用桂枝附子汤合防己黄芪汤加细辛、苍术、白术、山药等。

对于痹病的组方,李老认为附子、川乌、草乌是不可缺的。但此三味药峻猛,且有毒性,犹如奇才怪癖,一般人不敢轻易动用,这是很遗憾的事情。附子辛温大热有毒,走而不守,性烈力雄,有补火回阳,通经散结之功。善治一切沉寒痼冷之证,为祛散阴寒的首选药物。附子用量李老一般用15g以上,李老认为附子用量必须视病情要量大。量小则疗效不显,此外,附子还有"坚肌壮骨"、"好颜色"的美誉。川草乌的作用基本相同,均具有明显镇痛和局麻作用。临床上以疼痛为主的痹病,李老认为不论其属寒、属热均可在基本方上加用制附子、制川草乌。此3味药,川草乌善于止痛,附子优于散寒,要注意的是服药期间不要饮酒,因乙醇能促乌头碱的吸收,从而加强附子的毒性,导致中毒。亦不可与麻黄同用,以免产生不良反应,可伍以秦艽,以增强镇痛之功。

鸡血藤、活血藤均有强筋壮骨,调经活络,祛瘀止痛之功,鸡血藤养血之功优于活血藤,而活血藤更适于活血,故李老喜二味并用,于血虚而兼瘀者的痹病,二药相得益彰,以冀补血而不滋腻,活血而不伤气。

对痹病偏风者,川芎一药不可缺。因该药为血中之气药,可行血而风灭,又有祛风作用,疗效较好。中医治法中有通因通用、塞因塞用、寒因寒用、热因热用之反治法。李老认为还应有如川芎祛风行血之"行因行用"法,痹病偏风则疼痛游走不定,可谓行因;川芎作用行而不守,可谓行用。川芎"行因行用"有利风邪的祛除。

近年来对于雷公藤治疗痹病的报道很多,有效率为87.74%~98.4%,已被公认为是治疗痹病的有效药物。雷公藤有清热解毒,祛风除湿,消肿止痛的作用,对疼痛以关节周围组织,尤其是肌肉酸痛不止,疗效较好。李老对该药的体会是对肌肉筋脉疼痛的缓解效优于骨节间者。对于顽痹或伴有关节挛缩变形者,祛风之品当灵活加用,李老常加全蝎一条,或用乌梢蛇一条,除去头部与外皮,酒制后,研成粉末分吞,疗效较满意。

此外,部位引经药的应用,往往对痹病获效起着很大的作用。如上肢疼痛,李老常用片姜黄、桂枝;下肢疼痛常用独活、怀牛膝、宣木瓜、五加皮;腰背疼痛可加川断、杜仲、狗脊、功劳叶;骨节疼痛可加威灵仙,补骨脂;肌肉疼痛,可加雷公藤等。

临床中病人最感痛苦的,是病灶局部的痛酸等感觉异常。因此在祛除痹病病因的同时,适当加入止痛、止酸药物,不仅可解除病人痛苦,还可增强患者愈病信心,主动配合治疗,上述组方中如气虚李老常加黄芪、党参;血虚常用当归、鸡血藤、活血藤;阴虚加桑寄生、枸杞子;阳虚加仙茅、补骨脂等。可适当加香附、没药、泽兰等。若关节周围组织酸痛不适时,用雷公藤较好,该药对肌肉筋脉疼痛的缓解效果,明显优于骨节间疼痛者。

若辛热散寒,除风燥湿之品用之过多,疼痛非但不止反而加重,这时应重视全身情况,即气血阴阳的盛衰,而适当加用补气养血,滋阴和阳的药物后,则疼痛能够减轻。

若出现皮肤瘀斑,关节周围结节等证时,往往说明存在瘀血症状,应适当增以活血之品,亦可另服活血方剂,可与治痹方药交替使用。

痹病后期,常见筋脉失荣,或骨节僵硬拘急,或骨节肿大畸形。一方面可能因邪伤日久,而久服辛温燥烈之品,伤阴耗气致使筋脉骨节失荣;另一方面可能因邪痹日久,气血瘀滞,络道受阻,病损筋骨,失去气血濡养。此时即宜注意养阴柔筋。尤其宜从滋补肝肾之阴着手,以六味地黄汤,一贯煎等方药加减调治,亦宜择用活血祛瘀、软坚化结之品以舒筋活络、祛瘀通络。

对于痹病的服药时间最好是在早晨与夜睡前各服1次,因痹病患者活动障碍以晨起为甚,其疼痛以夜间加剧,晨晚分服中药,意在病作前及时截治,有利于药效的发挥,控制病情发展。同时宜注意环境的冷暖,防止外邪侵袭,而且还应长期进行功能锻炼,以防止关节挛缩、变形,加快功能的恢复。

(三)痹病的外治方法

关于痹病的外治法,因外用药物可直接对病灶发挥作用,且多可舒筋活血止痛,性味辛温香窜,可使局部气血活动加强,此又有助于内服药物作用的发挥,所以临床上李老常在内治法的基础上辅以外治法,常用的有巴豆饭敷法、止痛擦剂、解痛布、熏洗法等,此外还有按摩、针灸等法。痹病多四肢关节筋脉,外治药物可直接对病灶发挥舒筋活血止痛的作用,且此类药辛温香窜,可加强局部气血活动,又有助于内服药物作用的发挥。

1. 巴豆饭外敷法

取巴豆(干品)10~15g,捣烂成泥,加入适量热大米饭混匀,置塑料布或芭蕉叶上敷于患处(以不烫伤皮肤为宜),用纱布绷带或其他布条固定即妥(注意:时间不超过8~10小时;过敏性皮疹可服抗过敏药,以睡前服为好;洗净配药食具及工具以免中毒。据李老经验,塑料布与中药易起化学反应,造成皮肤损伤,且药力不易透过。当以纱布、芭蕉叶之类为好)。

2. 止痛擦剂

生半夏、生南星、生川乌、生草乌各 30g，用 50% 酒精 500ml 浸泡一周后，以脱脂棉擦肿痛处，每日 2~3 次，功用：止痛、消肿（不可内服）。

3. 熏洗法

水蓼 50g、透骨草 20g、川芎 25g、炙麻黄 20g、桂枝 15g、羌独活各 30g、冰片 3g、香白芷 9g、葱白 40g、生姜 10 片，将前七味加水 3 升，待煮沸后 15 分钟加入后四味。再待 5 分钟连药带汤一并倒入大口茶缸中，将茶缸四周用棉絮包裹保温，缸口对准疼痛部位熏蒸（用毛巾将缸口四周封好，勿使漏所，以耐受为宜），约半小时，每日一次，本方可开毛窍、发腠理、逐风湿、通经活络。

4. 解痛布

肉桂、附子、川乌、大黄、当归各 12g，半夏、白芷各 9g，地龙、僵蚕、白芍、乳香、没药、木香、川芎、独活、秦艽各 6g，细辛 3g，共研细末，用高粱酒调如薄糊状，加生姜汁，用脱脂棉浸透，晒干或烘干。将浸透晒干的药棉，外包纱布一层，左右两边用松紧带套在关节上或其他痛处。对四肢关节疼痛效果最佳。

5. 外用通药

当归、穿山甲、皂刺各 15g，透骨草 30g，桂枝、桃仁、红花、三棱、莪术各 20g，川草乌各 10g 共研粗末，装入纱布口袋，加水蒸 1 小时，取出后稍放片刻，用干毛巾垫于痛处，将蒸药布包放于毛巾上，置半小时左右，每晚 1 次，每副药可用 4~6 次。

还有外灸，发泡等等方法，临床可选择使用。另外，加强体质锻炼，注意环境冷暖，防止外邪侵袭，对预防痹病的发生有一定作用。

（四）辨治顽痹四法

"痹"者，痹阻不通之意。痹病乃为风、寒、湿三气杂至而成。"顽痹"是痹病屡发不愈，形成肢体关节变形，难以屈伸，步履艰辛，甚则卧床不起，骨肉瘦削，身体弱羸者之称。李老用四法辨治取效颇佳，现概而论之。

1. 顽痹从虚辨治

俗称"久病必虚"。久痹邪深，相应内脏受累。顽痹病程演变复杂，其外因有风、寒、湿、热等外邪侵袭；内因则责之于五体相合的脏腑、经络、肢体功能障碍。顽痹形成与正气不足，禀赋体质，脏腑气血之分布亦关系密切。气血虚弱，阴阳失调，这是顽痹发生的先决条件。

从虚辨治，凡阳虚体质患者应从脾肾论治；素体阴虚则要肝肾同治；气血虚弱不禁风，多气血双补。辨阴阳、气血、禀赋体质的偏颇是从虚辨治的关键。

2. 顽痹从瘀辨治

顽痹发病，虽始因外邪侵袭，邪阻经络，气血瘀滞不通，经络久痹，气血不达，不能荣养肢体亦是发病重要因素之一。正所谓："元气既虚，必不能达于血管，血管无气，必停留而瘀。"然顽痹之瘀，乃多虚瘀。法当以补气活血着手。

3. 顽痹从痰辨治

古人多说："顽痰怪症"。顽痹亦多有痰浊内蕴。此痰，一是因气血瘀阻日久，生理津液转化成病理之痰浊；二为久痹，脏腑受累，功能失调痰从内生。治痰应着重于治生痰之脏，当健脾化痰通络。脾为生痰之源，脾健则湿祛、痰化、瘀通。

4. 痹痿同病从肝肾辨治

痹病、痿病名殊但多类同。古今医籍痹痿合论撰文颇多，临床上痹痿同病亦很常见。凡痹痿同病，多有阴虚体质的内在倾向性。顽痹转痿当有肌肉瘦削，痿弱不用的临床表现。无论是痹痿同病或由痹转痿者，素体阴虚乃为其潜在的发病倾向。其治法又当以培补肝肾为主。肝肾同源、精血同源、乙癸同源等都是指肝肾二脏相互滋生、依赖和影响的关系。故顽痹与痿病同时存在的阶段，应重治肝肾，取效满意。李老调理肝肾治愈多例痹痿同病，进一步说明了痹痿同病与阴虚体质的内在发病关系。

李济仁治痹用药经验

李 艳

张锡纯言:"用药如用兵,善用兵者必探知将士之能力,而后可以制敌;善用药者亦必探药性之能力,而后用之可以治病。"李老认为治痹功在审证求因,妙在配伍应证,辨证明,用药专,则疗效如汤沃雪,若久痹顽证者,较难治。正如徐灵胎所言:"以草木之偏性,攻脏腑之偏性,必能知彼知己,多方以治之,而后无丧身殒命之忧矣。"

李老治痹,首先胸中已有大法,张石顽有论:"行痹者,痹处行而不定,走注历节痛之类,当散风为主,御寒利气仍不可废,更须参以补血之剂,盖治风先治血,血行风自灭也;痛痹者,寒气凝结,阳气不行,故痛有定处,俗称痛风是也,当散寒为主,疏风燥实仍不可缺,更须参以补火之剂,非大辛大温不以释其凝寒之者也;着痹者肢体重着不移,疼痛麻木是也,盖气虚则麻,血虚则木,治当利湿为主,祛风散寒亦不可缺,更须参以理脾补气之剂。"张石顽的论述提示了治痹时不仅应重视痹病成因中的"杂气合至"特点,还应注重从人体内脏功能、气血功能入手,综合施治,以助祛除邪气。若遇特殊情况,在一定的时间内可攻其一邪为主。

由于痹病的形成非单一之因,故其症状也表现为多个部位症状的综合,但总有其倚重之处。临床需抓住主症,参考辅症,方可做出明其特性。李老习惯先分寒热(因痹有寒、热两大类),而后再据此分为寒痹偏风型、偏湿型及单纯寒型、热痹偏风型、偏湿型及单纯热型等。然后据其主症特性确定大法主方。李老常针对痹病的每一证型,确定大法主方。临床发现,痹病很难在近期内完全病愈,故治疗时以某方为主,大法基本不变,辅药随证加减,以体现变中不变、不变中有变的特性,守方守法是相当重要的,切不可主方、大法变动不休。

热痹,以白虎汤为主。偏热者多用白虎桂枝汤加地骨皮、丹皮、丹参,偏风者多用桂枝芍药知母汤加羌独活、豨莶草、威灵仙、当归、川芎,偏湿者多用苍术白虎汤加黄柏、山栀、防己、木瓜、白术、茯苓等。

寒痹,以桂枝附子汤为主。偏寒者加巴戟天、补骨脂、仙灵脾、片姜黄等;偏风者,以桂枝附子汤合蠲痹汤加减,其中必用川芎、当归、丹参;偏湿者则用桂枝附子汤合防己黄芪汤加细辛、苍术、白术、山药等。

对李老的治痹用药经验总结如下:

1. 善用附子、川草乌驱痼寒、止痹痛

对于痹病的组方,李老认为附子、川乌、草乌是不可缺的。但此三味药峻猛,且有毒性,犹如奇才怪癖,一般人不敢轻易动用,这是很遗憾的事情。附子辛温大热有毒,走而不守,性烈力雄,有补火回阳,通经散结之功。善治一切沉寒痼冷之证,为祛散阴寒的首选药物。张元素"附子以白术为佐,乃除寒湿之圣药。湿药少加之引经,益火之源,以消阴翳,则便溺有

节,乌、附是也。"。《本草汇言》"附子,回阳气,散阴寒,逐冷痰,通关节之猛药也。"在临床应用时,对于寒湿偏胜的痹病,李老应用附子剂量一般在15g以上,李老在临床的体会是对于寒湿偏胜的痹痛,附子用量必须要量大,量小则疗效不显,此外,附子还有"坚肌壮骨"、"好颜色"的美誉。川、草乌的作用基本相同,均具有明显镇痛和局麻作用。临床上以疼痛为主的痹病,不论其属寒、属热,均可在基本方上加用制附子、制川乌、制草乌。此三味药,川、草乌善于止痛,附子优于散寒,要注意的是服药期间不要饮酒,因乙醇能促乌头碱的吸收,从而加强附子的毒性,导致中毒。亦不可与麻黄同用,以免产生不良反应,可伍以秦艽,以增强镇痛之功。

2. 痹病初起用发散

痹病的本质为本虚标实,正虚卫外不固是痹病发生的内在基础,感受外邪是痹病发生的外在条件。《金匮要略·痉湿暍病脉证治第二》曰:"若治风湿者,发其汗,但微微似欲出汗者,风湿俱去也。"《医宗必读·痹》:"治外者,散邪为急。"痹在初起邪浅时,李老多用发散法以行祛邪。痹初邪浅多用羌活,取其发散解表之力宏;痹久邪深多用独活,取其祛风除湿之力缓。痹病初起,寒湿阻络,可冀麻黄一汗而解;痹病初起,风气胜者,关节游走性疼痛,常以防风配羌活、威灵仙、桂枝、天麻、川芎、葛根、麻黄等。一般用量为6~9g。久痹血虚气弱不宜用。

3. 顽痹还用通法治

顽痹日久必致气血凝滞,李老以"通"为辨治顽痹基本法则之一,活血之品在李老组方中每每可见。活血药中使用频率较高是鸡血藤、活血藤、川芎。鸡血藤、活血藤均有强筋壮骨,调经活络,祛瘀止痛之功,《本草纲目拾遗》鸡血藤"活血,暖腰膝,已风瘫"。鸡血藤养血之功优于活血藤,而活血藤更适于活血,二味并用,于血虚而兼瘀者的痹病,二药相得益彰,以冀补血而不滋腻,活血而不伤气。对痹病偏风者,川芎一药不可缺。《神农本草经》川芎"主中风入脑头痛,寒痹,筋挛缓急",该药为血中之气药,可行血而风灭,又有祛风作用,疗效较好。中医治法中有通因通用、塞因塞用、寒因寒用、热因热用之反治法。李老认为还应有如川芎祛风行血之"行因行用"法,痹病偏风则疼痛游走不定,可谓行因;川芎作用行而不守,可谓行用。川芎"行因行用"有利风邪的祛除。对于顽痹或伴有关节挛缩变形者,祛风之品当灵活加用,李老常加全蝎一条,或用乌梢蛇一条,除去头部与外皮,酒制后,研成粉末分吞,疗效较满意。

4. 标本同治疗效佳

临床中病人最感痛苦的,是病灶局部的痛酸等感觉异常。因此在祛除痹病病因的同时,适当加入止痛、缓解酸胀的药物,不仅可解除病人痛苦,还可增强患者愈病信心,主动配合治疗,缩短病程。上述组方中如气虚李老常加黄芪、党参;血虚常用当归、鸡血藤、活血藤;阴虚加桑寄生、枸杞子;阳虚加仙茅、补骨脂等。可适当加香附、没药、泽兰等。若关节周围组织酸痛不适时,用雷公藤较好,雷公藤有清热解毒,祛风除湿,消肿止痛的作用,对疼痛以关节周围组织,尤其是肌肉酸痛不止,疗效较好。该药对肌肉筋脉疼痛的缓解效果,明显优于骨节间疼痛者。李老对痹病疼痛甚者,常嘱病人用汤剂冲服九分散(乳香、没药、麻黄、马钱子),消肿、止痛效果明显。

5. 擅用引经药

部位引经药的应用,往往对痹病获效起着很大的作用。痹病的发病部位不同,选用不同的引经药,可以提高疗效,如上肢疼痛李老常用羌活、桑桂枝、姜黄、秦艽、穿山甲珠;下肢用五加皮、牛膝(风寒者用川牛膝,肾虚者用怀牛膝)、独活、木瓜;项背痛用葛根、羌活、独活、蔓荆子、防风;脊背痛用狗脊、鹿角片;腰痛用功劳叶、狗脊、杜仲、续断、桑寄生;胁痛用柴胡、青皮、川楝子;胸痛用郁金、栝楼、薤白;骨节疼痛可加威灵仙,补骨脂;小关节疼痛郁久化热者加丝瓜络、忍冬藤、鸡血藤、天仙藤;肌肉疼痛,可加雷公藤等。久病入络者,选用藤类药祛风止痛,疏通经络。如海风藤祛络中之风,善治游走性关节痛;络石藤散络中之寒;丝瓜络除络中之湿;忍冬藤清络中之热;天仙藤化络中之瘀,痹痛兼水肿者用之最宜;……,诸藤性味不同,功用各异,同中有异,异中有同,临床中需要细心探索,才能体会诸药运用之奥妙。

6. 内外兼治

现在一般对痹病外治法有忽视的倾向,李老认为在内治的同时辅以适当外治,对疾病的缓解、痊愈将有很大裨益。关于痹病的外治法,因外用药物可直接对病灶发挥作用,且多可舒筋活血止痛,性味辛温香窜,可使局部气血活动加强,此又有助于内服药物作用的发挥。临床上李老常用的有巴豆饭敷法、止痛擦剂、解痛布、熏洗法等,此外还有按摩、针灸等法。痹病多四肢关节筋脉,外治药物可直接对病灶发挥舒筋活血止痛的作用,且此类药辛温香窜,可加强局部气血活动,又有助于内服药物作用的发挥。另外,日常生活起居要加强体质锻炼,注意环境冷暖,防止外邪侵袭,对预防痹病的发生有一定作用。

7. 择时服药增疗效

对于痹病的服药时间最好是在早晨与夜睡前各服 1 次,因痹病患者活动障碍以晨起为甚,其疼痛以夜间加剧,晨晚分服中药,意在病作前及时截治,有利于药效的发挥,控制病情发展。同时宜注意环境的冷暖,防止外邪侵袭,而且还应长期进行功能锻炼,以防止关节挛缩、变形,加快功能的恢复。

国医大师李济仁辨治痹证经验集粹

李 艳

国医大师李济仁先生研医临证 60 余载,在内、妇、儿科等众多疑难杂病的临床治疗上积验颇丰,尤擅痹证等顽疾的治疗。李老在学术上创立"痹痿统一论"新说,治病注重"培补肾本"辨治杂病,提出并制定了"选择方药剂型,重视作用特点"、"强调服药时间,注重动静宜忌"、"推崇数方并用,主张定时分服"等辨治纲领,处方熔经方、时方、新安医方于一炉,而精心化裁。其独特的学术思想与经验,对于痹证等病证诊疗,以及新安医学与中医药学术进步贡献显著。尤其对痹证的治疗经验及成果不仅获得国内同行专家高度评价,并形成国际影响。例如,治疗痹证的"清络饮"验方,经学术继承人研究,已获中国发明专利,并发表国际 SCI 论文 2 篇,2006 年英国剑桥大学学者在国际药理学权威刊物 *Trends in Pharmacological Sciences* 的综述文章中,将"清络饮"列为抗风湿病血管新生唯一的代表性中药复方并专门评述。

笔者随李济仁先生临床学习 30 余载,时刻聆听教诲,受益匪浅,现将先生对痹证的辨证治疗经验整理简介如下。

(一) 痹证的病因病机

先生认为,痹证是由于先天禀赋不足,或素体不健,营阴不足,卫气虚弱,脏腑功能低下,或因起居不慎,寒温不适,或因劳倦内伤,生活失调,腠理失密,卫外不固,导致风、寒、湿、热诸邪由外乘虚而入,抑或风、寒、湿、热邪内生,闭阻经络,气血运行不畅,导致肢体筋骨、关节、肌肉等处发生疼痛、重着、酸楚、麻木,或关节红肿灼热,或骨节僵硬、肿大、变形等症状的一种疾病。痹证轻者病在四肢关节肌肉,重者可内舍于脏腑。痹证的病因始见于《内经》,《素问·痹论》篇中提出:"风寒湿三气杂至,合而为痹也。"其强调了外邪致病的重要性,先生根据多年的临床观察认为,痹证除以上致病因素外,其发病机制还与脾虚外湿易侵,血虚外风易感,阳虚外寒易入,阴虚外热易犯,正虚外邪易干有关,另内风、内寒、内湿、内热、痰浊、瘀血等亦可留于经络、停滞关节、闭阻气血而发痹证。

先生认为痹证可生于内,亦可发于外。如饮食失宜致痹,长期饮酒可致股骨头无菌性坏死;嗜食动物内脏、肉类、鱼虾类食物等可诱发关节痛。先生还认为,不论哪一种类型的痹证,大都有关节肢体肿胀、重着,都离不开湿。湿留肌肤,肿胀疼痛;湿留关节,则肿痛不已;痰湿瘀久,则关节变形。故先生认为痹证病初,以邪实为主,病位在肌表;病久则以虚实夹杂偏多,病位在经络;病久还可累及脏腑,表现为心气不足,或脾胃虚弱,或肝肾亏损,或气血凝滞,或痰饮内停,或痰瘀互结的病理现象。同时,先生还十分重视痹证的病因、病机与络脉之间的关系,认为风寒湿热等外邪反复、夹杂侵犯肢体关节,袭入络脉,以致络脉环境之稳态失衡,或络脉空虚而招引内邪即无形之虚邪(血虚生风,阳虚生寒,阴虚生热)同气相求、合并侵犯,激发机体反应,从而正邪交争并用,络脉瘀阻,引起以下的病理演变:寒、热诸邪侵入络脉,填塞阻逆,蕴而为毒。如叶天士《临证指南医案》所谓:"寒入络脉,气乘填塞阻逆。"寒毒、热毒郁滞胶结于络脉,损害肢节,耗伤机体,同时邪毒为有形之病理产物,亦可阻迫络道恣行。"毒"可视为外邪(风、寒、湿、热、毒等六淫时邪)、无形之虚邪、内生之邪(痰、湿、瘀)等的综合病因病理。毒邪侵袭、潜伏体内,可致脏腑、经络、营卫、气血关系失常,引起阴阳偏盛、偏衰而罹病,且常为缠绵难愈。

(二) 痹证的诊断与分型

对痹证的诊断,先生认为痹证的寒、热、风、湿等具有病因、病理、症状属性等多方面的重要意义,其中寒、热的代表性以及特征性更为明显,并可致痰、瘀,可致虚损。对痹证辨证应从病因入手,辨别标本,着重以寒、热辨证论治。先生常以风、寒、湿、热的偏胜、兼夹、错杂、转化为辨证依据,分为风湿热型、风寒湿型、寒热错杂型等。

(三) 痹证的治疗

先生针对痹证的病证特点,认为痹证在短时间内难以完全治愈,故治疗时应以某方为主,大法基本不变,辅药随证加减,以体现变中不变、不变中有变的规律,守法守方相当重要,切不可主方、大法变动不休。他针对痹证的每一证型,均确定了大法、主方。治疗上除针对寒热分治外,多兼以祛瘀、化痰、通络、扶正。寒、热的状态可持续于痹证病变的始终,随病程的演进以及病理的复杂程度变化,也可兼有脏腑、气血等其他辨证方法。

1. 寒痹

主症为关节肌肤触之冰冷,疼痛部位较深,喜按打叩击,关节活动障碍,特点是畏寒明显,关节疼痛得热则舒,纳少便溏,舌淡苔薄,脉沉弦缓。偏风者,则恶风,遇风刺痛,疼痛走窜不仅限于骨节经间,还在关节周围肌肤,舌淡苔薄白而干,脉缓;偏湿者,则见骨节皮肤酸胀疼痛,疼痛部位以肌肉为主,舌淡苔薄白而腻;单纯寒型者,则无偏风、偏湿症状,而出现一派纯寒之象。其总的病机为寒凝络脉,络脉淤阻,不通则痛。

治疗以桂枝附子汤为主。偏寒者,加巴戟天、补骨脂、仙灵脾、片姜黄等;偏风者,用桂枝附子汤合蠲痹汤加减,其中必备川芎、当归、丹参;偏湿者,用桂枝附子汤合防己黄芪汤加细辛、苍术、白术、山药等。

2. 热痹

主症为关节肌肉红肿热痛,其痛及皮、及骨,轻按重按均不可耐,运动障碍,特点是关节疼痛得冷则舒,舌质红,苔黄厚而干,脉数。偏风者,则骨节间似风走窜,病变累及多关节,恶风,汗出,舌质红,苔薄黄,脉浮数;偏湿者,多见关节肿大,按之剧痛,下肢为甚,活动障碍明显,舌质嫩红,苔薄黄厚腻,口渴饮水不多,口黏口淡;单纯热型者,则无偏风、偏湿症状,而出现一派纯热之象。此乃湿热之邪壅于络脉,络脉淤阻,则见局部红肿热痛。

治疗以自拟清络饮为主,其组成为苦参、青风藤、黄柏等。偏热者,多用清络饮加地骨皮、丹皮、丹参;偏风者,加羌活、独活、防风、川芎;偏湿者,加防己、泽泻等。

3. 顽痹

顽痹是对痹证屡发不愈,形成肢体关节变形,难以屈伸,步履艰难,甚则卧床不起,肌肉瘦削,身体羸弱者之称。其病机主要为病久痰瘀胶着于络脉,络脉不和,则病久难已。先生对顽痹的治疗常从虚、从瘀、从痰辨治,如合并痿病者则痹痿同病,从肝肾论治,用此四法辨治,取效颇佳。

4. 用药经验

对寒痹的组方,先生认为附子、川乌、草乌是不可缺的,但此3味药峻猛且有毒性。附子辛温大热,有毒,走而不守,性烈力雄,有补火回阳,通经散结之功,善治一切沉寒痼冷之证,为祛散阴寒的首选药物。川乌、草乌的作用基本相同,均具有明显镇痛和局麻作用。

对热痹的组方,先生重视应用苦参一药,认为苦参有清热燥湿、祛风解毒之良效。以苦参治疗痹证,与《圣济总录》中治疗肌痹之"苦参丸"属意相近。同时,常配用功擅祛风除湿、舒筋活血、通络止痛的青风藤诸药。

先生在痹证治疗中,还十分重视引经药的应用,此对痹证获效起着很大作用。如上肢疼痛,先生常用片姜黄、桂枝;下肢疼痛,常用独活、怀牛膝、宣木瓜、五加皮;腰背疼痛可加川断、杜仲、狗脊、功劳叶;骨节疼痛可加威灵仙、补骨脂;肌肉疼痛,可加雷公藤等。

"择时施治"是先生治疗痹证的又一重要特色。他认为痹证的服药时间最好在早晨与夜睡前各服1次,因痹证患者活动以晨起为甚,其疼痛夜间加剧。晨、晚分服中药,意在病作前及时截治,有利于药效的发挥,控制病情发展,同时宜注意环境的冷暖,防止外邪侵袭,而且还应长期进行功能锻炼,以防止关节挛缩、变形,加快功能的恢复。

对痹证的常用中药,雷公藤被公认为治疗痹证的有效药物,其有清热解毒、祛风除湿、消肿止痛的作用,先生对该药的应用体会是雷公藤能明显地减轻肌肉、经脉关节之疼痛,但不宜过久、过量服用。

(四) 验案举隅

案一

某女,55岁。主因双手腕、手指及双膝关节疼痛1年,于2006年5月15日初诊。患者1年前于劳累后出现双手腕、手指及双膝关节对称性疼痛、肿胀、活动受限,晨僵明显,曾到当地医院就诊不效,于2006年2月至我院风湿科就诊,查血沉94mm/h,抗"O"102U/ml,类风湿因子1007U/ml,C-反应蛋白60.69mg/L,诊断为类风湿关节炎,服用非甾体类抗炎药鲜效,遂于2006年5月15日来中医科治疗,患者证同上述,伴神疲乏力,形体消瘦,面色无华,纳差,舌质淡红,苔薄白,脉沉细。

中医诊断 痹证,辨证为风寒湿痹。

治法 温经散寒,祛湿通络,活血止痛。

代表方 黄芪桂枝五物汤加减。

处方 生黄芪30g,桂枝10g,赤芍药15g,当归15g,仙灵脾15g,鸡血藤15g,活血藤15g,制川乌(先煎)10g,草乌(先煎)10g,雷公藤(先煎)10g,苦参9g,焦三仙各15g,青风藤10g。

14 剂。另予美诺芬 0.1g,早晚各服 1 次。

2006 年 6 月 1 日二诊:药后疼痛及关节肿胀减轻,仍有晨僵,活动受限,食欲渐增,舌脉同前。方已奏效,前方加威灵仙 15g,田三七 10g,继服 14 剂。2006 年 7 月 2 日三诊,服药以后诸症明显好转,关节肿痛消失,时见晨僵,复查血沉 28mm/h,抗“O”160U/ml 类风湿因子 233U/ml,C-反应蛋白 8.18mg/L,病情逐渐缓解,正气渐复,痹闭已获宣通。原方加减,以善其后,加秦艽 15g,继服 3 个月后,随访其病未见复发。

案二

某男,45 岁。主因左足踝关节及双膝关节红肿、疼痛 6 年,加重 1 个月,于 2006 年 6 月 20 日初诊。患者左足踝关节及双膝关节、足大趾关节反复发作性红肿、疼痛 6 年余,曾在解放军 105 医院等多次检查,血尿酸高达 810μmol/L,诊断为痛风,曾服别嘌醇、布洛芬等药物,病情好转,但易反复。患者有潮湿环境接触史,自述每次发病间隔为 1 个月左右,这次发病缘于饮酒过度,嗜好厚味。刻下症见双膝关节红肿明显,痛而拒按,夜间加重,步履艰难,时伴恶寒发热,饮食及二便正常,舌质红,苔黄腻,脉细数。检查:形体丰腴,双膝关节红肿,血尿酸 725μmol/L,血抗“O”620U/ml,血沉 41mm/h,血尿素氮 12.5mmol/L,类风湿因子阴性。

中医诊断　痹证,辨证为体虚郁热。

治法　泻热利湿,通络止痛。

代表方　清络饮加味。

处方　苦参 9g,青风藤 15g,知母 15g,黄柏 9g,萆薢 15g,苍术 15g,威灵仙 15g,秦艽 15g,鸡血藤 15g,活血藤 15g,络石藤 20g,海桐皮 12g,虎杖 15g。7 剂,水煎服。

6 月 27 日二诊　守上方,加生地 20g,忍冬藤 25g,寒水石 20g,以增清热通络之功。

7 月 3 日三诊　上药服后自觉关节疼痛明显减轻,足大趾疼痛基本消除,步履稍艰,复查血尿酸 498μmol/L,血抗“O”210U/ml,血沉 21mm/h,血尿素氮 8.5mmol/L,类风湿因子阴性。上方奏效,继服。半年后随访病情稳定,未见复发。

(五) 小结

李老根据 60 年的临床经验提出:痹证的发病是因正气不足,外感寒湿热,或因外伤、劳逸,或因饮食失宜,或七情所伤而致;内风、内寒、内湿、内热(火)、痰浊、瘀血均可留于经脉、停滞关节、闭阻气血而发痹证,即痹证既可因外而发,又可因内而病。李老认为痹不离湿、痹不离虚、痹不离瘀、痹不离痰,对痹、痿同病从肝肾辨治。对痹证的辨证治疗,李老将痹证临床分为热痹,寒痹、顽痹及相应偏风、偏湿偏虚及寒热错杂等证型。辨证精辟,选方准确,用药灵活,效果独特。正如李老认为:治病必求于本,辨证施治,方能获效。

痹病病案 10 则及验方

李 艳

例一　痛痹(风湿性关节炎)

杨某某,男,46 岁,教师。1984 年 8 月 2 日。

初诊　患者全身关节酸痛,以肘膝关节为剧,延今 5 载。经某医院确诊为风湿性关节炎,屡服中西药罔效,病情逐渐加重。经他院建议转先生处诊治。时值炎热酷暑,患者竟身着棉衣,自觉恶风畏寒,四肢不温,肘膝关节肿胀酸痛,屈伸不利,精神倦怠,纳谷寡味,便稀溲清。舌淡苔白腻,脉象沉细。查体温 38.8℃ ,白细胞总数 12200/mm³ ,分类;中性 72% 淋巴 28% 。红细胞沉降率(血沉,ESR)60mm/h,抗链球菌溶血素 O(ASO)为 1200U。此属寒湿蕴于经络肌表,气血不畅,营卫失和而成痛痹(风湿性关节炎)。治宜除寒渗湿,通络和营为法。自拟三仙汤合三妙丸加味进治。

处方　仙灵脾 20g,仙茅、威灵仙、怀牛膝、鸡血藤、活血藤、干地龙各 15g,制附块、制川乌、制草乌、川桂枝各 12g,苍术、黄柏各 9g。另用小乌梢蛇一条,除去头部与外皮,酒制后,研成细末分吞。外用解痛布。

8 月 17 日二诊　肘膝关节剧疼减轻,余恙如前。仍以原方增大温阳药量。制附块、制川草乌、川桂枝均加至 20g,再进。

9 月 1 日三诊　药后四肢转温,不恶寒,肘膝关节活动自如,疼痛消失,精神亦振,纳谷明显增加。实验室各项有关检查均已在正常值范围。再拟前方去附块、川草乌、黄柏,加秦艽、当归、丹参各 15g,川芎 12g。以白蜜为丸,日服 3 次,每服 15g。

9 月 20 日四诊　临床症状消失,实验室检查仍在正常值范围。嘱停药追访 5 年,病情稳定,未有复发。

按　本案痹病,关节以疼痛为主,又有在炎暑之季身着冬衣,肢冷畏寒,便稀溲清,脉象沉细,苔白质淡之证,可谓痛痹。但患者又有关节肿胀,活动欠利,神困,苔白腻等湿邪为患之象,而知湿邪在本案病变形成的作用仅次于寒邪,故本案三邪致病中以寒邪为主,湿邪其次,风邪又次之,故以"三仙汤"(仙灵脾、仙茅、威灵仙)温肾壮阳而祛寒,温通经络而止痛,三妙丸祛湿为辅,又可通络,兼以加味药祛风通络止痛,增以附块、川草乌、川桂枝、鸡血藤、活血藤以加强其温通经络止痛的作用。兼以干地龙,乌梢蛇祛风。全方虽对风寒湿三邪均兼顾施治,但主次有别,从而较快地治愈了疾病。

例二　热痹(幼年型类风湿性关节炎)

陶某某,女,5 岁,1999 年 5 月 4 日。

初诊　诉病起于 1997 年 6 月 6 日，因注射未冷藏的百白破保健针后引起发热，T 39.5℃，伴全身皮疹。遂至我院儿科门诊就诊。检血常规示：WBC 14.4×10⁹/L，N 30%，L 70%。予青霉素、氯苯那敏后仍高热不退，高烧时皮疹明显，不咳，不吐，于 1997 年 6 月 11 日收入小儿科病房。入院后体检：T 39.8℃，全身散在性红色斑丘疹，以双上肢、胸部为甚，咽部充血，双侧扁桃体 Ⅱ° 肿大，双肺呼吸音粗糙。入院后检血常规示：RBC 2.5×10⁹/L，WBC 14.0×10⁹/L，ASO 625U，RF(−)，ESR 22mm/h。予先锋Ⅴ 1.0 抗炎后，改为头孢塞肟钠 1.0g 注射，仍发热，以夜间为甚，建议外院治疗。遂转上海第二医科大学附属新华医院，入院时主要症状及体征仍为反复发热伴皮疹，查体 T 39.3℃，P 120 次/分，R 30 次/分，BP 14/18kPa，神志清楚，头面部及四肢散在陈旧性皮疹，部分为红色斑丘疹，双侧颈部及腹股沟可触及数枚绿豆大小淋巴结，心肺(−)，腹平软，肝右胁下 2cm，质软，肝未触及，四肢关节无畸形。入院后检血常规最异常时为：WBC 30.0×10⁹/L，N 95%，L 3%，M 2%，Hb 70g/dL，BPC 521×10⁹/L，ESR 64 mm/h，黏蛋白 67ng/ml，CRP 169.3ml/h；骨髓象(BM)检查示：骨髓呈感染改变，培养(−)，肥达氏反应阴性，补体 C₃1.48/L。入院后予抗组织胺药(非那更、苯海拉明)及巴米尔水杨酸制剂口服、抗感染药高热不退。9 月 26 日开始用氢化可的松治疗后热峰有所减退，减量 HC，口服泼尼松 1.5mg/KS/d，后热渐退，但细胞数、黏蛋白仍高，皮疹时有反复。从 10 月 21 日开始加用免疫抑制剂硫唑嘌呤 25mg/d 口服，体温才趋正常，皮疹消失，实验室指标正常，随后出院，出院诊断为幼年型类风湿性关节炎。嗣后一直用泼尼松、免疫抑制剂及抗炎药维持治疗，症情仍有反复，呈阶段性发热，伴皮疹，全身关节酸痛。于 1999 年 5 月 4 日首次来先生处就诊，症见发热，体温最高达 40.9℃，头面、四肢见红色丘疹，手足小关节红肿灼痛，关节屈伸不利，口干不欲饮；检血常规示：WBC 21.3×10⁹/L，L 6.5%，M 1.6%，血沉 68mm/h。舌质红，苔薄黄，脉细数。此乃湿热入侵，流注经络，脉络不和，治以清热利湿，宣痹通络。

处方　细生地 15g，干地龙 10g，蝉蜕 6g，金银花 15g，净连翘 12g，蒲公英 15g，板蓝根 15g，忍冬藤 15g，秦艽 15g，青风藤 9g，海风藤 10g，炒黄柏 6g，蛇床子 8g，地肤子 8g。

1999 年 5 月 15 日药后诸症好转，手足小关节灼痛减轻，红色斑疹渐退，仍痛痒不止，体温在 37.5～38℃ 之间，食饮尚可，颈项两侧可触及肿大淋巴结，质软无压痛，唇角仍有破烂，小便呈黄色，大便正常，脉细数。中药守上方去连翘、板蓝根，加凤丹皮 12g，地骨皮 10g，威灵仙 10g，鲜鸭跖草 20g，芦柴根 15g，以增凉血退热之功。复查血常规示：WBC 14.7×10⁹/L，L 4.0%，M 0.8%，血沉 20 mm/h。

1999 年 5 月 22 日病情好转，四肢小关节疼痛明显减轻，活动自如，双手及足部皮肤渐脱落，瘙痒减轻，体温在 37.5℃ 以下，余无明显不适。舌质淡红，苔薄白，脉滑。中药守上方去蛇床子、地肤子，加青蒿 15g，白薇 15g，鸡、活血藤(各)10g，以增清热凉血活血之功。续服。复查血常规、血沉均在正常范围。

1999 年 6 月 1 日皮疹全消，瘙痒作罢，四肢小关节时酸痛，局部不红肿，昨日晨起体温 37.4℃，今晨体温 36.5℃。舌质红，苔薄白，脉细。为病久耗气伤阴，此病情缓解期，宜扶正固本。改用益气养阴，强筋健骨之剂以固其根本。处方如下：

生黄芪 20g，南、北沙参(各)10g，凤丹皮 10g，地骨皮 10g，苍术 9g，银柴胡 8g，制鳖甲(先煎)15g，紫丹参 10g，秦艽 10g，川牛膝 10g，骨碎补 10g，金狗脊 10g。

上方辨治二月余，症情稳定。

1999 年 8 月 17 日近因天气暑热难熬,地气熏蒸,外邪引动内火致发热 T 39℃,周身又现皮疹,四肢关节时疼痛,局部不红肿,小便黄,大便偏干。舌质红,苔薄黄,脉数。治以清暑退热,益气养阴。遵原方意出入:

青蒿 15g,香白薇 10g,石膏(先煎)25g,芦柴根 20g,鲜鸭跖草 20g,黄芪 15g,肥玉竹 10g,肥知母 10g,凤丹皮 10g,地骨皮 10g,藿佩(各)10g,甘草 8g。

1999 年 8 月 21 日药后体温逐渐下降,精神饮食尚佳,再拟上方化裁。守上方去石膏,加金银花 12g,银柴胡 10g,服 7 剂后热除。

宗前法滋阴清热、活血凉血、宣痹通络意,继续辨治一年余。诸症悉除。于 2002 年元月赴上海第二医科大学附属新华医院复查,结果一切正常。

例三 筋痹(风湿性关节炎)

袁某某,男,57 岁,1999 年 5 月 17 日。

主诉 周身关节疼痛多年,加重 1 月。

患者长年水上作业,罹风湿性关节炎多年。平素每届冬春季节,症情易作。近因气候连日阴雨,致宿恙复萌。症见周身关节疼痛,双手握拳功能下降,头昏沉,步履欠稳,纳呆,小便正常,大便时稀。5 月 12 日在医院检查血抗"O" 825U,血沉 25mm/h,类风湿因子阴性,血液流变学示:高黏滞血症Ⅲ级。舌质淡红,苔白腻,脉弦滑。证属风湿阻络,脉络不和,故予祛风胜湿,活血通络,冀能应手为吉。

处方 羌、独活(各)15g,制川、草乌(各)9g,生炒苡仁米(各)15g,防风、己(各)10g,赤芍 15g,生黄芪 25g,宣木瓜 15g,川牛膝 15g,川桂枝 10g,片姜黄 15g。

1999 年 5 月 20 日二诊 药后周身关节疼痛减轻,右手握拳功能欠佳,步态欠稳。中药守上方加伸筋草 15g,制乳、没(各)9g,土鳖虫 9g。

1999 年 5 月 29 日三诊 上药服后,全身关节疼痛明显减轻,右手握拳功能接近正常,步履稳健,舌质淡红,苔薄白,脉弦滑。方已奏效,勿须更张,上方续进一周。

1999 年 6 月 10 日诸症悉除,复查血抗"O" <500U,血沉 18mm/h,血液流变学检查无异常。

按 此病缘于长年潮湿作业,风寒湿邪客入筋脉,发为筋痹。筋痹之病理产物为痰与瘀,故经利湿化痰祛瘀之剂治疗后,痰除瘀消,则筋痹自愈。西医检查血液黏滞度高,亦属中医之痰瘀范畴,故痰消则高黏滞症亦除。

例四 热痹(痛风)

郑某某,男,45 岁,1996 年 9 月 9 日。

主诉 左足踝关节及双膝关节红肿疼痛 6 年,加重 1 月。

患者双膝关节及踝关节、足大拇趾关节反复发作性红肿、疼痛 6 年余,曾在我院及解放军 105 医院等多次检查,血尿酸高达 810μmol/L。诊断为痛风。即服用嘌呤醇、布洛芬等药物,症情好转,但易发作。自诉每次发作间隔时间为一月左右。此次病作缘于饮酒过量,嗜食厚味。症见:双膝关节及左足踝关节红肿,疼痛较甚,夜间加剧,步履困难,一年前左足大拇趾关节僵肿处曾破溃,流出白色脂膏时伴恶寒发热,食饮及二便正常。患者常年在啤酒厂工作,有潮湿环境接触史。检查:形体丰腴,双膝关节及左足踝关节红肿灼手,血尿酸 725μmol/L,抗"O"625U,血沉(ESR)41mm/h,血尿素氮(BUN)12.5 mmol/L,类风湿因子阴性,左耳翼摸至二枚痛风石结节。1996 年 9 月 8 日在门诊检查血常规示:WBC $80×10^9/L$,Hb $110×10^{12}/L$,N 72%,L 27%,抗 "O" 625U,ESR 41mm/h,类风湿因子阴性,BUN 12.5mmol/L,血尿酸 725μmol/L。

反复发作性双膝及踝关节疼痛 6 年余,多次病作时皆见疼处关节红肿热痛,伴恶寒发热,步履障碍,舌质红,苔薄黄,脉弦滑。

诊断 热痹(浊瘀互结)。

治法 泄热化浊,通络止痛。

处方 土茯苓 20g,川草薢 20g,忍冬藤 15g,连翘 15g,赤、白芍(各)15g,秦艽 15g,徐长卿 20g,威灵仙 15g,干地龙 15g,白芥子 15g,白僵蚕 10g,虎杖 15g。

9 月 13 日二诊 症有反复,昨日起左足大拇趾开始红肿疼痛,伴恶寒发热,T 38.8℃,舌质红,苔黄,脉弦滑。中药守上方,土茯苓改为 30g,忍冬藤改为 25g,加生地 20g,寒水石 20g,肥知母 15g,水牛角(先煎)25g,以增清热泄浊通络之功。

9 月 20 日三诊 上药服后自觉关节疼痛明显减轻,足大拇趾局部红肿基本消退,步履略艰,上方奏效,继服。复查血沉 21mm/h,抗 "O" < 500U,BUN 8.5mmol/L,血尿酸 516μmol/L。

9 月 27 日四诊 病情继续好转,疼痛基本消失,局部皮色不红,关节处略肿胀。上方加炮山甲(先煎)15g,露蜂房 10g,以增破结开瘀,软坚消肿之功。

10 月 5 日五诊 诸症悉除,复查各项指标降至正常范围,继服上方以巩固疗效。

按 此乃西医学之"痛风",属中医之"历节病"范畴,湿浊瘀滞内阻乃为主要病机。患者长年在啤酒厂工作,嗜好烟酒,喜食厚味,致脏腑功能失调,升清降浊无权,痰湿滞阻于血脉之中,难以泄化;滞留于经脉,则骨节肿痛,关节畸形。先生治疗痛风喜用土茯苓、川草薢、威灵仙、泽泻、秦艽,并重用土茯苓以泄浊解毒,配用地鳖虫、赤芍、鸡血藤、活血藤等活血祛瘀之品,可促进湿浊的泄化,推陈致新,增加疗效,降低血尿酸。本案病证属急性发作期,偏于热证,故用生地、寒水石、肥知母、水牛角以除热通络,用药恰当,病患自除。

例五 痛痹(风湿性关节炎)

刘某,男,38 岁,农民。

初诊 1988 年 10 月 2 日。周身关节疼痛 5 年余。病缘于劳累过度,伤及营血,疼痛曾反复发作。近三月来关节疼痛增剧,伴神疲乏力,形体消瘦,面色无华,纳差。1988 年 9 月查血沉示:77mm/h;抗"O" 625U。舌质淡红,苔薄白,脉沉细。

诊断 痹病(痛痹)。

治法 益气养血,散寒祛湿,活血通络。

处方 生黄芪 30g,赤芍 15g,当归 15g,仙灵脾 15g,桂枝 10g,鸡、活血藤(各)15g,鹿衔草 30g,制川、草乌(各)10g,苍、白术(各)15g,炙全蝎 6g,焦三仙(各)15g,青风藤 10g。

10 月 12 日二诊 药后疼痛减轻,食欲渐增,舌脉同前。方已奏效,原方加威灵仙 15g,续服。

10 月 22 日三诊 周身关节疼痛明显减轻,精神渐加。复查血沉 18mm/h,抗"O" < 500U。病情逐渐缓解,正气渐复,痹闭已获流通。原方益损,以善其后。上方加秦艽 15g,继服 30 剂,而获痊愈。

按 此患者病起于劳累过度,气血亏虚,腠理不固,感受风寒湿邪而致为痹。故治疗亦应攻补兼施,扶正与祛邪药物并重,则邪去正复,病去体安。

例六 心痹(风湿性心脏病,二尖瓣关闭不全)

胡某某,女,32岁,1997年11月10日入院。

主诉 心慌、胸闷伴下肢凹陷性浮肿二年,加重十天。

病史 素来体虚,易感外邪。本病缘于二年前感冒后调摄不当,继续劳作,遂出现心慌、胸闷,伴下肢浮肿。曾在当地县医院住院治疗,诊为风湿性心脏病,二尖瓣狭窄。服异山梨酯,肠溶阿司匹林和利尿剂后,病情稳定。今年8月又罹外感致宿恙复萌,症见心慌、胸闷,活动后加重,伴双下肢高度浮肿,按之凹陷不起,腹膨,口唇青紫,面部紫绀,肌肤少华,神疲乏力,纳差,小便量少,大便日行一次,咽喉疼痛,鼻塞,流清涕。检查:1997年10月9日在门诊做心电图示:①异位心律;②心房快速颤动;③中度逆钟向转位,电轴右偏,提示双室肥大可能;心功能示:①异位心律——房颤室早;②左室收缩功能中度异常;心脏B超示:①风湿性心脏病,二尖瓣关闭不全;②后心包少量积液(19mm),血沉45mm/h,抗"O">800U。体检:两颧紫红,呼吸较促,活动后加剧,腹部膨隆。叩诊呈移动性浊音,双下肢凹陷性水肿;听诊,心尖搏动向左下移位,心尖部可闻及Ⅲ级收缩期杂音,向左腋下及背部传导,舌质暗红,苔薄白,脉促。

诊断 心痹(心脾阳虚,水瘀互结)。

治疗 健脾养心,温阳利水,佐以化瘀通络。

处方 生黄芪30g,炒白术15g,潞党参20g,桂枝10g,炙甘草10g,紫丹参15g,当归15g,猪、茯苓(各)20g,葶苈子15g,泽泻20g,威灵仙15g,双花15g,连翘10g。

11月15日二诊 药后浮肿大消,胸闷减轻,咽痛愈,外邪基本消除,舌质暗红,苔薄白,脉略促。方已奏效,守上方增全瓜蒌12g,干薤白15g,以增理气宽胸之效。

11月20日三诊 药后胸闷较舒,双下肢浮肿基本消失,面部紫绀色淡,食欲增,精神渐振,舌质紫暗见化,促脉已缓,此佳象也。效不更方,继进之,上方去双花,连翘,服用7剂。

11月27日四诊 诸象续有好转,唯口微干,苔薄,质偏紫,脉细。阳虚渐复,阴血略耗,治宜兼顾之。上方去桂枝,加麦冬15g、五味子10g、肥玉竹10g,连服7剂。

12月5日五诊 口干已润,胸闷除,精神大振,浮肿全消,舌质紫暗稍淡,脉细。病情已见稳定,复查血沉,抗"O"正常。心脏B超示:①二尖瓣狭窄伴轻度关闭不全;②心包少量积液(8ml)。患者要求出院,准予出院治疗。

1998年5月随访近半年来,颇感畅适,能坚持正常工作。

按 风湿性心脏病是指风湿热后遗留的以心瓣膜为主的心脏病,属中医"心痹"、"水肿"等范畴。究其因,乃风寒湿邪三气杂至,入营及血,使营卫气血运行失常,气虚血瘀,脉络痹阻,发为心痹。

本案患者素体虚弱,抗病力差,稍事劳累,则外邪乘虚而入,卫虚邪郁,流注筋脉关节,往往不易速愈,羁延进展,由浅入深,内舍于心,导致心痹。治疗宜标本兼顾,而以补虚治本为主。同时重视阳气对心脏病患者的重要性,凡水饮泛溢,瘀血留着,皆因阳气不足之故,故方用黄芪,潞党参益气固表,强心利尿;少佐桂枝,取其补少火以生气;因浮肿较甚,故用猪苓、茯苓、葶苈子、泽泻利水消肿治其标;紫丹参、当归活血生血;威灵仙走四肢,通络脉;加双花、连翘解表。如此标本兼顾,补泄并施,庶可奏功而康复。

例七　热痹(类风湿性关节炎)

刘某某,女,40 岁,农民。

初诊　1992 年 6 月 22 日。痹病羁延,久而不愈,刻下全身关节酸痛,尤以肘、膝关节为甚,局部隐约显红色,痛而拒按,抬手举足皆感困难,时而发热,口渴不欲饮,纳谷寡味,大便时结,舌质红,苔黄腻,脉细数。化验检查,血抗"O"1250U,血沉 40mm/h,类风湿因子(+)。

诊断　痹病(热痹)。

治法　清热通络,祛风胜湿。

处方　生石膏 60g,知母 15g,苍术 15g,威灵仙 15g,秦艽 15g,鸡、活血藤(各)15g,忍冬藤 30g,络石藤 20g,海桐皮 12g,宣木瓜 15g,赤、白芍(各)15g。

二诊　药进 7 剂,疼痛顿减,关节局部皮色正常,复查血沉已降至 18mm/h,抗"O"625U,纳谷仍觉乏味,胃气尚未苏醒,当增健脾化湿之力,上方加白术 15g、带皮苓 15g、生炒苡仁各 25g,续服。

三诊　疼痛除,食欲振,前方续进,以奏全功。

按　类风湿性关节炎是一种难治性自身免疫疾病,可导致关节疼痛、肿胀、僵硬、功能丧失及关节畸形等。在类风湿性关节炎中,免疫系统会不明原因地攻击关节囊内的自体细胞,并导致急、慢性滑膜炎及血管翳等病变。红、肿、热、痛是急性炎症期的典型症状。在炎症过程中,滑膜细胞异常增生和分裂,使得正常情况下很薄的滑膜变厚,导致关节肿胀,摸上去有浮肿感。此例类风湿性关节炎患者证属热痹。患者素体亏虚,又值暑季,湿邪当令,湿热交阻,注于经络,阻碍气机,血行不畅,则见关节疼痛红肿;湿困热炽中焦,则纳呆舌红,苔黄腻。方中重用石膏、知母,既解暑热,又清内热,一举双效,另选用威灵仙、忍冬藤、络石藤、海桐皮、苍白术、宣木瓜,都为清热、利湿、通络之良药,用药恰当,见效亦速。

例八　痛痹(风湿性关节炎)

杨某某,男,46 岁,教师。

初诊　1984 年 8 月 2 日。自觉恶风畏寒,四肢不温,肘膝关节肿胀酸痛,屈伸不利,精神倦怠,纳谷寡味,便稀溲清。脉象沉细,苔白腻,舌质淡。时值炎热酷暑,患者竟身着棉衣。追向病史得知,患者全身关节酸痛,以肘膝关节为剧。延今五载。经某医院确诊为风湿性关节炎,屡服中西药罔效,病情逐渐加重。经他院建议来先生处诊治。查体温 38.8℃,白细胞总数 12.2×10⁹/L,中性 72%,淋巴 28%;血沉 60mm/h;抗"O"1200U。

诊断　痹病(痛痹)。

治法　祛寒渗湿,通络调营。

处方　仙灵脾 20g,仙茅 15g,制川、草乌(先煎)各 12g,威灵仙 15g,地龙 15g,桂枝 12g,怀牛膝 15g,苍术 9g,鸡血藤 15g,制附块 12g,黄柏 9g。

另用小乌梢蛇 1 条去头和皮,酒制研末分吞。

8 月 17 日二诊　肘膝关节剧痛减轻,余恙如前,宗原意加大温阳药剂量:制附块、制川草乌、桂枝均加至 20 克再进。

9 月 1 日三诊　药后四肢转温,不恶寒,肘膝关节活动自如,疼痛消失,精神亦振,纳谷大增,实验室各项有关检查均已在正常范围。再拟前方去附块、川草乌、黄柏,加秦艽、当归、丹参各15g,川芎12g,以白蜜为丸,日服3次,每服15g。

9月20日四诊 诸恙均除,实验室各项有关检查在正常值范围。嘱停药。追访至今,症情稳固,未见复发。

按 《内经》曰:风寒湿三气杂至,合而为痹。痹病是由风寒湿三邪相合所犯人体而致,但因三邪犯体有偏重,临床表现各异,故人们又分痹病为痛、行、着三类。本案痹病关节以痛为主,又有在暑热之季身着冬衣,肢冷畏寒,便稀溲清,脉象沉细,苔白舌淡之症,当属痛痹。痹病系风寒湿三气杂至而成,本案以寒为重,兼夹风、湿二邪。主次应当明辨,以便施治切中病机。患者关节肿胀,固定于肘膝,着而不移,活动不利,苔腻神困等均为湿邪为患之象。可见湿邪在本案痹病形成中其作用又大于风邪,据此,先生以祛寒渗湿,兼以祛风通络止痛为法,施以自拟"三仙汤",该方由仙灵脾、仙茅、威灵仙三药组成,功效为温肾壮阳而祛寒,温通经络而止痛,增以附块、川草乌、川桂枝、炮姜、鸡血藤以加强其温通经络止痛的作用,二妙丸方清燥其湿以为辅,兼以干地龙,乌梢蛇祛风。全方既兼顾风、寒、湿三邪,又主以祛寒,辅以渗湿,佐以祛风,主次有别,侧重不同,终使病瘥。本例提示临床辨治痹病,要注意风、寒、湿三邪以何为主,分清主次,方能提高疗效。

例九 痛痹(风湿性关节炎)

方某某,女,42岁,农民。

初诊 1987年11月12日。肢体关节疼痛难忍,昼缓夜剧,遇寒痛甚,虽经多方医治,病情未能控制。曾查血抗"O"1250U,血沉35mm/h。时值冬令,病情加重。今诊时,其肘、膝关节呈针刺样痛,痛处固定,活动受限,面色㿠白,畏寒倦卧,胃纳不佳,夜寐不宁,二便尚调,舌质淡,苔薄白,脉弦。

诊断 痹病(痛痹)。

治法 温经散寒,活络止痛。

处方 羌独活各15g,炙麻黄6g,宣木瓜15g,伸筋草12g,五加皮15g,制川、草乌(各先煎)9g,桂枝10g,秦艽10g,寻骨风15g,鸡、活血藤(各)15g。

二诊 药后痛已大减,夜寐酣畅,胃纳亦增,惟头昏神倦依然;久病之体,一时难复,宗前法加黄芪30g,当归12g,以增补气活血之功。

三诊 迭进温通、益气、补血之剂调治3月余,病告痊愈。复查抗"O"、血沉皆已正常。上方再进10剂,以固疗效。

按 此系痛痹,由风寒湿邪侵袭经络所致。盖络隧空虚,寒湿蕴阻,深入肌骨间,气血不得宣通,筋无所养,不能束骨,故肢体关节疼痛难忍,行走不便,自拟"温经羌独汤"具祛风散寒,通络止痛之功,正对其因,故获佳效。

温经羌独汤方由羌独活、炙麻黄、宣木瓜、伸筋草、五加皮、制川草乌、桂枝、秦艽、寻骨风组成。方中羌独活为祛风湿、止痹痛的首选药物。虽有"羌活治上,独活治下"之说,但二药同时应用相得益彰,则疗效更著,故为此方主药。川草乌、桂枝性温,功专温经散寒,通络止痛,能辅主药以增加温经止痛之力。宣木瓜、五加皮、伸筋草舒筋活络,尤宜于关节屈伸不利,拘挛麻木之证,此处用之能佐主药以活络通经。秦艽、寻骨风则祛风湿,通经络,亦有较强的止痛作用,诸药共用,达到温经散寒,活络止痛的目的。

例十　热痹(系统性红斑狼疮)

徐某某,女,31 岁,教师。

2001 年 4 月 10 日初诊　诉病缘于 1999 年 8 月,出现发热 T 38～39℃之间,面颊部红斑,周身关节肿痛为对称性,大、中、小关节受累,有雷诺氏现象,心慌胸闷。遂赴上海第二医科大学附属仁济医院就诊。体检:双手指皮肤血管炎,红斑明显,双足趾皮肤有出血点及栓塞,红斑,双上眼睑少量点状红斑,心率 102 次/分,心前区可闻及奔马律。免疫学检查,LE 细胞阳性。抗 n-DNA 抗体阳性,C-反应蛋白 9. 69mg/L,免疫球蛋白 G(IgG)17. 80g/L,免疫球蛋白 M(IgM)2. 31g/L。血沉 94mm/h,类风湿因子(RF)浓度 36. 10mg/L;心脏彩超示:少量心包积液。经抗感染、激素及免疫抑制剂治疗后,病情好转出院。2001 年 3 月 18 日又因关节肿痛,发热半月,T39℃,再次住入本院。检双眼睑及眼角外侧、手指末端可见红色小丘疹及冻疮样皮损,无脱皮及鳞屑。免疫全套示:抗双链 DNA、抗 KNP、CIC 均阳性;全胸片示肺部感染,心脏 B 超无异常。入院后经抗感染、昆明山海棠、泼尼松等对症治疗后,症情稳定而出院。今日就诊系因前日感冒后引动宿恙,见其极度疲乏,严重病貌,由家属搀扶就诊。

初诊　胸闷,胸痛,心悸怔忡,动则气促,倦怠乏力,午后低热,口渴欲饮,烦热不安,满月脸,面部潮红而有黯紫斑片,手中瘀点累累,舌质暗红,苔黄腻,脉滑数,偶有结代。

诊断　热痹(瘀热痹阻,气阴两伤)。

治法　凉血散瘀,益气养阴。

处方　细生地 20g,玄参 15g,麦冬 15g,五味子 15g,黄芩 10g,知母 10g,红藤 20g,紫丹参 15g,黄芪 30g,白术 15g,绞股蓝 15g,生甘草 10g,白花蛇舌草 20g,半枝莲 20g。

2001 年 4 月 18 日二诊　药进 7 剂,诸症平稳,胸闷减轻,仍感乏力,气促,口干欲饮,舌质暗红,腻苔略退,脉滑数。方已奏效,勿须更张。上方加南、北沙参(各)15g,潞党参 15g,增养阴益气之功,进 10 剂。西药激素减量。

2001 年 4 月 29 日三诊　药后胸闷,心慌明显好转,体力渐增,自行就诊,低热除,口渴减轻。上方去知母,加赤芍 10g 增活血之功。服 10 剂,西药激素再次减量,轻度满月脸,复查血沉 17mm/h,类风湿因子阴性。

2001 年 5 月 10 日四诊　诸症继续好转,面部红斑渐淡,胸闷、心慌基本消除。舌质转红,苔薄黄,脉滑略数。嘱原方继服 10～20 剂。

2002 年 10 月 20 日五诊　上方辨证治疗半年余,临床症状完全消失,无满月脸,皮疹阴性,指掌关节(-),心率整齐,90 次/分钟,下肢不浮肿,激素用维持量。复查免疫全套阴性,血常规+血小板计数正常。患者现已考取 2002 年度安徽师范大学生物系研究生。

按　本案患者发病后屡用西药激素及免疫抑制剂治疗,症易反复,并出现了满月脸、水牛背等副作用。而使用中药后病情逐渐稳定,基本治愈,体现出中药治疗 SLE 在病情、防止复发和长期维持疗效方面优于西药,表明中、西医结合治疗 SLE,亦为一条有效途径。

系统性红斑狼疮(SLE),是一种原因不明的累及全身结缔组织,表现为多脏器损害的自身免疫性疾病。临床表现以发热,皮损,关节疼痛为主要症状,随着病情的发展可累及多脏器损害。本病相当于中医学"阳毒发斑"或类似于"鬼脸疮",其中以关节疼痛为主症者可归入"痹病"范畴,急性发作时多属"热痹"范畴,稳定期多属"行痹"范畴。伴有较多脏腑证候者,较难明确地划属于中医某一种病证。其发病原因,则多是先天禀赋不足,肝肾阴亏,精血不足,加之情志内伤,劳倦过度,六淫侵袭,阳光暴晒等,致瘀血阻络,血脉不通,皮肤受损,渐及关节、筋骨、脏腑而成。

慢性活动期 SLE 病人以阴虚内热为主要表现,阴虚内热又常与血热,瘀热相互交结,较易为外邪诱发而急性发作,故用药宜以滋阴清热,益气养阴,健脾补肾,调整阴阳为基本治疗原则,而滋阴清热法的应用可贯穿在整个辨证治疗过程中。具体用药时,还应选用具有免疫调节作用,使抗体生存期延长的生地、麦冬、黄芩等;能刺激网状内皮系统,增加白细胞吞噬功能的白花蛇舌草、半枝莲等药物。实践证明,长期应用这些药物能逐步改善机体的免疫状态,有利于递减激素,减少疾病的反跳率。

运用新安医学理论治疗风湿病的经验

李　艳

本人自幼随父李济仁习医,为新安医学世家国家级非物质文化遗产"张一帖"第15代传人,在临床中一直重视对新安医学经典理论与特色经验的学习和运用,主研风湿病、妇科、肿瘤方向,尤在风湿病治疗方面积累了一些经验。2003年主持并开设了"内外攻治风湿病"特色门诊。2010年7月任安徽省中医药学会风湿病专业委员会副主任委员。

风湿病属中医"痹病"的范畴。历史上,医家对于风湿病的认识是从《内经》到其后的《金匮要略》多承袭风、寒、湿三气之说,强调以外邪为主,少有发挥。清代新安医家吴谦根据痹病正邪盛衰之不同,以虚实归纳诸痹,提出"虚痹"概念。认为"虚痹,谓气血虚之人病诸痹也","实痹,谓气血实之人病诸痹也"。新安医家汪蕴谷则对痛痹提出了肝肾为病、筋脉失于荣养的病机理论。还有新安医家提出的正虚、瘀血而导致湿邪留滞发病的理论,从内因方面深入阐述了痹病的病因病机亦对认识该病,指导该病的治疗起到了重要的作用。

笔者鉴于以上新安医家对风湿病独特的理论与经验,参照国医大师李济仁提出的治疗早、中期类风湿的"寒热三期新疗法",和治疗顽痹的"虚"、"瘀"、"痰"、"瘘"理论,以此为法,辨证论治,取效颇佳。现将本人在运用新安医学理论治疗风湿病方面积累的一些经验介绍如下:

1. 辨明证型,顾护脾胃

痹病的诊治大法可以从病因入手,首先需明其纲领,其次究其条目。本人治疗痹病,常先分寒热,再据此分为寒热偏风、偏湿型,然后考虑正邪之盛衰。热痹的主症为关节肌肉热痛,其痛及皮、及骨,轻按重按均不可耐,运动障碍,得冷则舒,舌质红,苔黄厚干,脉数。偏风者则骨节间似风走窜,有许多关节的病变,恶风,汗出,舌质红,苔薄黄,脉浮数;偏湿者则关节肿大较多见,按之痛剧,下肢为甚,活动障碍明显,舌质嫩红,苔黄厚腻,口渴而饮水不多,口黏口淡;寒痹的主症为关节肌肤触之冰冷,疼痛部位较深,喜按打叩击,关节活动障碍,特点是体位变换之初均不利,畏寒,关节疼痛,得热则舒,纳较少,便溏,舌质淡白,苔薄白,脉弦缓。偏风者恶风,遇风刺痛,疼痛走窜不仅限于关节间,还在关节周围肌肤,舌质淡白,苔薄白而干,脉缓;偏湿者见骨节皮肤酸胀疼痛,疼痛部位以肌肉为主,舌质淡白,苔薄白而腻。

另外在脏腑辨证中,很重视脾胃辨证。痹病的治疗也不例外。新安医家汪文绮在《杂症会心录》中分析痹病的疼痛症状之后,认为痹病总的治疗原则应为"非投壮水益阴,则宜补气生阳;非急急于肝肾,则惓惓于培补脾土,斯病退而根本不动摇"。安徽中医学院刘健教授提出的痹病从脾论治有一定的临床意义和疗效。此外,风湿病为慢性病,缠绵难愈,多要长期服药,而用药多为清热解毒药物,此类药物大多味苦性寒,长期服用此类药物,易致败胃伤脾,使病人服药受限,影响疗效。因此,选药时须注意使用甘寒不伤胃或味苦而微寒之品,在此基础上,特别注重药物之间配伍,常加用吴茱萸、小茴香、干姜、肉桂、淡附片等温中散寒之品,一为反佐之剂,制约清热解毒药味苦寒之性,一为固护脾胃不受伤害,且能调和药物口味,利于病人长期服用。

2. 组方首先分寒热

对于痹病的组方,亦应强调首先分寒热:热痹以白虎桂枝汤、清络饮等方剂为主,酌加地骨皮、丹皮、丹参;偏风者多用桂枝芍药汤加羌活、独活、威灵仙、当归、川芎;偏湿多用苍术白虎汤加黄柏、山栀、防己、木瓜、白术、茯苓。寒痹,以桂枝附子汤为主,偏寒者加巴戟天、补骨脂、仙灵脾、片姜黄等;偏风者,以桂枝附子汤加用川芎、当归、丹参;偏湿者加用细辛、苍术、白术、山药。

痹病的用药,对于痹病偏寒者常用附子、川乌、草乌。附子辛热,有毒,走而不守,性烈力雄,有补火回阳、通阳散结之功。为祛散阴寒的首选药物。并且用量一定要大,常用量为15g以上。川乌和草乌的功效基本相同,均具有镇痛和局麻作用。痹病的一个重要特征就是经络痹阻不通,鸡血藤、活血藤均具有强劲壮骨、调经活络、祛瘀止痛之功。鸡血藤养血之功优于活血藤,而活血藤更适合于活血,对于血虚兼有瘀者,二者相得益彰,补血而不滋腻,活血而不伤气。对于痹病偏风者,川芎一药不可缺。因该药为血中之气药,可行血通经,又有祛风作用,疗效甚好。雷公藤是治疗痹病的有效药物。雷公藤有清热解毒、祛风除湿、消肿止痛的作用,对于疼痛以关节周围组织,尤其是肌肉酸痛不止,疗效较好。对于关节变形者,祛风之品当灵活加蜈蚣一条,或用乌梢蛇一条,除去头部和外皮,酒制后研成粉末分吞,疗效较为满意。

此外,还要注意部位引经药的应用,往往对痹病的治疗有着很大的作用。如上肢疼痛,常用片姜黄、桂枝;下肢疼痛常用独活、怀牛膝、宣木瓜、五加皮;腰痛可加川断、杜仲、狗脊、功劳叶;骨节疼痛可加威灵仙、补骨脂;肌肉疼痛加用雷公藤。临床中病人往往最痛苦的是病灶局部的痛、酸感觉异常。因此在驱除痹病病因的同时,适当加入止痛、止酸药物,不仅可解除病人的痛苦,还可增强患者的信心,主动配合治疗。上述组方中如气虚常用黄芪、党参;血虚常加当归、鸡血藤、活血藤;阴虚加桑寄生、枸杞子;阳虚加仙茅、补骨脂,亦可酌加香附、没药、泽兰等。

3. 内外兼治,中西并重

内外兼治古称杂合以治,也称综合治疗。《素问·异法方宜论》所谓:"圣人杂合以治,各得其所宜 ……得病之情,知治之大体也。"此治疗原则针对疾病多因素、多属性的特点,综合来自各方面不同的治疗方法,进行综合治疗。并从整体、全程上把握疾病的变化,站在全局的高度,把各种具体方法有机地联系起来,进行全面论治。

熏蒸疗法在新安医学的外治法中具有重要地位,也是本人在诊治类风湿关节炎患者时最为常用的外治疗法。熏蒸就是将一定的药物燃烧,借助药物气味和热气,驱除湿邪,促进气血运行,达到治疗疾病的目的。如果病人时间允许,尽量要辅以外治。熏蒸疗法所用药物药根据病情而定。若为风寒湿痹,症见关节疼痛、拘急、恶风怕冷者,可选用羌活、独活、防风、川乌、草乌、川芎、当归、桂枝、细辛等组方熏蒸,每日一次,2~4周为一疗程。熏蒸时病变部位要微微汗出,熏蒸后要注意保温。若兼见热象,可用忍冬藤、赤芍、丹皮、泽兰、薄荷、桑枝等组方煎煮熏蒸,每日1~2次,3~4周为一疗程。使用得当,将取得良好的辅助作用。

另一方面,中医药治疗风湿病具有用药安全、疗效稳定等优点,但其起效较慢。在风湿病急性期,炎症的控制需要西药的治疗,帮助病人缓解痛苦,防止关节的破坏。待中药作用显现,即可慢慢撤掉西药剂量乃至停用西药。

4. 典型病案(附病历)

蒋某某,女,71岁。住本市芜湖钢铁厂宿舍。于2009年3月24日初诊。主诉:四肢关节肿痛二十余年,加重一月。病史:患者有类风湿性关节炎二十余年,自服消炎片症情事好时坏,刻下症见左下肢肿痛明显,步履艰辛,双上肢肿痛,掌指关节变形,晨僵明显,舌红苔白,脉细数,乃病久寒热交阻,气血不畅所致暂用清热利湿活血通络之剂,和醋氯酚酸0.1g分早晚服。并予查血抗O、类风湿因子、C-反应蛋白。2009年3月24日复诊仍诉四肢关节肿痛明显,晨起僵硬,口渴不欲饮。舌红苔白有裂纹,3月24日检查结果已出,示:抗"O"337U、类风湿因子1041U/ml、C-反应蛋白21mg/L,继用前方治疗14剂后,效果不显。故于2009年4月21日更方,改拟新安医方"清络饮"加味。药用:黄芪45g,青风藤9g,秦艽12g,淡附片9g,制川草乌各9g,雷公藤10g,苦参9g,黄柏12g,蒲公英30g,水煎服,日三次服用。此方服用7剂即显效,诉四肢关节肿痛明显减轻,晨僵基本消失,方已奏效。继以上方辨治二月余,诸症明显好转。2009年7月21日复查血沉24mm/h,类风湿因子381U/ml,抗"O"190U。嘱其继服数剂,以收全功。

类风湿关节炎中西医临床诊察的数据挖掘分析

李　艳　李　梢　吕爱平

辨证论治是中医学的特色,病证结合是目前中医药现代研究的一种新模式。中、西医学的不同临床诊断方式与疾病临床表现的复杂性有关,因此,如何在同一疾病中辨识中、西医诊断的特色及其异同,成为发掘中医特色,并推动其深入研究的重要前提和基础。本文通过文献数据采集与分析,以常见的复杂性疾病类风湿关节炎(rheumatoid arthritis,RA)为例,对中、西医诊察的异同及其关联,进行初步探讨,以期为中医辨证论治提供一定的方法和依据,并对其生物学基础研究予以启示。

(一) 材料与方法

1. 材料

(1) RA 中西医学诊察的资料采集与分类:依据美国风湿病学会标准(ARA)[1]、中医类风湿关节炎辨证国家标准[2]、行业标准[3],同时手检与 RA 临床诊断有关的中医核心刊物文献、西医 SCI 文献各 50 篇,全面提取 RA 西医学诊察、中医辨证论治的有关临床症状、体征等临床信息,统一构造 RA 临床信息关键词表。并依据诊察的性质进行分类比较。

(2) RA 中西医学诊察的数据库:以 Medline (http://www. ncbi. nlm. nih. gov/entrez/query. fcgi? db = PubMed) 为 RA 现代医学诊察的数据源,中国期刊网 (China National Knowledge Infrastructure,CNKI,http://www. cnki. net/) 为 RA 中医学诊察的数据源。依据检索表达式{ "rheumatoid arthritis" AND "patients" AND "clinical" NOT "traditional Chinese medicine" },从 Medline 中提取西医诊疗 RA 的数据集,共搜集文献 9 495 篇(至 2005 年 7 月 9 日);依据检索表达式{("类风湿性关节炎"OR"类风湿关节炎")AND("中医"OR"中药")NOT 综述},从 CNKI 数据库中提取中医诊疗 RA 的数据集。共搜集文献 1 012 篇(至 2005 年 7 月 9 日)。

(3) 文献挖掘分析资料:依据《新英格兰医学杂志》中 RA 细胞因子信号传导途径相关的文献[4],从中选择细胞因子等生物学因素在 Medline 数据库中进行检索(至 2004 年 9 月 1 日);将所检索的文献摘要分别下载,并构建文库。

2. 方法

(1) 频数分析:在 RA 中、西医学诊察的两个数据集中,依据所构建的 RA 临床症状、体征等临床信息进行分类检索,并进行频数统计与比较。

(2) 文献挖掘流程:首先把所有的相关摘要分解为自然意义下的句子集合,然后在每一句中匹配诊断信息与生物学因素词表,并将这些关键词作特定处理后排序。统计这些关键词序列中出现的诊断信息与生物学因素,输出统计结果。本研究应用 Perl 语言进行关键词的匹配和处理。

(3) 文献挖掘方法:采用基于同时出现(co-occurrence)的方法[5],即如果一个症状与一个生物分子在同一 Medline 文献中同时出现,则假设二者之间存在一定的关联。本研究将"同时出现"限定在某一特定的句中[6]。并以中医诊断中的"口渴"症状、"舌"诊为例,考察与以上中医诊断存在直接关联(一次关联)的 RA 生物分子;然后考察相关生物分子有直接联系的其他生物分子和中医诊断的关系(二次关联)。

(4) 文献挖掘结果分析:对于文献挖掘的结果,进一步进行人工阅读和分析。如果某种生物分子与某种症状存在直接的关系,记为"+";如果存在关系但文献中没有明确指出,记为"o"。虽然同时出现,但在 Medline 摘要中没有说明二者存在某种相互作用关系或者认为二者无关,则不计入。

(5) 统计学方法:5 类临床信息在中、西数据集中出现频数的统计学分析采用 χ^2 检验。

(二) 结果

1. RA 常见临床信息调查结果及分类

本次研究共采集 RA 常见的中西医临床诊察信息关键词 85 项,基本反映了 RA 疾病发生发展过程中所涉及的较为全面的临床信息,成为 RA 病证诊断的基础。通过属性分析与归类,按以上 85 项临床信息的属性、性质与特点,可分为 5 类临床信息要素,包括病变部位,量化诊断,症状描述,普遍状况,内外环境因素。RA 患者中西医诊察的关键词如下,其中中文关键词用于 CNKI 数据库检索,英文关键词用于 Medline 数据库检索。

(1) 病变部位:手(hand),掌(palm),软骨(cartilage),腱鞘(tendon),掌指关节(metacarpophalangeal articulation/joints, MCP),近端指间关节(Interphalangeal joint, PIP),骨(bone),筋(sinew),软组织(soft tissues),韧带(ligament),肌肉(muscle),指甲(nail,足趾(toe),跟腱(achilles tendon/ tendocalcaneus),肘(elbow),膝(knee),足(foot),踝(ankle),脊柱(spinal column/vertebral column),臂(arm),腕(wrist),肩(shoulder),血管(blood vessel),腰(waist),脾(spleen),淋巴结(lymph gland/node/lymphoid nodule)。

(2) 量化诊断:疼痛程度(pain degree),关节压痛(arthritic pain),关节肿痛数目(amount of painful joints),肿胀程度(swell),晨僵(morning stiffness),握力(grip strength/strength of grasp/power of grip/gripping power/grasp force),步行时间(walk time),关节功能分级(joint function),畸形(lopsided/ abnormal/deformity/ deformed),骨质疏松(osteoporosis),肌肉萎缩(amyotrophy/muscular atrophy/myophagism/muscle atrophy/muscle wasting),贫血(anaemia/anaemic),关节脱位(luxation/dislocation),类风湿结节(rheumatoid node),纤维性强直(fibrous ankylosis),脾肿大(splenomegalia/splenormegaly),疾病活动程度(activity),步态(walking/gait/carriage)。

(3) 症状描述:红(red),肿(turgescence/ swelling),酸(acid),麻(numb),胀(distend),乏力(tired),温(warm),沉重(heaviness/ ponderosity),刺痛(smarting/prick pain),气短(breathe hard/lose heart),渴(thirsty),恶心(naupathia/nausea),耳鸣(tinnitus),眩晕

（vertigo/dizzy），偏头痛（megrim），失眠（insomnia），萎缩（atrophy），强直（stiff/rigid），症状变化（加重、减轻）（change, aggravate/ aggravation/embitter/sharpen, alleviate/lighten/ease/mitigate abate）。

（4）普遍状况：神志（consciousness/mind/senses），情绪（emotion/feeling/spirit），汗（sweat/ perspiration），大便（stool），小便（emiction/pumpship/urine），声音（sound/voice），呼吸（breath），体温（body temperature），咽（pharynx），耳（ear），面（face），肤（skin），眼（eye），脉象（pulse），舌质（tongue），舌体（arteries），舌底脉络（veins under tongue），舌苔（coater tongue/fur of tongue）。

（5）内外环境因素：环境（circumstance/environment）；风、寒、湿、热、燥（wind, cold/chill, damp/wet/ humid/moist, heat/hot, dry）。

2. RA 中西医诊察的分类比较结果

在所调查 Medline 的 9495 篇文献中，RA 的症状出现率依次为：疼痛（32.8%），晨僵（6.6%），握力（5.3%），骨质疏松（4.5%）等，即侧重于对 RA 中客观病理变化有关临床表现的诊察与研究；在 CNKI 的 1012 篇中医文献中，除重视 RA 的共性临床表现外，由 Medline、CNKI 数据库中 RA 中、西医 5 类诊察的频数比较结果显示，RA 中、西医临床诊察比较结果具有极显著差异（χ^2检验，$P<0.01$，见图 1）。中医学对 RA 诊察的特点在于：中医学诊察侧重于症状描述，内外环境因素；而西医学诊察侧重于 RA 客观的量化诊断和量化的诊断。结合表 1 中各类别下属临床表现进一步可知，中医学侧重于对 RA 机体与内、外环境因素的关联，如 RA 患者对寒冷、温热等环境刺激的反应，以及地域、时令等等的诊察。同时，中医学对患者症状的证候属性诊察与判断侧重于症状的属性描述、动态变化以及症状与外界刺激的关系，等等。

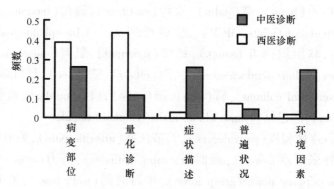

图 1　五类 RA 中西医学诊察信息的比较结果

3. 若干中医诊察与 RA 生物学因素的关联

以 RA 中医辨证论治中具有一定代表性的"口渴"症状以及"舌"诊为例，通过 Medline 文献挖掘，结果发现"口渴（thirst）"及"舌（tongue）诊"与部分 RA 相关的生物学因素存在一定的关系。其中一次关联（直接关联）者涉及肿瘤坏死因子 α（TNF-α）、白细胞介素（IL）6 等炎症细胞因子以及免疫细胞，二次关联则涉及激素、神经肽等。

表 1　中医若干诊断与生物学因素的关联关系

中医诊察	生物学因素			
	一次关联关系	关联方式*	二次关联关系	关联方式*
口渴	肿瘤坏死因子 α(TNF-α)	+	P 物质	o
	γ 干扰素(IFN-γ)	+	缓激肽	o
	白细胞介素 1(IL-1)	+	生长激素	o
	白细胞介素 6(IL-6)	+	前列腺素	o
	白细胞介素 10(IL-10)	o	糖皮质激素	o
	T 细胞	o	胰岛素	o
	B 细胞	+		
	巨噬细胞	+		
	Th2	o		
	纤维原细胞	o		
舌	肿瘤坏死因子 α(TNF-α)	o	P 物质	o
	白细胞介素 1(IL-1)	o	降钙素基因相关肽	o
	白细胞介素 6(IL-6)	o	生长激素	o
	白细胞介素 12(IL-12)	o	前列腺素	o
	γ 干扰素(IFN-γ)	o	糖皮质激素	o
	T 细胞	o	胰岛素	o
	B 细胞	o	胰岛素样生长因子	o
	浆细胞	o	IgM	o
	软骨细胞	o		
	CD4	o		
	巨噬细胞	+		

*某种生物分子与某种症状存在直接的关系,记为"+";如果存在关系,但文献中没有明确指出何种关系,记为"o"。

(三) 讨论

RA 是一种免疫系统调节紊乱所致的炎症反应性疾病,涉及全身多系统受损。RA 在中医学属于"痹病"的范畴,中医药治疗 RA 的常用辨证方法为寒热辨证、气血津液辨证、脏腑辨证等。由于个体差异、遗传因素、内外环境影响、精神心理等原因,RA 虽然在病理学和免疫学上具有一定的共性,然而 RA 临床表现及其基因表达(基因型与表型)均具有明显的多样性[7],导致了 RA 在机理研究和治疗上的困惑。RA 等常见复杂性疾病具有多样的临床表现,这是目前西医以"疾病"为主体的诊疗模式和中医以"证候"为主体的诊疗模式并存的背景,也从一个侧面反映了"病证结合"研究的合理性和必要性。因此,探索中、西医学对于疾病(RA)的不同诊察方式,是深入研究疾病病理生理变化、临床表现、分子机制及其与证候类型之间关系的重要基础。

数据挖掘是从大量的、模糊的、随机的数据中,提取潜在有用的信息和知识的过程。目前已经建立了大量的医学、生物学数据库,文献数据挖掘方法已在基因表达网络等研究上取得成果[5]。本文采用基于文献的数据挖掘方法,对 RA 的中、西医诊断标准及文献调查显示,现代医学侧重于诊察、研究与 RA 客观病理变化密切相关的临床表现。与此不同的是,中医学诊断不仅重视 RA 的共性因素,还侧重于诊察疾病与环境因素(自然环境,社会环境)

的关联,体现了中医"整体观"的诊疗思维;侧重于对 RA 症状的属性描述、动态变化以及症状与外界刺激关系的诊察,体现了中医"辨证论治"的诊疗实践。以上这些为现代医学诊断 RA 所忽视的信息,正是中医证候分类的基础,也是"异病同证,同病异证"的重要依据。同时,中医学对于 RA 的共性临床表现的重视,也反映了"病证结合"研究思维在中医药现代研究中的发展与进步。

"同时出现"是文献挖掘中寻找相互关系的重要方法之一。一对生物学名词是否同时出现,需要事先定义一定的文本单位(摘要、句子、短语)。一般而言,文本的单位越大,提取的交互信息精确性越低,但可能漏掉的信息也少,反之,单位越小,精确性高,遗漏多。根据相关文献[6,8],句子作为一个文本单位,是精确性与查全率,以及整个文献挖掘系统的效率之间一个较好的折中。就中医学对 RA 的诊察而言,对于 RA 进行寒、热等辨证是中医学的基本诊断要点之一。"口渴"是鉴别 RA 寒、热证候的一个基本症状;而具有中医特色的舌诊、脉诊中,由于"脉"作为关键词易与"脉搏"相混淆,所以本文以"舌"作为中医四诊中的代表。"口渴"症状、舌诊分别与生物学因素"同时出现"的文献挖掘结果显示,与二者直接关联的生物因素包括 TNF-α、IL-6 等炎症细胞因子以及免疫细胞,二次关联者则涉及激素、神经肽等。这与我们前期研究中发现的 RA"寒热"证候与神经、内分泌等状态间的联系[9],具有较好的一致性,提示中医学与西医学有所分野的、具有中医自身特色的诊断,在一定程度上也客观反映了 RA 发生发展过程中的一些生物化学变化。RA 西医诊断与生物学因素的关系更为复杂,将另行研究。疾病复杂的临床表现,则可能是环境因素影响下,机体内众多生物分子相互作用的整体反应。同时,本结果也提示,在现代医学文献中,关于中医诊断与生物学因素的相关研究报道依然较少,基础较为薄弱,有关的关联关系还需要进一步研究和探讨。随着西医学、中医学对 RA 研究的不断深入,中医辨证论治的生物学基础及其重要诊疗意义,将有望逐步被揭示。

总之,对于疾病过程中环境因素的考察,以及症状信息的全面采集与提炼,这是中、西医学诊断 RA 有所区别的重要原因之一。即中医学通过并非特异的病因病理所导致的、但却客观体现于患者的整体、动态的诊察,为 RA 等疾病的诊疗提供了更为丰富的资料,并有助于 RA 等疾病复杂临床信息的归类,以及寒、热等机体不同整体状态(证候)的提取和判别。因此,中医学辨证论治的有效实践,可在与 RA 疾病特异性病理改变的比较中显示特色,并有望为推动疾病复杂性状的研究,提供一定的途径。本文从文献挖掘的角度分析还表明,虽然中医学与现代医学对同一疾病的诊察各有侧重,中医学诊察与机体内的生物分子却存在潜在的关联,提示以"证候"为特点的中医学诊察可成为现代医学"疾病"诊疗体系的重要借鉴,同时本文也为探索中医学的诊断与观察特点,提供了一种方法和途径。

发表于《中国中西医结合杂志》2006 年第 11 期

参 考 文 献

1. Arnett FC, Edworthy SM, Bloch DA, et al. The American Rheumatism Association 1987 revised criteria for the classification of rheumatoid arthritis. Arthritis Rheum 1988;31(3): 315-324.
2. 国家技术监督局. 中华人民共和国国家标准,中医临床诊疗术语证候部分. 北京:中国标准出版社,1997:51-52.
   State Bureau of Technical Supervision. Clinic terminology of traditional Chinese medical diagnosis and treatment - Syndromes. Beijing: Standards Press of China,1997;51-52.

3. 国家中医药管理局 . 中华人民共和国中医药行业标准,中医病证诊断疗效标准 . 南京:南京大学出版社 . 1994;29.
   State Administration bureau of TCM. Criteria of diagnosis and therapeutic effect of diseases and syndromes in traditional Chinese medicine. Nanjing: Nanjing University Press,1994;29.

4. Choy EH,Panayi GS. Cytokine pathways and joint inflammation in rheumatoid arthritis. N Engl J Med 2001;344(12): 907-916.

5. Jenssen TK,Laegreid A,Komorowski J,et al. A literature network of human genes for high-throughput analysis of gene expression. Nat Genet 2001;28(1):21-28.

6. Zhang C,Li S. Modeling of neuro-endocrine-immune network via subject oriented literature mining. BGRS 2004,2:167-170.

7. Ulfgren AK,Grondal L,Lindblad S,et al. Interindividual and intra-articular variation of proinflammatory cytokines in patients with rheumatoid arthritis: potential implications for treatment. Ann Rheum Dis 2000; 59(6): 439-447.

8. Ding J,Berleant D,Nettleton D,et al. Mining MEDLINE: abstracts,sentences,or phrases? Pac Symp Biocomput. 2002;7: 326-337.

9. 李梢 . 中医药现代研究与生物信息学 . 生物信息学若干前沿问题的探讨,合肥: 中国科学技术大学出版社,2004: 179-188.
   Li S. Bioinformatics approach for the modernization of traditional Chinese medicine. In: Some foreland in Bioinformatics. Hefei: University of Science and Technology of China Press. 2004;179-188.

大师之所以为大师(代后记)

皖南医学院　　胡剑北

　　我的老师李济仁先生在今年(2009年)当选为国家首次评选出的"国医大师",作为李老的学生,我感到非常的高兴与自豪。我以为,李老的当选,实为业界对其从业六十年来的成就之肯定与嘉勉。中医界的领导提出了及时总结"国医大师"的经验的要求,这对于推动中医药事业的发展有着重要的意义。学院与附属医院也及时地成立了"国医大师李济仁工作室",正式启动了总结与继承李老学术经验的工作。而李老六十年的学术与医疗经验,真是很有总结与继承的价值。

　　到目前为止,李老从医已满六十年,他在临床、教学、科研均有不俗的建树,但我以为李老高出侪辈之处,还是在于临床。如果把临床、教学、科研,比作李老在学界立足的三条腿,那么在这三条腿中,临床就是那条负重腿,其他的两条腿,都可以视之为是临床的延伸,是临床经验的升华。李老在中医药界崭露头角,最初靠的就是是出色的临床能力,其临床资历比教学资历要早出十年,比之科研更要早出近三十年。完全可以这样说,临床是李老用力最久,实践最多,收获最大的一个领域,日后李老教学的个性与科研的灵感,也多得益于长期的临床感悟。李老的临床疗效,真可以用屡起沉疴来形容,其事迹与经验,不时见诸报章,可谓驰名中外。李老达到这样的高度有其先天与后天两个方面因素。先天因素是,作为新安医学张家的传人,他得了张一帖张根桂先生的真传,张一帖家族辨证准、出手狠、用药重的家传被李老运用得出神入化,早早地确立了其享誉全国的名医地位。除了先天因素之外,李老的后天努力更加重要,他有一个座右铭,也多次向我们做学生的说过,天下之至变者病也,天下之至精者医也。而施展其至精之医术去对付那个至变的病,正是李老最拿手的看家本领。所以李老最为突出特点即重临证,尽管李老的临床历练已是炉火纯青,但临证时,仍然是研精覃思,全力施为,力求一击奏功。因此,常常有效如桴鼓的治验,难怪他能从众多符合条件者中脱颖而出当选国医大师,这与他的临床治验高效是分不开的。

　　我跟随李老上临床的次数是比较多的,根据我的观察,李老临床有其独特的诊治思想与方法。比如,辨证与辨病相结合,是中医的一贯提法,但李老临证时,这一点做得特别好。他特别注重整体观念,即使是非常明显的局部病变,他也会从整体方面综合考虑权衡。像有些妇科病,李老临证时除了取寸关尺三部之外,还会加上用小指取其神门,以测其心经的变化,考察其是否有情志因素作祟。李老的这个诊疗特点,在以往的经验总结中还没有被提到过。我们今天整理其医学思想,就是要把这种有特色的成分找出来,使更多的人受益。《内经》说:心者君主之官,神明出焉。李老对精神因素的重视是贯穿于其临证始终的,而且有一些药也用得特别多,像合欢花及皮、夜交藤、绿萼梅等,这些药对治疗因情志引发的疾病,疗效确实不错。李老以心经判断精神状况的一贯做法对我很有启发,所以我搞形体医理学时就强调，在没有进一步确凿的科学证明之前，还是应肯定心主神明的地位。

临证时，李老不仅辨证应灵活机变，其方药的运用同样也是灵活机变的。从古到今，中医药的剂型多种多样，如何运用，不仅要依据具体病情，而且须详察剂型、药性之特点，力求发挥其作用之长。因此，李老临床用药不拘一格，或汤、或散、或膏、或丸，灵活选用，而非唯"汤"是举。如治疗胃炎或胃溃疡等，他喜用散剂。因这些病变病灶均在胃内壁，犹如体表部位痛肿疮疖、溃烂破损等局部病变须使用外敷散剂一样，用散剂可使药物在胃内停留时间较长，且可直接粘附于病灶，渐渍而散解，发挥局部性保护与治疗作用，可提高治疗效果。

李老对服药时间也很有心得，他从来不主张千篇一律的早中晚三服或早晚二服，而是根据不同的病采用不同的服药时间，且疗效出奇的好。这是因为天人合一的关系，人体阴阳等机能存在昼夜消长变化规律，所以在服药上必须充分考虑这种因素，以使药效达到最大化。像上述以散剂治胃病，他选择乌贝芨甘散和黄芪建中汤改散交替使用，或同时空腹服，药后2小时内以不饮不食为善。又如治疗不寐证（失眠），他的遣方用药也不是选择早晚服用，而是安排在午睡及晚睡前各服一次，并且嘱咐病人服药后卧下，此本于"人卧血归于肝"之论。药物有效成分吸入血中，流入于肝，肝血流量愈多，药物在肝内有效浓度相应增高，疗效就愈显。李老的这种做法，已无数次被临床实践证明，疗效奇佳。

李老退休前的一大半时间都在搞教学，在这个方面也是有其特色的。李老的教育特点具有传统与现代相结合的风范。说传统，可能是基于其早年的师承。在带研究生时，李老与所有学生的关系都特别融洽，亲如家人。说现代，是因为李老并没有刻意规定每个学生必须做什么。更多的情况是，李老会根据各人的情况，循循善诱地使学生奋发向上。对每个学生，他都会强调写文章的重要性，要求每个人在第一年就应该有文章发表。这种看似平常的要求，实际功用非常明显。因为学生入门时水平参差不齐、志向各异，入学后的公共课、专业课，加上临床实践要耗去大量时间，稍不注意，一年时间就过去了。到了实际写论文时，如何找课题，如何收集材料、选择材料、运用材料，就会很成问题。而有了第一年就发表文章的垫铺，会对未来的论文及今后的长期研究方向打下良好的基础。李老的教育是做多于说的教育，他总是率先垂范，以其敬业精神感动学生，使之坚定专业方向，激发学生的专业精神。李老常常会在学生面前大段背诵经典著作中的篇章，或背诵本草、方剂类的古代医书。李老的这种做法旨在表明，在当前的中医药教学与科研中，经典始终是排在第一位的。离开了经典，就不可能取得太大的成绩，往往会事倍功半，甚至于劳而无功。而李老本人的经历也表明，其成长之迅速，成就取得、临床疗效之显著，无一不是得益于对经典的稔熟。李老自身的经验，恰恰也证明了传统经典是一个取之不尽用之不竭的宝库。这一点对我很有启发，日后我搞研究或写书时，总是要对所涉课题的已有经典论述作穷尽性的胪列，这样做的好处是：一可以重新认识古典文献的价值，二可以从中得到启示，三可以使自己的见解有章可循、有例可依，从而增强其说服力。

李老很会对学生因势利导，如果学生表现出对某个方向或课题的热衷苗头，李老就会大加鼓励其将这个苗头作深度开掘，能写成专著最好，若不能成专著，就写成一篇论文。而无论是写论文或写专著，李老都会一直参与在其中——从构思到发表的全过程。而学生的很多观点，又常常是通过对李老的接触与了解受到启发。像我跟李老合写的《杏轩医案并按》与《中医时间医学》就是受到这种启发的最好体现。《杏轩医案并按》是李老早就开始着手的课题，程杏轩，即程文圃，是清代徽州著名临床家，在其名著《杏轩医案》中，记载了大量临证实录,李老从程氏所著中获益良多,像以上所说的分时服药方法,李老就很大程度上受《杏轩医案》之启发。因为程杏轩在其所著中记载了大量分时用药的验案。我在随李老整理《杏轩医案》时,也为这些分时用药案例深深吸引,兼之于经常见到李老也熟练运用《杏轩医案》中的分时用药方法及他自己的新领悟,深有感触,觉得可以以时间治疗为支点,将中医的时间医学扩大到整个中医药所涉的范围,于是就有了中医时间医学的系列著作。所以李老的教学效果常常有持久纵深感,用现在的行话来说,就是有可持续性发展的前景。只要完成了第一个,就会有后续的课题源源不断地做下去。

李老的科研成果主要是着眼于临床,一切围绕着其亲身实践进行。比照于李老的师门,李老有别于前人之处是,其所作所为是紧跟了时代的发展,体现了时代的精神,因此,李老的学术是根于前人,又有所突破,有所建树,从这个意义上来说,李老的继承与发展这两条线保持得相当均衡,其成就有目共睹。根据我的观察,李老的科研特点大致可归纳为重总结与交流,并非常注重将成果以著作或产品的形式固化下来。例如李老搞了一辈子临床,在临证时又擅长治疗痹证与痿证,他在长期的临床实践中发现了二者的相似性及相关性,从而将体虚定为痹证、痿证的共有因素;而将风寒湿热等淫气客袭,由不达致不荣是痹证、痿证的类同病机;得出痹久成痿是痹痿病变的发展规律;最终在治则与治法上总结出痹证、痿证存在以"通"法去其邪、"补"法扶其正,辅以外治等共性。所以他临证时特别注重鉴别痹痿二证,又强调辨治痹痿同病,进而提出"痹痿统一论",制定辨治顽痹四法,即顽痹从虚、从瘀、从痰辨治,痹痿同病则重调肝肾,兼以健脾和胃、养血舒筋等等,从诊断到治疗的完整方案。尽管李老已得出痹痿证的病因病机治法,也有了关于痹证与痿证的专著,但他并不满足于此,他更进一步将这类心得转化为产品,如获美国与中国发明专利,并被剑桥大学 Fan TP 教授等在 *Trends in Pharmacological Sciences* 的论文中列为抗风湿病血管新生的代表方剂的清痹通络饮(清络饮),就是李老在这方面努力的一个明显例证。实验研究显示,该方具有抗炎、抑制络脉血管新生、改善软骨破坏等显效,研究成果发表于 *American Journal of Chinese Medicine*、*Chromatographia* 等刊物。该方功擅清热除湿,通络开痹,用于治疗痹证,尤其是顽痹湿热证(类风湿性关节炎活动期、发作期)。以性味苦寒、清热燥湿、祛风解毒之苦参为君,与《圣济总录》中治疗肌痹之"苦参丸"属意相近。以黄柏、青风藤为臣,黄柏性味苦寒而清热燥湿、泻火解毒。青风藤,性味苦、平,功擅祛风除湿,舒筋活血,通络止痛。同时,青风藤味辛,该方性味合参,在药味配伍上又兼具了"辛以通络"的特点。该方可随证加减,临床多获良效。而李老对苦参的用法最有心得,据我个人有限的体会,李老应该是对苦参一药使用最精粹者。早在 20 世纪 70 年代(甚至更早),李老就用苦参治乳糜尿,多获治验,其成果发表在 1978 年 2 月的《新医药学杂志》上——"以苦参为主治疗乳糜尿的体会"。关于苦参一药的疗效,李老也是反复研究才得出的,比如有些乳糜尿患者使用的方药,从理法方药上来看,一点问题也没有,但能否见效,就看其中含苦参与否。离开了苦参,再正确的诊治,都不可能奏效。有了亲身实践,就一举确立了以苦参为主药治疗乳糜尿的系列研究成果。这就是李老的独到贡献。乳糜尿的病机特点,李老总结为脾肾不足为本,湿热下注为标,因此自拟基本方"苦参消浊汤"以应之。在活用苦参的基础上,李老开发出苦参消浊汤系列方以治疗乳糜尿,系有苦参消浊汤、加减苦参消浊汤、加味萆薢分清饮、消浊固本丸及食疗方。以苦参消浊汤为例,其组成为:苦参 20 克,熟地、山萸肉(各)15 克,怀山药、萆薢、车前子(各)20 克,石菖蒲、乌药、益智仁、炮山甲(各)10 克。实则为化用了六味地黄丸、萆薢分清饮,及李老自己对苦参的个人经验，该方对一般乳糜尿症均适用。

　　经李老总结出来的有效方药还有许多，如用以治疗多种类型的冠心病（胸痹）的归芎参芪麦味方，用以治疗慢性肾炎蛋白尿的固本益肾汤等等，这些都是密切结合临床，有继承有发展，在继承中求发展，在发展中求创新。看来，中医药的精髓已完全被李老吃透了，事事处处都体现了其对中医药精髓的娴熟与精致，也因此能熔经方、时方、新安医方于一炉，在临床上独树一帜。

　　总而言之，李老的成就是多方面的，最为突出的就是临床。而国医大师的最终标准也应该是看临床的成就。作为大师，李老有很多经验需要整理总结。值李老与李妈行医届满六十周年之际，我写了这些，就算是对今后的研究作个抛砖引玉吧。